Amy Medling

PCO
Syndrom
heilen

Amy Medling

PCO Syndrom *heilen*

Der 21-Tage-Plan, um den Hormonhaushalt natürlich zu regulieren

Aus dem Amerikanischen übersetzt
von Juliane Cromme

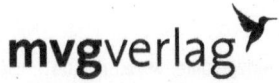
mvgverlag

Bibliografische Information der Deutschen Nationalbibliothek
Die Deutsche Nationalbibliothek verzeichnet diese Publikation in der Deutschen Nationalbibliografie. Detaillierte bibliografische Daten sind im Internet über https://dnb.de abrufbar.

Für Fragen und Anregungen
info@m-vg.de

Wichtige Hinweise
Dieses Buch ist für Lernzwecke gedacht. Es stellt keinen Ersatz für eine individuelle medizinische Beratung und Ernährungsberatung und sollte auch nicht als solcher benutzt werden. Wenn Sie medizinischen Rat einholen wollen, konsultieren Sie bitte einen qualifizierten Arzt. Der Verlag und die Autorin haften für keine nachteiligen Auswirkungen, die in einem direkten oder indirekten Zusammenhang mit den Informationen stehen, die in diesem Buch enthalten sind.

Ausschließlich zum Zweck der besseren Lesbarkeit wurde auf eine genderspezifische Schreibweise sowie eine Mehrfachbezeichnung verzichtet. Alle personenbezogenen Bezeichnungen sind somit geschlechtsneutral zu verstehen.

3. Auflage 2024
© 2019 by mvg Verlag, ein Imprint der Münchner Verlagsgruppe GmbH
Türkenstraße 89
80799 München
Tel.: 089 651285-0

Die amerikanische Originalausgabe erschien 2018 bei HarperOne, einem Imprint von HarperCollins Publishers, LLC. unter dem Titel Healing PCOS. © 2018 by Amy Medling. All rights reserved.

Redaktion: Judith Mark
Umschlaggestaltung: Manuela Amode
Umschlagabbildung: Shutterstock/ Yoko Design
Satz: Röser MEDIA GmbH & Co. KG, Karlsruhe
Druck: GGP Media GmbH, Pößneck
Printed in Germany

ISBN Print 978-3-86882-957-0
ISBN E-Book (PDF) 978-3-96121-262-0
ISBN E-Book (EPUB, Mobi) 978-3-96121-263-7

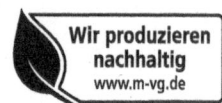

Wir produzieren
nachhaltig
www.m-vg.de

Weitere Informationen zum Verlag finden Sie unter

www.mvg-verlag.de

Beachten Sie auch unsere weiteren Verlage unter www.m-vg.de

Inhalt

Vorwort von Katherine D. Sherif

Ich begegnete Gesundheitscoach und PCOS-Diva Amy Medling erstmals online, als sie mich einlud, in einem PCOS-Podcast zu sprechen. Von meinen Patientinnen mit dem Polyzystischen Ovarialsyndrom (PCOS) hatte ich schon wunderbare Dinge über sie gehört, sie lobten Amys inspirierende Website und ihr Coaching. Ich war sehr erfreut, Amy 2016 schließlich persönlich, bei der PCOS-Challenge-Konferenz in Atlanta zu treffen. Amy ist eine ruhige, ausgeglichene Frau, die Liebe und Intelligenz ausstrahlt.

Laut der amerikanischen Gesellschaft für Hyperandrogenämie und PCOS betrifft PCOS 5 – 15 Prozent der Frauen weltweit. PCOS wird mit vielen Symptomen in Zusammenhang gebracht, von unregelmäßigen Zyklen bis hin zu Haarverlust, Gewichtszunahme und erhöhtem Blutdruck. Trotz des breiten Spektrums der Symptome wird PCOS gemeinhin als Störung der Fortpflanzungsfähigkeit angesehen, und den meisten Frauen mit PCOS wird die Antibabypille verschrieben. Keine Antibabypille kann jedoch Stoffwechselprobleme oder die Entwicklung von Typ-2-Diabetes verhindern. Darüber hinaus sollte die Rolle eines gesunden Lebensstils nicht unterschätzt werden. Unsere medizinischen Möglichkeiten garantieren noch keinen gesunden Lebensstil im weiteren Sinne, der Ernährung, körperliche Bewegung und emotionale Gesundheit mit einschließt.

Ausgehend von ihren eigenen Erfahrungen, gründet Amys Konzept auf einer gesundheitsorientierten Sichtweise, nicht auf dem medizinischen Paradigma des Mangels. Während eine konservative medizinische Behandlung den Feind sozusagen mit einer wohlgezielten Kugel bekämpft, vermittelt Amy die Grundlagen der Selbstfürsorge und die Bedeutung einer guten Ernährung, regelmäßiger Bewegung und einer positiven Einstellung. Das heißt nicht, dass Medikamente bei PCOS nicht helfen können, aber ohne Selbstfürsorge ist ihr Effekt minimal.

PCOS heilen ist ein informativer und inspirierender Wegweiser, mit dem Sie lernen, sich um sich selbst zu kümmern. Bevor Sie sich auf neue Ernährungs- und Trainingsinhalte stürzen, lädt Amy Sie ein, achtsam zu sein, sich Ziele zu schaffen und anders mit sich selbst umzugehen. Mit Liebe und Akzeptanz erinnert sie ihre Leserinnen daran, dass starke Frauen keine Opfer sind.

–Katherine D. Sherif, Ärztin,

Leiterin von Jefferson Women's Primary Care,

Professorin und zweite Vorsitzende der medizinischen Abteilung

der Thomas Jefferson University, Philadelphia, USA

Vorwort von Felice L. Gersh

Amy Medling und ich haben die gleiche Mission: Frauen mit PCOS dabei zu helfen, ihr Wohlbefinden zu steigern und ihr Leben in den Griff zu bekommen. Wenn auch Sie betroffen sind, möchten wir, dass Sie sich stark, dynamisch, freudvoll und selbstsicher fühlen, damit Sie Ihre persönlichen Ziele erreichen können. Ich bin überzeugt, dass die Lektüre von *PCOS heilen* und das Programm, das Amy anbietet, Ihnen dabei helfen werden, sich auf den Weg zu einem konstruktiven Umgang mit PCOS und mehr Wohlbefinden zu bringen.

Wie Amy habe auch ich PCOS und musste allein herausfinden, wie ich Gesundheit und Freude erlangen konnte. Ich habe viele der Enttäuschungen erfahren, die auch sie beschreibt, und musste meine Diagnose selbst stellen, obwohl ich »Spitzen«-Mediziner einer großen medizinischen Hochschule konsultiert hatte. Heute betrachten wir beide die Behandlung von PCOS als eine integrative und ganzheitliche Angelegenheit.

Als Ärztin mit Spezialisierungen in Gynäkologie und Integrativer Medizin und mit besonderen Fachkenntnissen zu PCOS ordne ich bei meinen Patientinnen eine Reihe von Untersuchungen an, um ihre Entzündungs- und Immunwerte sowie den Nährstoffstatus festzustellen, des Weiteren Lebensmittelallergien und -unverträglichkeiten, die Darmbesiedelung, die Epigenetik, die Schwermetall- und Giftbelastung und die Hormonwerte. Alle noch so ausgeklügelten Tests dieser Welt haben jedoch für Sie keinen Wert, wenn Sie sich nicht mit Stressreduzierung, angemessenem und erholsamem Schlaf, guter Ernährung und regelmäßiger Bewegung und Fitness beschäftigen. Außerdem ist es für das Wohlbefinden absolut unerlässlich, sich die Prinzipien der Präsenz und der Selbstliebe zu Herzen zu nehmen. Der Rat, den *PCOS heilen* gibt, ist grundlegend für die Behandlung von Frauen mit PCOS, und es werden Ihnen die Hilfsmittel an die Hand gegeben, mit denen Sie Ihr Wohlbefinden, Ihren Körper und Ihr ganzes Leben in den Griff bekommen können.

Gerne würde ich Sie in einem Monat wiedersehen, nachdem Sie Amys Programm absolviert haben. Ich weiß, dass es Ihnen dann besser gehen wird und Sie an Freude und Optimismus dazugewonnen haben werden. Meine besten Wünsche begleiten Sie auf Ihrer Reise!

–Felice L. Gersh, Ärztin,

zertifiziert in Gynäkologie und Integrativer Medizin,

ärztliche Leiterin der Integrative Medical Group of Irvine, Irvine, USA

Teil I
Die PCOS-Diva
in Ihnen

Kapitel 1
Entdecken Sie Ihre PCOS-Diva

Eines Abends vor etwa sieben Jahren saßen mein Mann und ich beim Abendessen in einem Steakhaus. Als ich mein Essen bei der Kellnerin bestellte, hatte ich ein paar Fragen zu den Beilagen.

»Ist bei der Ofenkartoffel Butter dabei?«, begann ich.

»Nein, sie wird mit Margarine zubereitet«, antwortete die Kellnerin.

»Ich vertrage keine Margarine«, erklärte ich ihr. Sie machte eine Notiz, damit die Margarine durch Butter ersetzt würde.

»Könnte ich eine Süßkartoffel statt einer normalen Kartoffel haben?«, fuhr ich fort.

Sie meinte, das gehe in Ordnung, und fragte, ob ich Zimtzucker wolle.

»Nein, danke«, sagte ich, »ich hätte gern nur Zimt.«

»Wir haben nur Zimtzucker«, entgegnete sie.

So ging es eine Weile hin und her, während ich versuchte, eine Süßkartoffel mit nichts außer Brokkoli und Olivenöl zu bestellen.

Als die Kellnerin sich auf den Weg in die Küche machte, fragte mich mein sichtlich irritierter Mann Cliff: »Seit wann bist du eine solche Diva?«

Seine Frage war natürlich ziemlich direkt, und ich war ein wenig getroffen, aber er hatte Recht: Ich verhielt mich wie eine Diva.

In diesem Moment ging mir ein Licht auf. Diese Erkenntnis hätte ich mir für meinen Umgang mit dem Polyzystischen Ovarialsyndrom (PCOS) viel früher gewünscht: Ich verdiene es, eine PCOS-Diva zu sein. Ich brauche es, eine PCOS-Diva zu sein. Das Konzept der PCOS-Diva war geboren.

Was ist eine PCOS-Diva?

Eine PCOS-Diva ist eine Frau, die hofft. Sie hat selbst die Verantwortung für ihre Gesundheit und ihr Glück übernommen und unternimmt täglich Schritte, die sie beidem näherbringen. Sie entscheidet sich dafür, dass es ihr mit PCOS *gut geht,* und sie bezieht Kraft aus dem Wissen, das sie sich über PCOS aneignet. Infolge ihrer gesunden Lebensweise kann sie für sich und andere ihr Bestes geben und anderen ein Vorbild für die Kraft der Selbst- fürsorge sein. Sie kann für sich selbst einstehen und umgibt sich mit unter- stützenden medizinischen Begleitern sowie den Freunden und Verwandten, die sie verdient. Eine PCOS-Diva achtet auf mehr als nur die Unterstützung des Körpers, die zur Symptombehandlung erforderlich ist, und ist bestrebt, ihr Wohlbefinden umfassend wiederherzustellen – mit Körper, Geist und Seele. Eine PCOS-Diva ist eine Offenbarung.

Zur PCOS-Diva wird niemand über Nacht. Sich für ein umfassendes Wohlbefinden einzusetzen, ist ein lebenslanger Weg. Jeden Tag hört eine PCOS-Diva auf die Signale ihres Körpers und passt dementsprechend ihre Ernährung und ihren Lebensstil so an, dass sie mit ihrem Körper zusam- menarbeitet, statt gegen ihn anzukämpfen.

Meine Entwicklung zur PCOS-Diva war lang und beschwerlich. Auf der weiterführenden Schule und am College kämpfte ich mit Haarverlust, übermäßigem Haarwuchs, Stress, Akne, Insulinresistenz, Gewichtsproble- men und unregelmäßigen Zyklen. Ich entwickelte eine Binge-Eating-Stö- rung und strafte mich mit Training. Kein medizinischer Berater konnte mir etwas Klares zur Ursache meiner Symptome sagen oder einen Ratschlag geben, wie ich meine Probleme lösen könnte. Ich wurde immer frustrierter und entmutigter.

Es dauerte 15 Jahre, bis ich die Diagnose PCOS erhielt, und danach wiederum mehrere Jahre, um einen Plan für eine ganzheitliche Lebenswei- se zu entwickeln, der übersichtlich, effektiv und angenehm in der Umset- zung ist. Heute, mit 46 Jahren, fühle ich mich stärker, gesünder und hoffnungsvoller als je zuvor. Darüber hinaus habe ich, trotz der verbreiteten Fehlannahme, dass PCOS unfruchtbar macht, drei wundervolle Kinder bekommen, von denen das dritte auf natürlichem Wege gezeugt wurde, nachdem ich die Lebensweise einer PCOS-Diva in die Tat umgesetzt hatte.

Und ich bin nicht allein. Tausende weitere Frauen, die meine Programme übernommen haben, können die Wirksamkeit meiner Methode bezeugen. Indem wir auf eine entzündungshemmende, vollwertige Ernährung achten und unser Essen genießen, indem wir maßvoll Sport treiben und auf Selbstfürsorge setzen, und indem wir ein unterstützendes System innerhalb und außerhalb unserer häuslichen Umgebung aufbauten, haben wir gelernt, mit PCOS nicht nur zu überleben, sondern uns weiterzuentwickeln und das Leben zu genießen.

Herzlichen Glückwunsch! Sie haben den ersten Schritt auf dem Weg zur PCOS-Diva bereits getan. Wissen ist Macht, und dieses Buch soll Ihnen helfen, eine Ernährungsweise und einen Lebensstil zu entwickeln, die perfekt zu Ihnen passen. Bald werden auch Sie eine PCOS-Diva sein.

Was eine PCOS-Diva auszeichnet

Das Besondere am 21-Tage-Plan zur Behandlung von PCOS ist kein Diätplan. Wenn Sie die Diagnose PCOS erhalten haben, hat Ihnen Ihr Arzt /Ihre Ärztin vermutlich empfohlen, sich zu bewegen und Ihr Gewicht zu reduzieren. Er oder sie hat Ihnen vielleicht auch ein paar Medikamente verschrieben und Sie dann wieder nach Hause geschickt. Den meisten Frauen mit PCOS bringt diese Behandlungsweise keine wirkliche, dauerhafte Besserung, und das aus gutem Grund: So einfach ist es nicht.

Eine dauerhafte Wiederherstellung des Wohlbefindens bei PCOS lässt sich nicht durch die Einnahme von Tabletten, eine kohlenhydratarme Diät und regelmäßige Besuche im Fitnessstudio erzielen. Umfassendes Wohlbefinden bedeutet so viel mehr. Es ist erforderlich, dass wir mit unserem Körper und uns selbst auf eine liebevolle Weise in Kontakt kommen und dass wir lernen, wie eine PCOS-Diva zu denken. Nur dann werden wir imstande sein, aus eigenem Willen und mit Freude die täglichen kleinen Entscheidungen für unsere Ernährung und Lebensweise zu treffen, die Körper *und* Geist und Seele ein ganzes Leben lang guttun.

Heilung von innen heraus im Sinne einer umfassenden Wiederherstellung des Wohlbefindens ist das Herzstück dessen, was die PCOS-Diva ausmacht. Wir wachsen innerlich aus der Liebe und Dankbarkeit uns selbst gegenüber heraus, nicht aufgrund einer gerade angesagten, aber zeitlich begrenzten, nicht einhaltbaren Diät.

Erste Woche: Entdecken Sie Ihre PCOS-Diva

In der ersten Woche werden Sie Ihre PCOS-Diva entdecken, indem Sie die Grundlagen des 21-Tage-Plans kennenlernen: die Art und Weise, wie Sie über Ihren Körper und über PCOS denken, sowie Ihre Ernährung. Sie werden herausfinden, was genau für *Sie* funktioniert und hilfreich ist. Keine zwei PCOS-Diven sind genau gleich. Also werden Sie lernen, die einzigartigen Signale Ihres Körpers umzusetzen und mit ihm zu kooperieren.

Denken Sie wie eine PCOS-Diva

Wir werden damit anfangen, Ihre Denkweise über PCOS und Ihren Körper zu verändern. Überrascht Sie das? Viele meiner Klientinnen erstaunt es sehr, dass das Erste, worüber wir reden, nicht ihre Ernährung ist. Sie erwarten, dass wir sofort mit einer Liste von Nahrungsmitteln loslegen, die sie essen und die sie nicht essen sollen. Es geht aber um Folgendes: Solange Sie nicht wie eine PCOS-Diva *denken*, können Sie auch nicht wie eine PCOS-Diva *leben*. Es ist möglich, dass sich mit einer Diät Änderungen einstellen, die ein paar Wochen lang anhalten. Es ist sogar möglich, dass Sie sich ein wenig besser fühlen. Aber solange Sie Ihr Denken nicht verändern, wird das alles nicht von Dauer sein.

Auf längere Sicht werden Ihnen keine Medikamente, keine Diät und kein Sport helfen, bis Sie diesen Schritt getan haben. Für viele Frauen ist dies die größte Herausforderung. Es kann einfacher sein, auf einen Bagel zu verzichten, als in den Spiegel zu blicken und sich etwas Nettes zu sagen oder Ihr eigenes Wohlbefinden über die Bedürfnisse anderer zu stellen.

Lassen Sie uns also damit beginnen, dass Sie sich die Gesinnung einer PCOS-Diva aneignen und Achtsamkeit praktizieren. Wir werden gemeinsam eine Perspektive entwickeln, die jeder Ihrer Entscheidungen zugrunde liegt – ob es nun darum geht, was Sie essen, oder darum, wie Sie mit Stress umgehen. Schließlich werden Sie lernen, wie Sie Dankbarkeit einsetzen können, aus der Sie für Ihren Weg Kraft gewinnen. In den kommenden 21 Tagen werden wir die folgenden Elemente Ihrer neuen Gesinnung ausbauen:

Kontrolle: Am Ende dieser Verwandlung mithilfe des 21-Tage-Plans werden Sie die Werkzeuge an der Hand haben, mit denen Sie die Kontrolle über Ihre Symptome und Ihre Umgebung übernehmen können, statt in der Rolle des hilflosen Opfers zu verbleiben.

Teamarbeit: Ihr Körper lässt Sie nicht im Stich, sondern er ruft nach Hilfe. Sie werden lernen, wie Sie damit aufhören können, gegen Ihren Körper anzukämpfen, und stattdessen mit ihm zusammenarbeiten, um auf liebevolle und wohltuende Weise seine Signale zu erkennen und zu beantworten.

Erfüllung: Sie werden die Erfüllung Ihres Lebens feiern. Anstatt die Umstände dafür verantwortlich zu machen, was Ihnen fehlt, oder dafür, dass Sie oder andere nicht perfekt sind, werden Sie jedem Tag mit Dankbarkeit begegnen. Die positive Einstellung, die damit einhergeht, wird Ihnen die Kraft geben, die richtigen Entscheidungen für sich selbst zu treffen.

Fortschritt: Sie werden auf Fortschritte hinarbeiten, nicht auf Perfektion. Kein Mensch ist perfekt. Sie setzen sich vernünftige Ziele und feiern die kleinen Erfolge.

Achtsamkeit: Wahres Auskosten und Präsentsein im Moment wird Ihnen zu einer Gewohnheit werden, die Ihren Blick auf die Welt verändern wird – darauf, wie Sie sich in ihr bewegen, wie Sie essen und wie Sie lieben.

> *»Durch das Konzept der PCOS-Diva habe ich gelernt, wie wichtig es ist, dass ich für mich sorge. Mir wurde klar, dass ich dieses Programm schon längst eingeführt hätte, wenn eines meiner Kinder oder mein Mann betroffen gewesen wären. Ich hätte unermüdlich danach gesucht, was ihnen guttut, und ich hätte alles getan, damit sie ihr Leben auf die bestmögliche Weise leben können. Warum war ich nicht bereit, dies auch für mich selbst zu tun? Ich dachte immer, es wäre egoistisch von mir, gut für mich selbst zu sorgen. Ich weiß jetzt, dass das Gegenteil wahr ist. Es war egoistisch von mir, nicht gut für mich selbst zu sorgen. Meine Familie braucht mich. Inzwischen haben sie eine gesunde Mama und eine energiegeladene und engagierte Frau. Sie lieben das Essen, das ich gemäß dem Programm zubereite, und sie sind an meiner Seite.«*
>
> *–Emmy Dardick*

Selbstfürsorge: Gut für sich selbst zu sorgen, ist nicht egoistisch, und es wird Ihr Leben verändern. Wenn Sie Ihren Körper liebevoll und mitfühlend behandeln, können Sie die Botschaften besser wahrnehmen, die er Ihnen sendet. Sie werden liebevoll und fürsorglich auf diese Botschaften eingehen, weil Sie verstehen, dass Sie den Aufwand wert sind. Sie haben Vorrang und verdienen es, sich gut zu fühlen.

*Bitte lesen Sie nicht sofort beim 21-Tage-Plan weiter. Teil 1
enthält wichtige Informationen! Zum Beispiel müssen Sie Kapitel 3 lesen und verinnerlichen:* »*Denken wie eine PCOS-Diva*«*. Es ist der Schlüssel dafür, wie Sie Ihr Leben ändern können, dafür, Ihr PCOS in den Griff zu bekommen und sich
wirklich weiterzuentwickeln!*

Essen Sie wie eine PCOS-Diva

Während der ersten Woche werden Sie auch darüber nachdenken, womit
Sie Ihrem Körper etwas Gutes tun und ihn kräftigen. Ich mag den Ausdruck: »Nichts schmeckt so gut, wie sich ein gutes Gefühl anfühlt.« Obwohl ich glaube, dass dies stimmt, bedeutet es kein Opfer, sich wie eine
PCOS-Diva zu ernähren. Wir unterstützen unseren Körper mit Lebensmitteln, die uns guttun, ohne dass uns der Genuss verwehrt bleibt. Sie werden
Folgendes feststellen:

Nahrung ist Medizin. Vieles von dem, was Sie für ausgewogene Hormonspiegel und die Milderung Ihrer PCOS-Symptome benötigen, findet
sich in der Obst- und Gemüseabteilung Ihres Lebensmittelladens oder auf
dem Wochenmarkt. Sie werden lernen, welche Nahrungsmittel Ihnen guttun und welche Ihre Symptome verstärken.

Ihr Körper sendet Ihnen Botschaften. Ihr Körper sagt Ihnen, was er
braucht. Seine Gelüste signalisieren Ihnen etwas. Sie werden lernen, wie Sie
mit Ihrem Körper zusammenarbeiten können, um diese Signale zu deuten
und ihm die Nährstoffe zuzuführen, um die er bittet. Es gibt keine Ein-
heitsdiät für PCOS. Wir werden Ihre ganz persönliche Diät finden.

**Nahrungsmittelunverträglichkeiten, -empfindlichkeiten und -allergien
sind der Kern vieler Ihrer Symptome.** Sie werden lernen herauszufinden,
was Entzündungen in Ihrem Körper hervorruft und was ihm guttut. Bekommen Sie von Tomaten Aphthen? Fühlen Sie sich wie benebelt, nachdem Sie Brot gegessen haben? Wirken Milchprodukte bei Ihnen schleimbil-

dend? Indem Sie lernen, welche Lebensmittel Sie besser meiden, können Sie Ihren individuellen Plan dafür entwickeln, sich wie eine PCOS-Diva zu ernähren.

Vorbereitung ist wesentlich. Sie werden lernen, sich mithilfe einiger täglicher Minuten an Planung und Vorbereitung auf den Erfolg auszurichten. Innere Vorbereitung wird Sie davor bewahren, den Snackautomaten an Ihrem Arbeitsplatz zu plündern oder Ihren täglichen Spaziergang ausfallen zu lassen, wenn Ihnen alles zu viel wird.

Keine Ernährungsgewohnheit ist perfekt. Tag für Tag, Woche für Woche könnte in Ihrer Ernährung ein wichtiger Nährstoff oder ein Vitamin fehlen. Was ist es? Welche Nahrungszusätze sind die richtigen für Sie? Sie werden erfahren, welche Ergänzungen Frauen mit PCOS erfahrungsgemäß helfen und wie Sie die richtigen für sich selbst auswählen.

Genuss ist nicht gleich Genuss. Sich benachteiligt zu fühlen, ist keine gute Lebenseinstellung – und ganz bestimmt keine Lebenseinstellung für eine PCOS-Diva. Sie werden zur Genüge Möglichkeiten zum Genießen entdecken, mit denen Sie sich hinterher nicht schlecht fühlen.

Zweite Woche: Leben wie eine PCOS-Diva

Während der zweiten Woche fügen wir den nächsten Baustein der PCOS-Diva hinzu: Bewegung. Wahrhaft wie eine PCOS-Diva zu leben, beinhaltet mehr als nur Ihre Denk- und Ernährungsweise. Dazu gehört auch, dass Sie sich regelmäßig bewegen und dies genießen. Ihr Körper ist dazu gemacht, sich zu bewegen, und wenn Sie einmal die richtige Einstellung haben und Ihre Ernährung Ihnen dabei hilft, Ihren Energielevel zu erhöhen, werden Sie von selbst motiviert sein, Bewegung in Ihr Leben zu bringen!

Bewegen Sie sich wie eine PCOS-Diva

Nein, hier geht es nicht darum, wo Sie eine Chaiselongue herbekommen, auf der Sie sich herumtragen lassen können wie Mariah Carey. Diese Art Diva sind wir nicht.

PCOS-Diven verstehen es, sich mit Freude zu bewegen. Wir wissen, dass regelmäßige Bewegung ein wichtiger Bestandteil der Lebensweise einer PCOS-Diva ist, aber wir trainieren nicht, um uns selbst zu strafen. Ich kann die Stunden nicht mehr zählen, die ich auf dem Laufband verbracht habe, im verzweifelten Versuch, Kalorien abzuarbeiten. Inzwischen, Jahre später, ist mir klar, dass ich mir mit meinem Training, solange ich es als eine anstrengende, lästige Pflicht betrachtete, mehr schadete als half. Das übermäßige Trainieren überanstrengte nicht nur meine Nebennieren und verschlechterte meine Symptome, die fortwährende Selbstbestrafung war auch emotional ermüdend.

Die meisten Frauen, mit denen ich arbeite, machen das Gleiche durch. Training ist für sie nichts Erfreuliches. Kommt Ihnen das bekannt vor? Wenn ja, möchte ich Ihnen helfen, für sich die Bewegungsart zu finden, die Ihnen gefällt und die Sie *regelmäßig* betreiben möchten – und nicht, weil Sie sich vor den Konsequenzen fürchten, wenn Sie gelegentlich schwänzen. Sie verdienen es, sich großartig zu fühlen und sich über Ihren Körper zu freuen und darüber, was er alles kann. Sie werden Folgendes entdecken:

Die beste Trainingsform für eine Frau mit PCOS ist ... die, die ihr gefällt! Mit das Beste, was Sie zugunsten Ihres Stoffwechsels und Ihres Hormonhaushalts tun können, sind hochintensives Intervalltraining, Yoga und Krafttraining; die Möglichkeiten sind unbegrenzt.

Eine Nebennierenschwäche könnte Sie daran hindern, Ihre Ziele zu erreichen. Das Hormonsystem von Frauen mit PCOS ist anfällig. Wenn Sie Ihre Nebennieren, die für die Hormonproduktion zur Fruchtbarkeit und bei Stressreaktionen verantwortlich sind, überfordern, kann durch die falsche Art der Bewegung Ihr gesamtes System aus dem Gleichgewicht gebracht werden.

Die beste Art, Sportängste zu überwinden, ist, wie eine PCOS-Diva zu denken. Sie brauchen nicht zu warten, bis Sie einen perfekten Körper haben oder fünf Kilo weniger wiegen, um ins Fitnessstudio gehen zu können. Sie werden die Besuche dort genießen, weil sie ein Akt der Selbstliebe sind. Glauben Sie mir.

Sich bewegen und trainieren sind keine Waffen, die Sie im Kampf gegen Ihren Körper einsetzen. Fitnessstudio und Sporthalle sind keine Schlachtfelder. Ich weiß, dass die Suche nach einer Art der Bewegung, die Ihnen gefällt, frustrierend und sogar peinlich sein kann. Aber Sie schaffen das, und ehe Sie sich's versehen, werden Sie sich wie eine PCOS-Diva bewegen (und es lieben)!

Dritte Woche: Gedeihen wie eine PCOS-Diva

Während der ersten beiden Wochen erkunden wir die Grundlagen der PCOS-Diva-Lebensweise und experimentieren damit, was sich für Sie am besten eignet. In der dritten Woche ergänzen wir Ihren Tagesplan durch Meditation. Nun sind Sie auch bereit, es selbstständiger anzugehen und sich darin zu üben, Ihre eigenen Tages- und Essenspläne zu erstellen. Sie werden alles Gelernte in einen dauerhaften, achtsamen und freudvollen Lebensstil integrieren, der für Sie maßgeschneidert ist. Und Sie werden Folgendes entdecken:

Meditation tut Körper und Geist gut. Sie hilft nicht nur, Ihren Geist zur Ruhe kommen zu lassen und Stress zu reduzieren, sie wirkt sich auch günstig auf Ihren gesamten Körper aus.

Es gibt viele Arten der Meditation. Es muss nicht unbedingt Tai-Chi sein, und Sie müssen auch nicht »Om« singen. Sie können jederzeit und überall meditieren. Es gibt sogar Apps dafür.

Es gibt für Ihr Leben eine optimale Ausgewogenheit. Ernährung, Job, körperliche Bewegung, Beziehungen … Sie jonglieren mit diesen und weiteren Lebensbereichen. Wir nutzen das »PCOS-Diva-Rad des Gedeihens«, um Ihre persönliche Balance zu finden.

Unordnung schafft Chaos. Ganz egal, ob Sie Papierstapel auf Ihrem Schreibtisch haben, Gedanken durch Ihren Kopf rasen oder Beziehungen Ihnen nicht guttun: Ungeordnetes zieht Sie runter. Sie werden lernen, diese Unordnung aufzuräumen und sich weiterzuentwickeln.

Das alles mag erst einmal erdrückend wirken, aber denken Sie daran: Steter Tropfen höhlt den Stein. Gesund werden wir nicht von einem Tag auf den anderen. Mit kleinen Schritten jedoch können Sie damit beginnen, Ihre Einstellung positiv zu verändern und Ihr körperliches Wohlbefinden wiederherzustellen.

Ihre Veränderung beginnt jetzt

Sie sind bereit. Der richtige Zeitpunkt, sich mit Ihrem Körper zu verbünden und Ihr PCOS in den Griff zu bekommen, ist jetzt.

Ich kann es kaum erwarten, diese Reise mit Ihnen anzutreten. Sie werden nicht glauben, welch positiven Einfluss die Veränderungen, die Sie in den kommenden drei Wochen vornehmen werden, auf Sie und sogar auf die Menschen in Ihrer Umgebung haben werden. Tatsächlich werden Sie die positiven Effekte bereits nach einer Woche bemerken, aber sie können ein Leben lang anhalten. Fangen wir an!

Kapitel 2
Warum Sie sich schlecht fühlen

Bereits mit 14 Jahren hatte ich mit vielen der bekannten PCOS-Symptome wie Akne, Unterzuckerung, unregelmäßiger Zyklus, Erschöpfung, Haarausfall und unerwünschter Haarwuchs, besonders im Gesicht, zu kämpfen. Ich war damit nicht allein. Meine Mutter und beide Großmütter hatten mit ähnlichen Symptomen zu tun. Es schien das genetische Schicksal der Frauen in unserer Familie zu sein. Leider wurde bei keiner von uns die Diagnose PCOS gestellt, und so kannten wir die Ursache für all diese Symptome nicht.

Meine Mutter brachte mich zu einem Allgemeinmediziner, einem Dermatologen, einem Gynäkologen und sogar einem Psychologen. Ich musste mich zahllosen Tests unterziehen, darunter einer Kopfhaut-Biopsie, und dennoch kam man zu keinem Ergebnis. Kein einziger Arzt kam auf die Idee, meine Androgene, mein Insulin oder meinen Blutzucker zu untersuchen. Ich folgte trotzdem dem Rat der Ärzte, löste Rezepte ein und befolgte Anweisungen. Ich fühlte mich als Opfer meiner genetischen Anlage und dazu verurteilt, darum zu kämpfen, schwanger zu werden, an manchen Tagen auch nur darum, mich vom Sofa aufzuraffen. Das ging so lange, bis ich selbst die Kontrolle über meine Gesundheit übernahm.

Im Nachhinein bin ich für meinen Weg dankbar. Er hat mich zu der Frau gemacht, die ich heute bin, und es mir ermöglicht, Zehntausenden anderer Frauen dabei zu helfen, mit PCOS ein gutes Leben zu führen. Aber es war ein langer Weg.

Ich erinnere mich noch genau an einen Tag zu meinen College-Zeiten, als ich mich in einem kalten Untersuchungszimmer wiederfand, ängstlich und verwirrt. Ich fühlte mich erbärmlich, hatte meine Periode seit Mona-

ten nicht gehabt und verstand nicht, warum. Die Ärztin sah mir in die Augen und sagte mir, man würde »Himmel und Erde in Bewegung setzen« müssen, um mich irgendwann einmal schwanger zu bekommen. Sie stellte mir ein neues Pillenrezept aus und entließ mich. Es war ein dunkler Moment für mich. Ich war hilf- und hoffnungslos. Noch immer hatte ich keine Diagnose. Es war kein Ende meiner unkontrollierbaren Symptome in Sicht, und nun musste ich mich also auch noch darauf einstellen, unfruchtbar zu sein. In meinen Zwanzigern verschlechterten sich die Symptome. Nach dem College kochte ich mein eigenes Süppchen, was in meinem Fall bedeutete, dass ich haufenweise preiswerte, industriell verarbeitete Gerichte wie etwa Nudeln mit Käse aß. Ich begann, Depressionen zu entwickeln. Ich fragte mich, was mit mir nicht stimmte. Eigentlich war ich eine starke, erfolgreiche und intelligente Frau. Warum konnte ich mich selbst nicht davon abhalten, Toffees zu essen? Warum fielen mir die Haare aus? Ich ging ausnahmslos jeden Tag joggen und nahm doch zu. Ich ging zum Endokrinologen, der mir Spironolacton gegen meinen Hirsutismus (männlichen Haarwuchs) verschrieb, was nicht half, da es nur der Versuch war, ein Symptom zu bekämpfen. Ich hatte noch immer keine Diagnose.

Schließlich heiratete ich die Liebe meines Lebens. Wir wollten eine Familie gründen, also setzte ich die Pille ab. Meine gesundheitlichen Probleme und Symptome blieben, aber vier Jahre später wurde ich, mithilfe von Clomifen, schwanger mit meinem ältesten Sohn. Für mich war er ein Wunder. Nach seiner Geburt entschieden wir uns für das Creighton-Modell der Familienplanung, da ich die Pille nicht mehr nehmen wollte. Das Creighton-Modell ist eine natürliche Methode, die auf der Billings-Methode basiert. Ich traf mich monatlich mit einer Creighton-Lehrerin, die meine Werte durchsah und bald feststellte, dass ich keine Eisprünge hatte. Sie war die Erste, die meine Zyklus-Muster erkannte und PCOS damit in Verbindung brachte. Als wir für ein zweites Kind bereit waren, empfahl sie mir einen Spezialisten, der mir Actos, Guaifenesin und Clomifen verschrieb. Weil mir bis dahin schon so vieles verschrieben worden war, nahm ich die Medika-

mente ein, ohne weiter nachzufragen. Aber keine Chance: Ich wurde nicht schwanger, und ich fühlte mich schrecklich.

Dann machte ich eine Reproduktionsendokrinologin ausfindig. Sie kannte die richtigen Labore, an die wir uns wenden konnten, und ordnete sofort einen Ultraschall an. Endlich! Mit 30 Jahren hatte ich meine offizielle Diagnose – PCOS. Ich bekam Metformin (wodurch ich mich richtig krank fühlte) und ärztlich überwachte Clomifenzyklen. Durch diese Hilfe empfing ich mein zweites Wunder.

Nach der Geburt meines zweiten Sohnes fühlte ich mich schlechter denn je. Ich schwor mir, niemals wieder Metformin oder die Pille zu schlucken, weil mir beide so furchtbar schlecht bekamen. Ich hatte zwei wunderbare Kinder und einen großartigen Ehemann, aber ich fühlte mich ständig abgeschlagen und kaum funktionsfähig. Meine Erschöpfung, der Hirsutismus, die Benommenheit und die Unterzuckerung waren außer Kontrolle geraten. Ich war ganz bestimmt nicht die Frau und Mutter, die ich eigentlich hätte sein können. Nach all den Jahren, in denen ich die Standardratschläge unzähliger Ärzte befolgt hatte, wurde mir klar, dass nichts von alldem half. Die Medikamente, die man mir verschrieben hatte, machten mich kränker und elender. Die Medikamente, die mir dabei geholfen hatten, schwanger zu werden, konnten mein PCOS nicht beheben. Ich war viel zu jung, um mich so alt zu fühlen, und ich war es leid, immer müde zu sein und zu leiden – ich wollte so nicht weiterleben.

Wenn ich mich besser fühlen wollte, musste ich einen anderen Ansatz wählen, das war mir inzwischen klar. Ich fand eine Heilpraktikerin, die mich an die Wurzel meiner Symptome führte, statt sie notdürftig zuzupflastern. Mit 32 Jahren hatte ich die richtige Person gefunden. Sie unterstützte mich bei der Wahl der Nahrungsergänzungsmittel, die meine Hormone in ihr natürliches Gleichgewicht zurückbringen konnten. Vielleicht am wichtigsten war, dass sie mir beibrachte, ein Blutzuckermessgerät zu benutzen. Dank dieses Hilfsmittels stellte ich eine Verbindung her zwischen dem, was ich aß, und meinem Befinden. Ich hatte Erfahrungswerte, mit denen ich meine Symptome interpretieren konnte. Mithilfe des Blutzuckermessgeräts begann ich, mit meiner Ernährung zu experimentieren. Als ich diesen Teil meines Lebens unter Kontrolle hatte, kehrte meine Energie zurück, mein Haar begann langsam, wieder zu wachsen, ich nahm ab und meine Menstruationszyklen wurden regelmäßiger.

Durch die Arbeit mit der Heilpraktikerin und durch meine eigenen Nachforschungen und Experimente wurde mir klar, dass es mir gelingen konnte, die Kontrolle über mein Wohlbefinden zu übernehmen. Niemand anders konnte dies für mich tun. Ich wollte nicht länger Ratschläge unbesehen annehmen und mich als Opfer fühlen.

Ich graste das Internet ab und las Bücher über PCOS und ganzheitliche Medizin, geschrieben von Pionieren wie Samuel Thatcher, Walter Futterweit und Nancy Dunne. Ich wurde wieder zur Schülerin, um von Spezialisten etwas über Ernährung und Wohlbefinden zu lernen. Nach Hunderten Stunden und vielen Experimenten entwickelte ich ein Programm, durch das ich wieder aufblühte. Ich änderte meine Ernährung und meine Lebensweise und, ganz wesentlich, meine innere Einstellung. Ich begann, mich um mich selbst zu kümmern. Mein Mann nahm die Veränderung wahr und erklärte mich zur »Diva«. Zuerst war ich beleidigt, bis mir klar wurde, dass ich, um für meine Familie in Bestform sein und für sie mein Bestes geben zu können, tatsächlich eine PCOS-Diva sein muss.

Als meine Reproduktionsendokrinologin meinen Erfolg bemerkte und Frauen, die PCOS hatten und wie ich Metformin oder die Pille nicht vertrugen, zu mir schickte, damit ich ihnen helfen konnte, wusste ich, dass ich auf einer wichtigen Spur war. Ich erwarb mein Zertifikat als Gesundheitsberaterin und begann, offiziell Frauen zu coachen, eine nach der anderen mit großem Erfolg. Bald wurde mir klar, dass die kleinen, machbaren Schritte dessen, was heute mein 21-Tage-Plan zur Behandlung von PCOS ist, auch den Millionen anderer Frauen helfen könnten, die verzweifelt versuchen, ihre Symptome mithilfe von Medikamenten und Ratschlägen zu mildern, die ihnen in Wirklichkeit nicht helfen. Inzwischen ist es meine

Berufung und mein Beruf geworden, mit anderen das zu teilen, was ich über PCOS weiß. Und trotz aller Mahnungen der Ärzte vor all den Jahren bin ich mit meinem dritten Kind, einem fantastischen Mädchen, auf natürlichem Wege schwanger geworden. Sie ist das direkte Ergebnis der PCOS-Diva-Lebensweise, die ich entwickelt habe.

Es ist mir wichtig, dass Sie wissen, dass Sie kein Opfer sind. PCOS ist kein Schicksal. Es gibt kein Zaubermittel dagegen, aber Sie können mit PCOS gut leben, wenn Sie die Macht des Wissens nutzen, die passende Ernährungsweise finden und Ihre Lebensweise verändern.

Was ist das Polyzystische Ovarialsyndrom (PCOS)?

Sie sind nicht allein. Das Polyzystische Ovarialsyndrom (PCOS) ist eine der häufigsten Störungen des weiblichen Hormonsystems und die häufigste Ursache für weibliche Unfruchtbarkeit[1]. Entsprechend den gängigen Rotterdam-Kriterien berechnet[2], betrifft PCOS etwa 15–20 Prozent aller Frauen weltweit, von denen weniger als 50 Prozent diagnostiziert sind[3]. Das Syndrom durchzieht das Leben einer Frau von ihrer Pubertät an bis in die Postmenopause und betrifft Frauen jeder ethnischen Herkunft[4].

Als Hormonstörung bringt PCOS das hormonelle Gleichgewicht durcheinander, was negative Auswirkungen auf viele Körperfunktionen wie den Insulinspiegel, Zell- und Gewebewachstum und -entwicklung, Stoffwechsel, Fruchtbarkeit und die kognitiven Fähigkeiten hat. Die Diagnose ist oft schwierig, da PCOS ein Syndrom ist, also eine Vielzahl von Symptomen umfasst. Es beeinflusst viele verschiedene Hormone, was eine Reihe von Symptomen zur Folge hat, die zunächst scheinbar nichts miteinander zu tun haben und sich von Frau zu Frau sehr unterschiedlich äußern. Dazu können Übergewicht, unregelmäßige Menstruationszyklen, Insulinresistenz, Unfruchtbarkeit, Depressionen, männlicher Haarwuchs, Akne und Haarausfall gehören.

Außerdem leben Frauen mit PCOS mit einem vier- bis siebenmal erhöhten Risiko, einen Herzinfarkt zu erleiden, und 50 Prozent entwickeln bis zu ihrem 40. Lebensjahr einen Prädiabetes oder Diabetes[5]. Auch tritt bei ihnen mit höherer Wahrscheinlichkeit Endometriumkrebs auf[6]. Das erhöhte Risiko, diese ernsthaften gesundheitlichen Probleme zu bekommen, erfordert es umso dringender, dass sich der Symptome angenommen wird, und macht dies umso aufreibender.

..................Welche Symptome verursacht PCOS?..................

Sie mögen ein oder zwei dieser Symptome haben oder auch ein Dutzend. Obwohl manche Symptome häufiger auftreten als andere, hat PCOS kein spezifisches Erscheinungsbild:

- Oligoovulation (unregelmäßige Eisprünge) oder Anovulation (keine Eisprünge)
- polyzystische Eierstöcke[7] (20–39 Prozent)
- hoher Insulinspiegel, Insulinresistenz[8] (30–50 Prozent)
- rasche Gewichtszunahme[9] und/oder Übergewicht[10] (55–80 Prozent)
- Probleme mit der Fruchtbarkeit[11]
- Akne[12] (40–60 Prozent)
- Herz-Kreislauf-Probleme
- Diabetes Typ 2
- Depressionen[13] (28–64 Prozent)
- Angststörungen[14] (34–57 Prozent)
- negatives Körperbild, Essstörungen (21 Prozent)
- Störungen im Sexualbereich
- Schilddrüsenerkrankungen
- hoher Androgenspiegel[15] (60–80 Prozent)

- unregelmäßige Menstruation[16] (75–80 Prozent)
- männlicher Haarwuchs (70 Prozent)
- Stielwarzen
- Schlafapnoen[17] (acht Prozent)
- grau-weiße Brustabsonderung[18] (acht bis zehn Prozent)
- Kopfhaar-Ausfall[19] (40–70 Prozent)
- dunkle Hautstellen[20] (Acanthosis nigricans), vor allem im Nacken (zehn Prozent)
- Schmerzen im Beckenbereich
- Hidradenitis suppurativa (»Akne inversa«, schmerzhafte furunkelartige Abszesse in der Leistengegend).

Einige der häufigsten Symptome

Die häufigsten Symptome von PCOS sind Insulinresistenz, Hyperinsulinismus, Hormonschwankungen und chronische Entzündungen.

Insulinresistenz und Hyperinsulinismus

Insulinresistenz liegt vor, wenn Zellen nicht auf normale Weise auf das Hormon Insulin reagieren können, und Hyperinsulinismus, wenn das Blut chronisch hohe Insulinwerte aufweist. Beides sind Symptome, mit denen ich mein ganzes Leben zu kämpfen hatte. Leider blieben sie, wie wohl auch bei vielen von Ihnen, viele Jahre unerkannt.

Ich weiß noch, dass ich in der sechsten Klasse mehrmals in Ohnmacht gefallen bin. Die Schulschwester wusste nicht, was mir fehlte. Meine Mutter brachte mich zu Ärzten, die ebenfalls nichts feststellen konnten und mich schließlich psychiatrisch begutachten ließen. Man stelle sich vor, eine Zwölfjährige, die sich miserabel fühlt, und der man dann erzählt, das alles finde nur in ihrem Kopf statt. Und ich erinnere mich auch daran, dass es mich viele

Jahre später, noch immer ohne Diagnose, ratlos machte, wenn mir jeden Sonntagmorgen, nachdem mein Verlobter und ich unser traditionelles Waffelfrühstück mit Sirup und Orangensaft zu uns genommen hatten, in der Kirche schwindlig wurde. Ich hatte keine Ahnung, dass es das Waffelfrühstück war, das meinen Blutzucker aus dem Gleichgewicht brachte und mich unterzuckerte! Inzwischen habe ich gelernt, die Zeichen meines Körpers zu interpretieren. Wenn ich mich heute so fühle, weiß ich genau, was ich tun muss.

Insulinresistenz und Hyperinsulinismus sind Zustände, in denen der Körper es immer weniger schafft, den Zucker-(Glukose-)Spiegel im Blutkreislauf zu verarbeiten und zu bewältigen. Dies hat ernsthafte Folgen für den gesamten Organismus. Mit kurzfristiger Wirkung ist Insulinresistenz wesentlich an den meisten PCOS-Symptomen wie Unfruchtbarkeit, Übergewicht, Hirsutismus, Hyperandrogenismus (erhöhter Androgenspiegel), chronische Müdigkeit, Störungen des Immunsystems, Essstörungen, Unterzuckerung, Magen-Darm-Störungen, Depressionen und Angststörungen beteiligt. Auf längere Sicht kann ein zu hoher Anstieg der Insulinwerte in einen Typ-2-Diabetes münden. Arterienverkalkung (Arteriosklerose) ist eine bekannte Folge von Insulinstörungen und kann zu einem erhöhten Bluthochdruck- und Herzinfarktrisiko führen.

In einem gesunden Organismus spielt Insulin beim Stoffwechsel eine wichtige Rolle. Dieses wichtige Hormon wird von der Bauchspeicheldrüse produziert und tritt nach einer Mahlzeit in die Blutbahn. Seine Hauptaufgabe besteht darin, im Körper Glukose zu den Zellen zu transportieren, damit sie als Energie genutzt werden kann. Bei einem Überschuss an Glukose liefert Insulin die Glukose an Muskeln, Fett und Leber. Dies hilft, den Blutzuckerspiegel zu senken, indem die Glukose gespeichert und dem Körper signalisiert wird, die Insulinproduktion herunterzufahren. In einem Organismus, der aus der Balance gekommen ist, kann es Insulinresistenz und Hyperinsulinismus verursachen.

Zwischen 50 und 70 Prozent der Frauen mit PCOS haben eine mehr oder weniger ausgeprägte Insulinresistenz[21]. Sie kann durch schlechte Ernährung, Ethnizität, bestimmte Vorerkrankungen, Hormone, Steroideinnahme, bestimmte Medikamente, höheres Alter, Schlafprobleme und Zigarettenkonsum hervorgerufen werden[22]. Obwohl Insulinresistenz oft mit Fettleibigkeit in Verbindung gebracht wird, weisen Forschungsergebnisse darauf hin, dass schlanke PCOS-Patientinnen ebenfalls anfällig dafür sind[23]. Außerdem wurde erforscht, dass die Antibabypille bei allen Frauen Insulinresistenz verursachen kann, insbesondere bei Frauen mit PCOS[24].

Eine Insulinresistenz tritt auf, wenn der Körper eines Menschen nicht angemessen auf die Insulinmenge im Körper reagiert. In einem gesunden Organismus produziert die Bauchspeicheldrüse nach einer Mahlzeit Insulin, um die Glukose im Blut im Gleichgewicht zu halten. Im Idealfall erkennt der Körper, wenn der Blutzuckerspiegel noch immer zu hoch ist, und signalisiert der Bauchspeicheldrüse, dass sie mehr Insulin produzieren soll. Mit mehr Insulin soll so mehr Glukose gebunden werden.

Symptome einer Insulinresistenz

- Gewichtszunahme
- Heißhunger auf Zucker
- Stielwarzen
- Hypoglykämie (umgangssprachlich »Unterzuckerung«)
- raue oder rote Unebenheiten an den Oberarmen
- dunkle Hautstellen auf Nacken, Knien, Ellenbogen, Knöcheln, Brust oder in der Leistengegend

Insulin in hohen Konzentrationen kann auf Zellen toxisch wirken. Wenn also über einen längeren Zeitraum zu viel Insulin im Körper vorhanden ist, werden die Zellen insulinresistent, um sich selbst zu schützen. Es kann auch der Hypothalamus insulinresistent werden und unnötigerweise weiterhin Signale an die Bauchspeicheldrüse senden, dass sie die Insulinproduktion fortsetzen soll. Bei einer Insulinresistenz bindet das Insulin die

Glukose nicht oder kann sie nicht zu den Zellen transportieren, die sie benötigen. Der Blutzuckerspiegel bleibt hoch, und Diabetes und andere ernsthafte Erkrankungen können die Folge sein.

Hyperinsulinismus entsteht, wenn überdurchschnittlich viel Insulin im Blutkreislauf vorhanden ist, meist infolge einer Insulinresistenz. Obwohl er mit Diabetes in Verbindung gebracht wird, leiden Menschen mit Hyperinsulinismus nicht automatisch an Diabetes.

Insulinresistenz und Hyperinsulinismus verursachen einen endlosen und zerstörerischen Kreislauf, den *Insulinresistenz-Teufelskreis.* Insulinresistenz führt zu einem chronisch erhöhten Insulinspiegel, und dieser attackiert Zellen, was sie zum Selbstschutz veranlasst, und so zu einer sich selbst erhaltenden Insulinresistenz. Schließlich kann Ihre Bauchspeicheldrüse nicht länger mit dem Insulinbedarf mithalten. Das bedeutet, dass weniger Insulin im Körper ist, um Glukose zu speichern und den Spiegel zu regulieren – das Ergebnis ist Diabetes.

Außerdem ebnen hohe Insulinwerte und Insulinresistenz manchmal den Weg für Hyperandrogenämie, eine erhöhte Produktion männlicher Hormone. Dies ist möglicherweise die Ursache für ausbleibende Monatsblutungen und Unfruchtbarkeit bei manchen Frauen mit PCOS. Der Zusammenhang zwischen Hyperandrogenämie und Hyperinsulinismus bei Frauen mit PCOS ist noch nicht geklärt. Forscher sind sich nicht einig, ob der Hyperinsulinismus die Hyperandrogenämie verursacht, die Hyperandrogenämie den Hyperinsulinismus oder ein dritter Faktor die beiden anderen[25]. So oder so, es ist ein Teufelskreis: Insulinresistenz verursacht Hyperandrogenämie, und diese erhöht den Insulinspiegel.

Eines der dringlichsten Ziele des PCOS-21-Tage-Plans ist es darum, Ihr Insulin unter Kontrolle zu bekommen.

Ungleichgewicht im Hormonhaushalt

Als zu meinen Highschool-Zeiten mein Haar auszufallen begann, brachte mich meine Mutter zu einem Hautarzt, der eine Kopfhaut-Biopsie machte.

Als dabei nichts herauskam, wurde Stress als Ursache verantwortlich gemacht, ebenso für Müdigkeit, Akne und unregelmäßige Monatsblutungen. Je älter ich wurde, desto stärker wurden die Beschwerden. Ich nahm zu, bekam störenden Haarwuchs im Gesicht, entwickelte Ängste und Depressionen und kämpfte immer noch gegen die Symptome, unter denen ich seit meiner Pubertät litt. Die Antibabypille, die mir eigentlich rasche Besserung hätte verschaffen sollen, machte mich launisch und matt. Ich wünschte, ich hätte damals besser verstanden, wie meine Hormone funktionieren, und dass ein hormonelles Ungleichgewicht, das von meinem Ernährungs- und Lebensstil herrührte, möglicherweise die Ursache für meine Symptome war.

Hormone sorgen dafür, dass Ihre wichtigsten Körperfunktionen reibungslos ablaufen. Wenn also der Hormonhaushalt aus dem Gleichgewicht ist, werden Sie die Auswirkungen in vielerlei Hinsicht zu spüren bekommen. Hirsutismus, Akne, Haarausfall, ein höheres Stressniveau, Stimmungsschwankungen, Depressionen, Angststörungen und Unfruchtbarkeit sind mögliche Folgen.

Die Hormone, die am häufigsten aus der Balance geraten und die Sie mit dem 21-Tage-Plan regulieren können, sind Androgene, Cortisol, Progesteron, Östrogene und Schilddrüsenhormone.

Androgene: Androgene sind männliche Hormone wie Testosteron, Dihydrotestosteron (DHT), Dehydroepiandrosteron (DHEA) und DHEA-Sulfat (DHEAS). Bei Männern sind diese Steroidhormone für sexuelle Reifung und Muskelmasse verantwortlich. Bei Frauen spielen sie eine sehr viel subtilere, aber darum nicht minder wichtige Rolle. Unter anderem helfen sie uns, unsere Muskelmasse zu erhalten, unser Gewicht zu regulieren und unsere Libido am Laufen zu halten. Sie werden in den Eierstöcken, den Nebennieren und den Fettzellen produziert. Das Problem ist nicht, dass Frauen mit PCOS Androgene haben, sondern dass wir typischerweise zu viele davon haben. Dieser Überschuss an Androgenen – auch Hyperandrogenismus genannt – betrifft etwa 25 Prozent der Frauen mit PCOS und ist oftmals die Hauptursache für häufig auftretende Symptome wie Hirsutismus, Akne, Haarausfall und Unfruchtbarkeit[26].

Einem Zuviel an Androgenen können zugrunde liegen:

- Eine Funktionsstörung der Eierstöcke, die bewirkt, dass sie übermäßig viel Testosteron produzieren.
- Insulinresistenz, die den Eierstöcken signalisiert, dass sie übermäßig viel Testosteron produzieren sollen.
- Stress, der die Nebennieren belastet und die Produktion androgener Hormone stimuliert. Daher sollten Frauen mit PCOS sich schon in jungen Jahren um Stressabbau bemühen.
- Eine frühe Aktivität der Nebennieren, was eine frühe Pubertät bewirkt und mit lebenslang erhöhter Androgenbildung einhergeht. Mädchen, die früh in die Pubertät kommen, haben möglicherweise ein erhöhtes Risiko, PCOS zu entwickeln[27].
- Adipositas.
- Genetische Veranlagung[28].
- Die Einnahme künstlicher Hormone zur Schwangerschaftsverhütung.
- Eine individuelle Überempfindlichkeit gegen das normale Maß an Androgenen[29].
- Eine Störung des Hypothalamus, also jener Hirnregion, die für die Regulierung der Produktion vieler Hormone, einschließlich der Androgene, zuständig ist.

Cortisol: Frauen mit PCOS produzieren häufig zu viel Cortisol, das »Stresshormon«, das in den Nebennieren hergestellt wird. Tatsächlich haben Untersuchungen ergeben, dass viele Frauen mit PCOS von sich aus einen höheren Cortisolspiegel haben[30]. Übergewicht erhöht ebenfalls die Cortisolproduktion.

Ein erhöhter Cortisolspiegel wirkt sich darauf aus, wie Ihr Körper mit anderen wichtigen Hormonen umgeht, was Ihr Risiko für Insulinresistenz, Angststörungen, Depressionen und Schilddrüsenerkrankungen erhöht. Außerdem kann die Überproduktion von Cortisol die Nebennieren überanstrengen, bis hin zur funktionellen Nebennierenschwäche. Daher hat Stress – emotionaler oder körperlicher – auf Frauen mit PCOS stärkere Auswirkungen als auf andere Frauen.

Progesteron: Progesteron ist ein Hormon, das hauptsächlich in den Eierstöcken produziert wird, eine wichtige Rolle im Menstruationszyklus einer Frau spielt und während der Schwangerschaft hilft, den Körper zu unterstützen. Nach jedem monatlichen Eisprung hilft das Progesteron dabei, dass die Gebärmutterschleimhaut sich zur Vorbereitung auf eine befruchtete Eizelle verdickt. Dies ist die Lutealphase des Menstruationszyklus. Frauen mit PCOS haben immer wenig Progesteron und daher eine Störung der Lutealphase. Das macht es nahezu unmöglich, schwanger zu werden, selbst wenn Eisprung und Einnistung stattfinden, und es ist oft der Grund für Fehlgeburten und für Misserfolge in der medizinisch unterstützten Fortpflanzung. Manche Ärzte empfehlen Frauen mit PCOS eine Progesteroneinnahme, um eine frühe Schwangerschaft zu unterstützen, wenn sie bereits mehrere Fehlgeburten hinter sich haben[31].

Falls Sie einen Progesteronmangel haben und Ihr Arzt Ihnen Hormonersatzpräparate vorschlägt, kann er Ihnen ein Präparat mit bioidentischem Progesteron verschreiben. Bioidentisches oder natürliches Progesteron ist eine Kombination von Substanzen natürlichen Ursprungs, die mit dem Progesteron identisch sind, das unser Körper produziert. Prometrium ist ein mikronisiertes (zu kleinen Partikeln vermahlenes und mit Erdnussöl vermischtes) natürliches Progesteron in Pillenform. In den USA wurde es von der FDA, der Lebensmittelüberwachungs- und Arzneimittelbehörde der Vereinigten Staaten, für eine Therapie mit natürlichen Hormonersatzpräparaten zugelassen. Da natürliches Progesteron auf Molekularniveau mit dem körpereigenen Hormon identisch ist, hat es selten Nebenwirkungen.

Alternativ könnte Ihr Arzt Ihnen auch ein synthetisches Progestin vorschlagen wie zum Beispiel Provera (nur erhältlich in den USA). Diese Substanz war immerhin der Standard, bevor gute natürliche Alternativen entwickelt wurden. Auch Provera ist eine Kombination verschiedener Elemente, aber seine chemische Struktur ist nicht identisch mit der des natürlichen Progesterons. Daher kann es Veränderungen der Blutungen, Probleme mit dem Blutzucker, Blutgerinnsel und Depressionen verursachen[32]. Leider wird vielen Frauen erzählt, dass synthetisches Progestin das Gleiche wie natürliches Progesteron sei. Seien Sie beim Arztbesuch eine PCOS-Diva, und sprechen Sie die Unterschiede zwischen diesen beiden Optionen für den Hormonersatz an, um herauszufinden, welche besser für Sie ist.

Östrogene: Östrogene, die wichtigsten weiblichen Geschlechtshormone, werden in den Eierstöcken, den Nebennieren und im Fettgewebe produziert. Viele Frauen mit PCOS haben mit einer Östrogendominanz zu tun, das heißt, es sind zu viele Östrogene vorhanden, aber nicht genügend Progesteron, um die Auswirkungen der Östrogene auszugleichen. Symptome wie starke oder schmerzhafte Monatsblutungen, Unfruchtbarkeit/Fehlgeburten und Schilddrüsenunterfunktion können die Folge sein.

·········Anzeichen für einen niedrigen Progesteronspiegel[33]·········

- Angststörungen
- Durchschlafstörungen
- fibrozystische Veränderungen des Brustgewebes
- PMS
- Knochenschwund
- Libidoverlust
- Unfruchtbarkeit oder unregelmäßiger Monatszyklus

Schilddrüsenhormone: Viele Frauen mit PCOS leiden unter einer Fehlfunktion der Schilddrüse. Die Schilddrüse kann überaktiv (Schilddrüsenüberfunktion) oder, was häufiger vorkommt, zu wenig aktiv sein (Schilddrüsenunterfunktion). Die Hashimoto-Thyreoiditis, eine Autoimmunkrankheit und die häufigste Ursache für Schilddrüsenunterfunktion, ist unter Frauen mit PCOS weitverbreitet.

Wenn die Schilddrüse nicht richtig funktioniert, ist das Gleichgewicht der Schilddrüsenhormone und aller anderen Hormone des Körpers gestört, was wiederum zu einer von der Norm abweichenden geschlechtlichen Entwicklung, zu menstruellen Unregelmäßigkeiten und möglicherweise zu Unfruchtbarkeit führt[34]. Ich ermutige alle Frauen mit PCOS-Symptomen, ihre Schilddrüsenfunktion überprüfen zu lassen, um eine Fehlfunktion der Schilddrüse ausschließen zu können.

·················Anzeichen einer Östrogendominanz·················

- PMS
- Kopfschmerzen und/oder Migräne
- Wassereinlagerungen
- starke oder schmerzhafte Monatsblutungen
- Endometriose
- Stimmungsschwankungen, Angststörungen oder Depressionen
- Schilddrüsenunterfunktion
- Unfruchtbarkeit oder Fehlgeburt
- Schmerzen oder Druckempfindlichkeit der Brust

»Stellen Sie sich PCOS als eine Erweiterung der Pubertät vor, in der Androgene, luteinisierendes Hormon (LH) und Insulinresistenz dominieren und das follikelstimulierende Hormon (FSH), Östrogene und Progesteron ihren Rhythmus nicht gefunden haben.«[35]
–Dr. Fiona McCullough

Anzeichen einer Fehlfunktion der Schilddrüse[36]

Anzeichen einer Schilddrüsenunterfunktion

- unerklärliche Gewichtszunahme oder Schwierigkeiten abzunehmen
- Abgeschlagenheit
- Depressionen
- Haarausfall und trockenes Haar
- Muskelkrämpfe
- trockene Haut
- vergrößerte Schilddrüse
- brüchige Nägel
- langsame Herzfrequenz
- unregelmäßige Monatsblutungen
- Kälteempfindlichkeit
- Verstopfung

Anzeichen einer Schilddrüsenüberfunktion

- unerklärlicher Gewichtsverlust
- Herzklopfen
- Ruhelosigkeit oder Angstgefühle
- Gleichgewichtsstörungen
- Schweißausbrüche
- häufige Hitzeempfindungen

- Zittrigkeit
- Kurzatmigkeit
- juckende Hautrötungen
- überdurchschnittlich häufiger Stuhlgang
- dünnes Haar und Haarverlust

....

Chronische Entzündungen

Eigentlich bin ich der Traum eines jedes Zahnarztes. Meine Zahnpflege mit Putzen und Zahnseide ist vorbildlich. Ich lasse meine Zähne alle sechs Monate reinigen. Ich stochere nicht mit spitzen Gegenständen in meinem Mund herum. Nur: Warum blutete mein Zahnfleisch dann viele Jahre lang jedes Mal, wenn ich zum Zahnarzt ging? Egal, wie sehr ich mich bemühte, jahrelang bekam ich dieses besorgte Gesicht zu sehen und diesen Vortrag zu hören – Sie wissen schon: dass ich doch bitte regelmäßig meine Zähne mit Zahnbürste und Zahnseide reinigen solle. Wie sich jedoch herausstellte, war nicht meine Mundhygiene das Problem. Es war eine systemische Entzündung.

Eine Entzündung ist nicht unbedingt schlecht. Unser Körper nutzt Entzündungen, um mikrobielle, autoimmune, den Stoffwechsel betreffende oder physische Angriffe abzuwehren. Zum Beispiel schwellen unsere Knie an und bluten, wenn wir sie uns bei einem Sturz aufschürfen. Es ist ein Zeichen dafür, dass der Körper weiße Blutkörperchen einsetzt, die Verletzungen heilen und Krankheiten abwehren sowie der Zellerneuerung dienen. Problematisch sind chronische Entzündungen, die zwischen einigen Monaten und mehreren Jahren andauern. Diese Art von Entzündung beeinträchtigt den kompletten Organismus.

···············Symptome einer systemischen Entzündung···············

- Gewichtszunahme
- Allergien
- »Brain Fog« (benebeltes Gefühl)
- Gelenkschmerzen
- Reizdarm
- Magen-Darm-Probleme (Völlegefühl, Blähungen, Durchfall)
- Akne
- Asthma
- Zahnfleischentzündung
- chronische Sinusitis
- hoher Blutzuckerspiegel
- Depressionen
- übermäßiges Bauchfett
- Abgeschlagenheit
- Ekzem
- Schuppenflechte

Laut der ganzheitlich arbeitenden Ärztin Felice Gersh sind chronische Entzündungen die Hauptursache vieler Leiden bei Frauen mit PCOS wie zum Beispiel Übergewicht, Schwierigkeiten beim Abnehmen, Unfruchtbarkeit, Hirsutismus, Stimmungsschwankungen und Akne[37]. Auch haben Untersuchungen kürzlich ergeben, dass Frauen mit PCOS höhere Werte des C-reaktiven Proteins (CRP) aufweisen, das ein Indikator für durchgängige Entzündungen ist, sogar unabhängig von Übergewicht[38].

Entzündungen gelten als die Ursache vieler schwerwiegender Erkrankungen in der westlichen Welt. Erkrankungen des Herz-Kreislauf-Systems, das metabolische Syndrom, Bluthochdruck, manche Krebsarten, Diabetes und PCOS haben alle diese gemeinsame Ursache: die Entzündung.

Chronische Entzündungen können durch Übergewicht hervorgerufen werden, durch Lebensmittelunverträglichkeiten, Allergien und Stress. Sie können auch das Ergebnis von Umwelteinflüssen und Lebensstil sein, zum Beispiel Umweltverschmutzung, ungesunde Ernährung, Rauchen, zu wenig Bewegung und schlechte Zahngesundheit. Es ist wesentlich, dass Frauen mit PCOS die Wurzel dieser Probleme anpacken – durch eine angemessene Ernährung und einen Lebensstil, der sich entzündungsreduzierend auswirkt.

Warum habe ich PCOS?

Obwohl die genaue Ursache für PCOS unbekannt ist, ist man sich einig, dass eine genetische Veranlagung, Hyperinsulinismus (ein hoher Insulinspiegel) sowie Insulinresistenz und/oder eine Störung eines Hormone produzierenden Organs eine Rolle spielen[39]. Ich habe die Huhn-oder-Ei-Frage im Zusammenhang mit Insulin und PCOS oben bereits erwähnt: Verursacht ein chronisch erhöhter Insulinspiegel ein Übermaß an Androgenen? Oder ist es umgekehrt? In Bezug auf die Erbanlagen zeigen Studien, dass eine Frau mit PCOS mit einer 40-prozentigen Wahrscheinlichkeit eine Schwester und mit einer 35-prozentigen Wahrscheinlichkeit eine Mutter mit dem gleichen Syndrom hat[40]. Möglicherweise sind auch mütterliche Fettleibigkeit, Insulinresistenz oder eine Ernährung mit fortgeschrittenen Glykierungsendprodukten (»AGEs«, aus dem Englischen: Advanced Glycation End products) oder industriellen Toxinen wie Bisphenol A (BPA) verantwortlich[41]. Wenn PCOS genetisch bedingt ist, wird die Expression –

also die Aktivierung – dieser Gene vielleicht von äußeren Faktoren wie einseitiger Ernährung oder rascher Gewichtszunahme ausgelöst.

Manche Frauen mit PCOS bemerken die Symptome erstmals nach dem Absetzen der Pille. In der Regel bestand die Veranlagung bereits vor der Einnahme der Pille, aber erst wenn die Frauen sie absetzen, bewirkt die Störung der Kommunikation zwischen der Hirnanhangdrüse und den Eierstöcken das Auftauchen der Symptome. In diesem Fall sollten die Symptome abklingen, sobald besagte Kommunikation wiederhergestellt ist.

Wie kann ich diagnostiziert werden?

Eine fundierte Diagnose zu bekommen, kann dauern. Dabei gibt es Verschiedenes zu beachten:

Seien Sie ehrlich mit Ihren Ärzten. Erzählen Sie ihnen alles über Ihre Symptome. Versuchen Sie, sich nicht zu schämen, und schieben Sie keine Symptome auf Ihre Veranlagung, indem Sie beispielsweise sagen: »All meine Tanten haben schütteres Haar, das muss in der Familie liegen.« Ihre Tanten haben vielleicht alle PCOS!

PCOS hat einen irreführenden Namen. Etwa 20 Prozent der Frauen *ohne* PCOS haben Zysten an ihren Eierstöcken. Ein ähnlicher Prozentsatz der Frauen *mit* PCOS, nämlich 30 Prozent, hat *keine* Zysten[42].

Ärzte sind über PCOS nicht immer gut informiert und versuchen möglicherweise, jedes Symptom einzeln zu behandeln, anstatt nach der gemeinsamen Ursache zu suchen. Drängen Sie darauf, dass zum Kern Ihrer Symptome durchgedrungen wird.

Seien Sie hartnäckig beim Anfordern von Labortests. Je mehr Informationen Sie und Ihr Arzt sammeln können, desto schneller kommen Sie an die Wurzeln Ihrer Symptome und können einen effektiven Plan ausarbeiten.

Es gibt keinen abschließenden Test zur Bestimmung von PCOS, aber die weithin akzeptierten Diagnosekriterien sind die Rotterdam-Kriterien. Diese wurden von der Europäischen Gesellschaft für menschliche Reproduktion und Embryologie und der Amerikanischen Gesellschaft für reproduktive Medizin entwickelt und beinhalten die Diagnosekriterien der nationalen Gesundheitsinstitute der USA sowie der US-amerikanischen Gesellschaft für EAE-PCOS[43]. Bei Frauen mit einer PCOS-Diagnose treten mindestens zwei der folgenden drei Kriterien auf:

1. Oligoovulation (unregelmäßige Eisprünge) oder Anovulation (Ausbleiben der Eisprünge),
2. Hyperandrogenämie (erhöhte Anteile männlicher Hormone wie Testosteron, klinisch und/oder biochemisch),
3. polyzystische Eierstöcke (vergrößerte Eierstöcke, die im Ultraschall jeder mindestens zwölf Follikel enthalten).

Sogar wenn diese Kriterien erfüllt sind, kann die Diagnose kniffflig sein. Medikamente wie die Antibabypille beeinflussen den Androgenspiegel und somit die Testergebnisse. Bedenken Sie, dass auch Frauen mit unregelmäßigen oder sogar regelmäßigen Zyklen keine oder nur gelegentlich Eisprünge haben können. Eine Periode zu haben, bedeutet nicht unbedingt, dass regelmäßig ein Eisprung stattfindet. Außerdem können die Symptome sich auf unterschiedliche Weise äußern. Es gibt keine einheitliche Charakterisierung von PCOS. Sie haben vielleicht Übergewicht und einen unregelmäßigen Zyklus, und die nächste Frau ist schlank, hat polyzystische Eierstöcke, Hirsutismus und keine Blutungen.

Möglicherweise erfüllen Sie keines der Rotterdam-Kriterien und leiden dennoch an den Symptomen. PCOS wird oft als Sammelbegriff benutzt, um Frauen mit einer Hyperandrogenämie mit einzuschließen, die ähnliche Symptome haben. Möglicherweise haben Sie auch eine Schilddrüsenerkrankung. Darum möchte ich an dieser Stelle nochmals alle Frauen mit PCOS-Symptomen ermuntern, sämtliche Schilddrüsenwerte überprüfen zu lassen, um eine Störung der Schilddrüse auszuschließen. Vielleicht haben Sie »Nach-Pillen-

PCOS«, eine vorübergehende Störung, bei der viele PCOS-ähnliche Symptome auftreten und die mit dem Absetzen der Pille einhergehen kann. Sollte dies der Fall sein, werden Ihre Symptome wieder verschwinden, sobald Ihre Hormone ihr Gleichgewicht wiedergefunden haben.

Sie sehen, es gibt nicht *die* richtige Behandlung für alle Frauen. Der 21-Tage-Plan zur Behandlung von PCOS ermöglicht es Ihnen, Ihre eigenen Symptome zu untersuchen, die Hauptursache zu finden und festzustellen, was für *Sie* am besten funktioniert.

Warum Medikamente nicht immer helfen: der »Pflaster-Effekt«

Ich höre jeden Tag von Frauen, deren PCOS-Odysseen sehr ähnlich begonnen haben. Als Teenager hatten sie einen unregelmäßigen Zyklus, Akne und/oder schmerzhaftes PMS. Ihr Arzt »behob« diese Symptome, indem er ihnen die Pille verschrieb. Ab hier unterscheiden sich die Geschichten. Manche Frauen vertrugen die Pille, aber nachdem sie sie abgesetzt hatten, kamen die Symptome äußerst heftig zurück, und sie hatten Probleme damit, schwanger zu werden. Andere vertrugen die Pille nicht (Übelkeit, Kopfschmerzen, Gewichtszunahme, Libidoverlust) und kämpfen seither mit ihren Symptomen und einer Reihe von Medikamenten, die ihnen eigentlich helfen sollten.

Es gibt einen Grund dafür, dass diese Medikamente PCOS nicht wirklich und dauerhaft beseitigen. Im besten Falle sind sie nichts als Pflaster, die die Symptome abdecken, aber nicht die eigentliche Ursache behandeln. Im schlimmsten Fall verschlechtern sie Ihr Gesundheitsbild durch schädliche Nebenwirkungen.

Die Antibabypille

Die Pille ist zweifellos das, was Ärzte am liebsten verschreiben. Sie wird als Wundermittel für alles angepriesen, von der Regulierung der Periode bis hin zur Heilung von Akne. In vielen Fällen wirkt sie auch für eine Weile, aber irgendwann, wenn Sie sie absetzen, kommen Ihre Symptome wieder. Leider hat die Pille einige ernst zu nehmende Schattenseiten, über die die meisten Frauen nie informiert werden.

- **Blutgerinnsel.** Untersuchungen zeigen, dass Frauen, die die Pille nehmen, damit ihr Risiko für Blutgerinnsel um den Faktor 1,6 erhöhen. Bei der Einnahme von Präparaten mit einem höheren Östrogenspiegel ist das Risiko sogar doppelt so hoch[44]. Dieses Risiko trifft Frauen mit PCOS besonders, da sie ohnehin schon mit einem höheren Risiko für Herzinfarkte und Schlaganfälle leben.

- **Erhöhte Insulinresistenz.** Untersuchungen haben ergeben, dass bei Frauen durch bestimmte Typen der Pille »ungünstige Veränderungen der Insulinempfindlichkeit« auftreten können[45]. Dies kann ich auf jeden Fall bestätigen. Forscher vermuten, dass dies mit dem Verhältnis zwischen Östrogen und Progestin in den verschiedenen Pillentypen zusammenhängen könnte[46]. Wegen des möglichen Zusammenhangs zwischen Östrogen und Insulinresistenz verschreiben viele Ärzte Frauen die Pille nicht, die zur Risikogruppe für Diabetes gehören oder diesen bereits haben. Was auch immer die Ursache ist, Frauen mit PCOS sollten keine Medikamente einnehmen, die eine Insulinresistenz verschlimmern.

- **Verminderte Libido.** Die Pille ist dazu da, in Ihr Hormonsystem einzugreifen. Leider verringert sie bei einigen Frauen die Libido. Dies hat mehrere Gründe. Zunächst glättet der fortwährende Einfluss der synthetischen Hormone der Pille den natürlichen Körperzyklus aus gesteigerter (um den Eisprung herum) und schwächerer Libido. Außerdem senkt er den Testosteronspiegel. Das ist toll, um gegen die androgenbeeinflussten Symptome anzugehen (Akne, Gesichtsbehaarung), aber leider ist es nicht so toll für Ihre sexuelle Lust.

- **Nährstoffmangel.** Die Pille verringert die Menge verfügbarer Nährstoffe wie B-Vitamine, Folate (»Folsäure«), die Vitamine C und E, Magnesium und Zink. Sie benötigen ausreichende Mengen an Zink, um Ihre gesunde Hormonbalance zu erhalten. Gewichtszunahme, Wassereinlagerungen, Stimmungsschwankungen, Depressionen und sogar Herzleiden können alle von einem Nährstoffmangel herrühren.

- **Candida.** Östrogene fördern das Wachstum von Hefe im Darm, was manchmal zu einer *Candida*-Infektion führt[47]. Dies ist ein Schimmel- oder Hefepilz, der natürlicherweise in kleinen Mengen auftritt und die Verdauung unterstützt. Bei einer Überbesiedelung treten Symptome wie Benommenheit, Abgeschlagenheit, Verdauungs- und Hautbeschwerden, Stimmungsschwankungen und Pilzerkrankungen auf. Zusätzlich durchdringt er die Darmwand und lässt Nebenprodukte in die Umgebung dringen, was eine systemische Entzündung begünstigt. Da der Hauptbestandteil der Pille Östrogene sind, steigt das Risiko für eine *Candida*-Überbesiedelung; sie kann sogar Heißhunger auf Zucker- und Kohlenhydrate verursachen.

Metformin

Nach der Antibabypille ist Metformin das am häufigsten verschriebene Medikament zur »Behandlung« von PCOS. Es soll den Glukose-(Zucker-)- und Insulinspiegel senken, die in der Leber und Bauchspeicheldrüse produziert werden, und die Empfindlichkeit für Insulin in den Muskelzellen erhöhen. Nun mögen Sie sagen: Um mit PCOS gut zurechtzukommen, ist es unerlässlich, die Insulinresistenz unter Kontrolle zu bekommen – also ist es doch sinnvoll, eine Tablette zu nehmen, die genau dies bewirkt, oder? Leider hat eine Untersuchung der Nationalen Gesundheitsinstitute der USA Folgendes ergeben[48]: »Metformin senkt den Androgenspiegel, hat aber nur einen mäßigen Einfluss auf die Fruchtbarkeit sowie wenig Einfluss auf die Insulinaktivität.« Metformin kann folgende Probleme verursachen:

- **Magen-Darm-Probleme.** Metformin wirkt nicht nur auf die Leber, es ist auch im Darm aktiv. Es verbindet sich mit der schützenden Schleimschicht und stimuliert Fettverbrennung und Zellerneuerung, was zu einer effektiveren Zuckerregulierung führen sollte. Allerdings stellen viele Frauen (so auch ich) fest, dass es zu viele Beschwerden im Magen-Darm-Bereich auslöst, als dass sich die Einnahme lohnen würde.
- **Nährstoffmangel.** Metformin ist dafür bekannt, Vitamin B_{12} abzubauen[49]. Ein Mangel an Vitamin B_{12} wird mit Nervenschmerzen (Neuropathie), kognitiven Funktionsstörungen und Blutarmut in Zusammenhang gebracht.
- **Pflastereffekt.** Wie so viele Medikamente behebt Metformin nicht das eigentliche Problem. Einseitige Ernährung und ungesunde Lebensweise sind normalerweise die Ursachen für Insulinresistenz. Wenn es nicht gelingt, diese Faktoren zu verändern, kann das Medikament nur eingeschränkt wirken, und sobald es abgesetzt wird, kehren die Symptome zurück.

Spironolacton

Spironolacton (Aldactone) ist ein harntreibendes Mittel, das oft verschrieben wird, um Symptome zu bekämpfen, die mit einem hohen Androgenspiegel bei Frauen mit PCOS einhergehen, wie Akne, Hirsutismus und dünner werdendes Kopfhaar. Es wurde nicht dafür entwickelt, Insulinresistenz zu behandeln, die Ursache des hohen Androgenspiegels bei Frauen mit PCOS[50]. Den Androgenspiegel im Körper mit einer Tablette zu senken, statt die Wurzeln des Problems anzugehen, ist das Paradebeispiel einer »Pflaster«-Behandlung. Sobald eine Frau das Medikament absetzt, werden die Symptome zurückkehren.

Flutamid

Wie Spironolacton wirkt auch Flutamid als ein Antiandrogen. Sein ursprünglicher Zweck ist es, im Rahmen einer Prostatakrebsbehandlung Testosteron zu reduzieren. Bei Frauen hat es sich als effektives Medikament zur Behandlung von Hirsutismus[51] und schwacher bis mäßiger Akne erwiesen[52]. In manchen Untersuchungen zeigt es eine bessere Wirkung als Spironolacton[53]. Wie all diese Medikamente ist auch Flutamid eine »Pflaster«-Maßnahme und nicht der Versuch, die Ursache des Leidens anzugehen. Zusätzlich gibt es ein ernsthaftes Risiko für Leberprobleme und Geburtsfehler, wenn es während der Schwangerschaft eingenommen wird. Viele Ärzte verschreiben Frauen Flutamid deswegen grundsätzlich nicht[54].

Auch wenn Sie PCOS nicht heilen können, können Sie durch Ihre Ernährung, Bewegung und andere Methoden Ihre Symptome in den Griff bekommen.

Was kann ich tun?

Jetzt wissen Sie also, warum Sie sich schlecht fühlen – und was können Sie tun?

Sie können die Symptome unter Kontrolle bekommen und sich gut fühlen! Auch wenn Sie PCOS nicht ein für alle Mal loswerden können, haben Sie doch die Möglichkeit, durch Ihre Ernährung, Bewegung und andere Maßnahmen Ihre Symptome in den Griff zu bekommen. Ärzte und Wissenschaftler sind sich einig, dass eine Umstellung des Lebensstils die Primärbehandlung für Frauen mit PCOS sein sollte[55]. Ernährung, Lebensstil und emotionale Ausgeglichenheit führen zu einer Steigerung des Wohlbefindens[56], bringen die Hormone zurück ins Gleichgewicht und Ihren Insulinspiegel auf ein gutes Maß[57]. Ehe Sie sich's versehen, werden Ihre Symptome nachlassen, und Ihr Risiko für Diabetes, Herzerkrankungen, Bluthochdruck, Schlafapnoen, Angststörungen, Depressionen und Unfruchtbarkeit wird sinken[58]. Daher ist ein ganzheitlicher Ansatz erforderlich, um die Symptome von PCOS einzudämmen und Ihre Lebensqualität zu erhöhen. *Das Wichtigste ist, dass wir die Lebensmittel, die wir zu uns nehmen, mit Bedacht auswählen, ebenso die Art von Sport, die wir treiben. Wir sollten auch darüber nachdenken, welchen Giftstoffen wir ausgesetzt sind, und, genauso wichtig, darüber, was wir für unser geistiges und seelisches Wohlbefinden tun.*

Aber ich hätte so gerne ein Wundermittel!

Gute Nachrichten: Es gibt ein Wundermittel. Das sind Sie selbst. In dem Moment, in dem Sie beschließen, gesund und glücklich zu sein, setzen Sie die Veränderungen in Gang, die Sie für Ihr Wohlbefinden brauchen. Sie werden an jedem neuen Tag aufwachen und Entscheidungen treffen, die Ihrem Wohlbefinden zuträglich sind, und Sie werden sich besser fühlen. Weil Sie sich besser fühlen, werden Sie weitere Verbesserungen einleiten, und der positive Kreislauf wird sich fortsetzen. Sie sind das Wundermittel, das all dies möglich macht.

Kapitel 3
Denken wie eine PCOS-Diva

Jeder hatte schon einen absoluten Tiefpunkt. An meinen erinnere ich mich klar und deutlich. Mein Mann kam eines Tages von der Arbeit nach Hause und traf mich lust- und hoffnungslos auf dem Sofa liegend an, inmitten meiner tobenden, vernachlässigten Jungs, damals vier Jahre und ein Jahr alt. Ich brachte nicht die Energie auf, mit ihnen zu spielen – mit diesen Schätzchen, die ich so sehr liebte, die ich mir so sehr gewünscht hatte und für die ich so hart gearbeitet hatte. Meine Erschöpfung und andere PCOS-Symptome hatten gewissermaßen das Leben aus mir herausgesogen. Ich war nicht die Mutter und die Frau, die ich sein wollte, und von der ich wusste, dass ich sie sein konnte.

Ich sah mich an jenem Nachmittag mit den Augen meines Mannes. Ich sah mich und wusste, dass es an der Zeit war, die Kontrolle über meine Gesundheit und mein Leben zu übernehmen. Diese Frau auf dem Sofa war nicht ich. Mehr noch, ich wollte die Frau auf dem Sofa gar nicht sein.

Bis zu diesem Augenblick war ich den Empfehlungen meiner Ärzte gefolgt. Ich ging zu den Untersuchungen, die sie vorschlugen, und nahm die Medikamente, die sie mir verschrieben. Aber nichts half. In diesem »Aha«-Moment wurde mir klar, dass ich damit aufhören musste, die ärztliche Behandlung nur passiv über mich ergehen zu lassen. Ich musste selbst das Steuer übernehmen und mich über PCOS schlau machen, um gut informiert Entscheidungen treffen zu können. Ich musste zu meiner eigenen Anwältin werden, und ich wusste, dass ich dafür zunächst meine innere Haltung ändern musste. Es war notwendig, dass ich mich wirklich besser fühlen wollte. In meinem Herzen wusste ich, dass ich etwas für mein Wohlbefinden tun konnte und dass ich es verdiente, mich besser zu fühlen. Indem mir klar wurde, dass ich eine subs-

tantielle Besserung meines Zustandes verdient hatte, änderte sich meine Einstellung zu meinem Leben, meinem Körper und meinem PCOS. Mit dieser Veränderung begann mein Engagement für ein gutes Leben mit PCOS.

Entscheiden Sie sich dafür, eine PCOS-Diva zu sein

Vielleicht wundern Sie sich, warum das Kapitel »Denken wie eine PCOS-Diva« vor »Essen wie eine PCOS-Diva« kommt. Sie fragen sich, warum Sie nicht einfach Sport machen und Gluten weglassen können und fertig. So läuft es leider nicht. Und zwar darum: *Wenn Sie nicht wie eine PCOS-Diva denken, können Sie auch keine PCOS-Diva sein (jedenfalls nicht für lange Zeit).*

Eine PCOS-Diva zu sein, beinhaltet eine ganz bewusste Denkweise, die unerlässlich dafür ist, sich den PCOS-Diva-Lebensstil dauerhaft anzueignen. Damit die Änderungen Ihrer Ernährung und Ihres Lebensstils funktionieren, müssen Sie daran *glauben,* dass Sie sich besser fühlen können, und dass Sie es *verdienen,* sich besser zu fühlen. Mit dieser veränderten Einstellung schalten Sie das Risiko aus, es nicht zu schaffen oder sich selbst zu sabotieren. Wenn Sie *fest davon ausgehen,* dass Sie Erfolg haben werden, werden Sie Wege finden, alle kleinen Rückschläge zu überwinden, weil Sie sich auf Ihrem selbst gewählten Weg befinden. Rückschläge werden (obwohl sie enttäuschend sind) zu Gelegenheiten, zu lernen.

Stellen Sie es sich so vor: Sie und Ihre Freundin sind unterwegs zu einem Abendessen in einem Restaurant, das Sie schon länger einmal ausprobieren wollten. Auf dem Weg dorthin stellen Sie fest, dass die Brücke, die Sie überqueren wollten, überschwemmt ist. Sie können immer noch zu dem Restaurant gelangen, müssen dazu aber einen Umweg von einer Stunde machen. Wahrscheinlich gehen Sie heute lieber in ein anderes Restaurant, oder? Und nun stellen Sie sich vor, dass Sie die Besitzerin dieses Restaurants sind und dass es Ihre Familie ernährt. Sie müssen dort sein, um für das Personal und die Gäste die Türen zu öffnen. Sie werden einen Weg finden, dieses Hindernis zu umgehen oder zu überwinden. Sie machen den Umweg. Was soll's! Vielleicht bauen Sie auch ein Floß oder schwimmen ans andere Ufer!

»Ich bin jetzt seit einem Jahr eine PCOS-Diva, und ich fühle mich gesund und lebendig. Ich möchte wieder wirklich rausgehen und mit meinem elfjährigen Kind herumtoben, und meine Beziehungen haben sich sehr verändert. Ich glaube endlich an mich selbst, und zum ersten Mal im Leben kann ich sagen, dass ich Liebe und Mitgefühl für mich selbst empfinde, was mir ermöglicht, endlich wirklich zu glauben, dass mein Mann mich liebt – egal, was ist. Das war für mich sehr wichtig, weil mir klar wurde, dass ich in meinem bisherigen Leben davon ausgegangen war, dass ich es nicht verdiente, geliebt zu werden; weder von anderen noch von mir selbst. Ich fühle mich jetzt stark und leistungsfähig, und ich weiß, dass ich nun die Kontrolle über all die vielen PCOS-Symptome habe.«
–Nicole M.

Wenn Sie unerschütterlich daran glauben, dass Sie an Ihren Bestimmungsort gelangen müssen, werden Sie einen Weg finden. Für die Wiederherstellung Ihres Wohlbefindens gilt das Gleiche. Es ist viel schwerer, etwas aufzugeben, von dem Sie wissen, dass Sie es verdienen, etwas, das Sie sein müssen, etwas, das ein Teil von Ihnen ist. Sie werden Entscheidungen treffen und Schritte unternehmen, die auf Ihrem Denken als PCOS-Diva basieren. Sie werden beginnen, sich besser zu fühlen, und der PCOS-Diva-Lebensstil wird Ihnen ein Leben lang erhalten bleiben.

Ihre Einstellung selbst bestimmen

Leitbegriffe wie *Opfer*, *Kampf* und *Mangel* hemmen uns oft. Indem wir sie in *Kontrolle*, *Zusammenarbeit* und *Fülle* umwandeln, bringen wir unser Denken auf eine neue Ebene: die der PCOS-Diva.

Raus aus der Opferrolle, hin zur Kontrolle

Ein Opfer ist jemand, der von jemandem oder durch etwas verletzt oder übervorteilt wurde und sich angesichts der Umstände hilflos fühlt. Ich kann verstehen, warum sich viele Frauen als Opfer ihres PCOS-Syndroms fühlen. Mir ging es ebenso. Jeden Tag mit frustrierenden und oft peinlichen Symptomen zu leben, kann zermürbend sein. Das Gefühl der Hilflosigkeit steigt noch, wenn sich herausstellt, dass ärztliche Verordnungen und Medikamente nicht helfen.

Wenn wir uns als PCOS-Opfer fühlen, nimmt uns diese Einstellung, der Entschluss, sich als Opfer zu fühlen, unsere Macht. Opfer sind machtlos gegen die Umstände. Wenn Sie beschließen, ein Opfer zu sein, entscheiden Sie, nicht zu handeln und nicht die Kontrolle zu übernehmen. Sie entschließen sich, die Umstände oder die Symptome »gewinnen« zu lassen. Sie hören auf, nach Lösungen zu suchen.

Die Tatsache, dass Sie PCOS haben, haben nicht Sie zu verantworten. Den Entschluss, ein Opfer zu sein, aber sehr wohl. Es ist so: *PCOS-Diven sind keine Opfer.* Wir sind nicht machtlos. Unser Körper hat uns nicht im Stich gelassen. Wir kämpfen nicht hilflos gegen unsere Symptome an.

Der erste Schritt zu einem guten Leben mit PCOS ist der Entschluss, dass Sie mit PCOS ein gutes Leben führen *können*. PCOS-Diven kontrollieren also zwei Dinge. Erstens: Wir kontrollieren unsere Einstellung und fangen an, wie eine PCOS-Diva zu denken.

- Ich verdiene es, mich gut zu fühlen.
- Ich unternehme die erforderlichen Schritte, um mich besser zu fühlen.
- Ich kann aufblühen und das für mich beste Leben führen.
- Ich arbeite mit meinem Körper *zusammen*.
- Ich habe die Kontrolle über mein PCOS (oder arbeite zumindest daran).

Der zweite Schritt ist, die Kontrolle über unseren Körper zu übernehmen, darüber, was wir ihm geben, wie wir ihn nutzen und uns um ihn kümmern.

- Meine Ernährung zeigt, dass ich meinen Körper liebe.
- Ich bewege mich auf eine Weise, die ich genieße und die mich stark macht.
- Ich informiere mich über PCOS und über Möglichkeiten, damit gut zu leben.
- Ich suche mir Hilfe.
- Ich gebe mich nicht mit der erstbesten Auskunft zufrieden. Ich recherchiere und hole Zweitmeinungen ein.
- Ich behandle meinen Körper und Geist mit Liebe und Respekt.

»Ich hatte noch nie im Leben ein besseres Gefühl mir selbst gegenüber. Ich sitze hier und weine, weil es mir besser geht! Ich nehme mein Leben in die eigenen Hände. Ich bin kein Opfer mehr. Ich muss nicht mehr davon abhängig sein, dass andere mein Leben in Ordnung bringen. Ich sehe das Leben mit neuen Augen, und ich habe die Fähigkeit, mich für Gutes zu entscheiden. Für Wohlbefinden. Für Selbstfürsorge. Dafür, mich zu pflegen. Für mich.«

–Nelda

Wenn Sie aufhören, ein Opfer zu sein, und selbst die Macht übernehmen, fassen Sie Entschlüsse, durch die es Ihnen besser gehen wird. Dasitzen und darauf warten, dass sich die Dinge von selbst ändern oder dass Ihnen ein Arzt ein Wundermittel verschreibt, ist keine Option. Sie sitzen am Steuer! Eine PCOS-Diva ist kein Opfer (hoffnungslos und auf der Suche nach Mitleid). Sie hat die Kontrolle (die Verantwortung und die Zuversicht).

Gute Nachrichten: Sie sind bereits auf dem Weg zu einer Haltung, bei der Sie selbst die Kontrolle haben. Die Entscheidung, eine PCOS-Diva zu werden, verleiht Macht. Die Entscheidung für dieses Buch sorgt für neue Kräfte und bringt Sie auf den richtigen Weg. Sie übernehmen das Ruder. Sie sind bereits auf dem Weg!

Ab jetzt werden Sie jeden Tag den bewussten Entschluss fassen, die Macht über Ihr Wohlbefinden, Ihr Glück und Ihr PCOS zu haben. Positive Gewohnheiten wie etwa Dinge zu essen, die Ihrem Körper guttun, werden diesem Entschluss folgen.

Weg von der kämpferischen, hin zur partnerschaftlichen Einstellung

Jetzt, wo Sie die Kontrolle über Ihr PCOS übernehmen, wird es Zeit, Ihr mentales und Ihr körperliches Ich zu einem Team zusammenzuschweißen. Ich höre Frauen oft sagen, dass sie gegen die Symptome »kämpfen«, PCOS »bezwingen« oder »besiegen« wollen. Wir sollten aufhören, unser Leben so zu sehen. Und zwar aus folgendem Grund: Symptome haben Sie nicht deswegen, weil Ihr Körper kämpft oder Sie sabotiert. Symptome sind die Sprache, in der Ihr Körper mit Ihnen kommuniziert. Sehen Sie es so, dass Ihr Körper die rote Fahne schwenkt, weil etwas nicht stimmt, und so um Hilfe bittet.

Zum Beispiel:

Unregelmäßiger Zyklus → »Unsere Hormone sind nicht im Gleichgewicht. Können wir das in Ordnung bringen?«

Akne → »Wir haben eine Entzündung. Können wir sie lindern?«

Gewichtszunahme (vor allem in der Körpermitte) → »Unser Insulinspiegel ist viel zu hoch. Wir machen alles, so schnell wir können, aber lass uns das in den Griff bekommen!«

In dem Moment, in dem Sie sich mit Ihrem Körper verbünden und auf seine Signale achten, können Sie diese deutlicher wahrnehmen und die Symptome auf liebevolle Weise lindern.

Diven übernehmen die Kontrolle über ihre Gesundheit, indem sie einen Schritt nach dem anderen tun. Wir wissen, dass unser Körper uns Signale sendet, um uns darüber zu informieren, was nicht stimmt, und wie wir es in Ordnung bringen können. Wir arbeiten hart daran, uns auf diese Signale abzustimmen und im Einklang mit ihnen vorzugehen. Wir bekämpfen uns nicht selbst!

Den Blick weg vom Mangel, hin zur Erfülltheit unseres Lebens lenken

Das Leben aus einem Gefühl des Mangels heraus anzugehen, bedeutet, sich auf die Dinge zu konzentrieren, die nicht so laufen, wie wir es uns wünschen oder die wir nicht haben. Stattdessen können wir uns bewusst dafür entscheiden, das Leben aus einem Gefühl der Fülle heraus zu sehen und täglich unsere kleinen Erfolge und das kleine Glück zu feiern.

Wenn wir täglich unseren Fokus auf Fülle, Dankbarkeit und Positivität richten und auf das Gute schauen, ändert das alles. Sie werden sich leichter fühlen, Ihr Stresslevel wird sinken, und dadurch werden Sie anfangen, sich besser zu fühlen. Lösungen werden sich von selbst ergeben.

»Mithilfe des PCOS-Diva-Konzepts konnte ich das Gefühl, dass etwas mit meinem Körper nicht stimmt, dass er durch PCOS fehlerhaft und nicht richtig weiblich ist, ablegen. Ich konzentrierte mich stattdessen darauf, dass ich innerlich wachsen kann, dass ich meine Periode habe und einen Körper, den ich liebe. Ich folgte dem Konzept und merkte, dass mein Körper im Innern perfekt war; er brauchte nur mehr Liebe, und ich musste zur ›Diva‹ werden und die Art, wie ich für meinen Körper sorgte, selbst richtig in die Hand nehmen. Nach einigen Wochen bemerkte ich erste Veränderungen, und seit drei Jahren habe ich (35) einen gesunden Körper und regelmäßige Zyklen (etwas, das ich mein Leben lang nicht gekannt habe).«

–Jennifer R.

Mangel-Denken	Fülle-Denken
Ich werde niemals gut genug sein.	Ich bin gut genug.
Ich bin voreingenommen.	Ich kann wertschätzen.
Ich achte auf das, was nicht gut läuft.	Ich achte auf das, was gut läuft.
Ich bin starr und ideenlos.	Ich bin offen gegenüber neuen Ideen.
Ich bin neidisch und missgünstig.	Ich feiere die Erfolge anderer.
Ich vergleiche mich mit anderen.	Ich bin authentisch.
Ich bin perfektionistisch.	Ich fokussiere mich auf Fortschritte.
Ich handle angstmotiviert.	Ich fokussiere mich auf Glück.
Ich habe zu wenig Zeit und Geld.	Ich bin großzügig.
Ich bin ein Opfer von PCOS.	Ich habe die Macht über meine Gesundheit.

Da Sie ja gerade lernen, eine PCOS-Diva zu werden, behalten Sie dieses Motto im Kopf: »Fortschritt statt Perfektion«. Solange Sie sich in Richtung Ihres Ziels bewegen, sind Sie auf dem richtigen Weg. Warten Sie nicht auf ein perfektes Leben, sondern begegnen Sie jedem Tag aus einer Perspektive der Fülle heraus. Perfektion gibt es nicht. Niemand hat ein perfektes Leben – egal, wie es in den sozialen Medien wirken mag. Bitte verschieben Sie Ihr Leben nicht auf später, während Sie darauf warten, irgendeine Idealvorstellung zu erfüllen. Spenden Sie die Klamotten, in die Sie irgendwann einmal wieder hineinpassen wollten. Lieben Sie sich so, wie Sie jetzt gerade sind, und wertschätzen Sie das, was Sie haben. Heute sind Sie gut genug, und Sie haben genug.

Ich habe lange gebraucht, bis ich »Fortschritt statt Perfektion« akzeptieren konnte. Früher war ich eine Perfektionistin. Das Streben nach Perfektion erschöpfte und frustrierte mich, und ich hatte ein schlechtes Gewissen mir selbst gegenüber. Immer vollkommen sein zu wollen, stresste mich und meine Familie. Es war ein unhaltbarer Zustand. Um etwas zum Positiven zu verändern, musste ich mich von meiner perfektionistischen Grundhaltung verabschieden. Ich lernte, dass Fehler Lektionen sind, kein Versagen.

Wenn Perfektionismus auch für Sie ein Thema ist, denken Sie daran, dass Sie, auch während Sie sich durch den 21-Tage-Plan arbeiten, nicht alles perfekt machen müssen. Tun Sie das, wie Sie tun können. Beglückwünschen Sie sich selbst zu Ihren Erfolgen. Lernen Sie aus Ihren Fehlern. Je mehr Sie tun, desto schneller werden Sie sich besser fühlen; aber dies ist kein Wettlauf, sondern Ihr eigener Weg, in Ihrem eigenen Tempo.

Lassen Sie uns realistisch sein: Zu dieser neuen Denkweise kommt niemand über Nacht. Sie haben höchstwahrscheinlich nicht die letzten beiden Absätze gelesen und gedacht: »Ja, prima. Ich bin gut genug. Es ist alles in Butter. Uff.« Geben Sie sich die Zeit, Ihr Gehirn an eine Denkweise zu gewöhnen, die auf einer Perspektive der Fülle gründet. Wir werden in den nächsten 21 Tagen daran arbeiten. Denken Sie daran: »Fortschritt statt Perfektion«.

PCOS-Diven leben an einem Ort der Fülle (authentisch sein; Entscheidungen treffen, die Sie glücklich machen; dankbar sein), nicht an einem Ort des Mangels (sich mit anderen vergleichen; versuchen, jemand anders zu sein; nach Perfektion streben).

Kümmern Sie sich um Ihre Angelegenheiten

Achtsamkeit ist essenziell für das Leben als PCOS-Diva. Menschen, die achtsam leben, sind sich jeder einzelnen Minute ihres Tages bewusst und wissen die Fülle und die Herausforderungen des gegenwärtigen Augenblicks zu schätzen. In einer Welt, in der anscheinend niemand sich ganz auf eine einzige Sache einlässt, ist Achtsamkeit ein machtvolles Mittel, um zu vermeiden, dass Sie sich überfordert fühlen.

Achtsamkeit unterstützt PCOS-Diven dabei, ruhig und zentriert zu bleiben. Von hier aus können wir gute Entscheidungen treffen und den Überblick behalten. Zum Beispiel nehme ich mir, bevor meine Kinder nach Hause kommen und das Nachmittagschaos beginnt, die Zeit für einen kleinen Imbiss und eine Tasse Tee. Ich versuche, mich für ein Weilchen hinzusetzen, und genieße das. Ich rufe währenddessen nicht meine E-Mails ab. Ich falte keine Wäsche zusammen. Ich sitze und genieße ein paar Minuten mit meinem Imbiss. Ich konzentriere mich auf das, was ich esse, und erfahre einfach den ruhigen Augenblick. Es ist nicht immer leicht, diese paar Minuten herauszuholen, aber ich versuche es jeden Tag.

Für die meisten von uns ist es unmöglich, ständig achtsam zu sein; es ist eher wie Ebbe und Flut. Man ist achtsam, verliert dann den Fokus und ist dann wieder achtsam. Und nochmal. Dieses regelmäßige Auf und Ab lässt uns den Wert der Übung schätzen. Es gibt drei Schlüssel zur Achtsamkeit:

1. Die Vergangenheit ist Vergangenheit. Wir können eine Menge Zeit verschwenden, indem wir über die Vergangenheit nachdenken und darüber, was hätte sein können. »Was, wenn ich meine Diagnose früher bekommen hätte?«, »Was, wenn ich die Zeichen richtig gedeutet hätte?« PCOS-Diven vergeuden ihre Zeit nicht damit, Vergangenes wiederzukäuen. Wir machen uns lieber Gedanken über das Heute und die Zukunft, und wir bewegen uns vorwärts. Heute geht es los: Denken Sie an die Person, die Sie sein wollen, und lassen Sie Ihre Entscheidungen des heutigen Tages die Entscheidungen sein, die Ihr »ideales PCOS-Diva-Ich« treffen würde.

2. Seien Sie im Jetzt und dankbar für heute. Jeder Tag ist ein Geschenk. Jeder Tag, der Ihnen geschenkt wird, ist ein weiterer Tag voller Möglichkeiten. Kosten Sie es aus! Würdigen Sie die kleinen glücklichen Ereignisse, und lernen Sie, auch die Herausforderungen wertzuschätzen. Beides zusammen macht Ihren Weg aus. Bedenken Sie, dass die glücklichsten Menschen nicht unbedingt diejenigen sind, die die besten Karten haben – es sind vielmehr diejenigen, die das Beste aus ihrem Blatt machen. Während des 21-Tage-Programms werden Sie jeden Tag einige Augenblicke mit Dankbarkeit verbringen. Sie werden staunen, wie diese wenigen Augenblicke Ihr Leben verändern werden.

3. Haben Sie keine Angst vor der Zukunft. Es ist wichtig, langfristige Ziele zu haben und vorwärtszuschauen, um Hindernisse frühzeitig zu erkennen. Lassen Sie sich dennoch von der Weite und Unvorhersehbarkeit der Zukunft nicht erdrücken. Ihr Leben ist voller fantastischer Möglichkeiten, und der Weg dorthin ist lang und kurvenreich. Vernachlässigen Sie nicht die Erfahrung des Unterwegsseins, indem Sie zu Ihrem Ziel hasten. Versuchen Sie stattdessen, achtsam zu leben und Ihr Leben von einem Moment zum anderen zu meistern. Wenn Sie zum Beispiel die Diagnose PCOS erhalten haben, sind Sie vielleicht anfangs von Fragen überwältigt wie: »Werde ich jemals schwanger werden können?« oder »Werde ich Diabetes bekommen?« Anstatt sofort auf diese unbeantwortbaren Fragen einzugehen, seien Sie achtsam im Moment und bringen Sie sich selbst auf den Weg des Wohlbefindens. Fragen Sie sich lieber: »Was kann ich heute meinem Körper Gutes tun?« Die Schritte, die Sie tun, um die Anforderungen des Tages zu bewältigen (Insulinresistenz, Stress und Ähnliches), werden Sie auf den richtigen Weg für die Anforderungen der Zukunft bringen (Fruchtbarkeit, Wohlbefinden).

»Nein« ist ein vollständiger Satz

Um achtsam sein zu können, müssen wir Prioritäten setzen. Wir können nicht »im Moment sein«, wenn wir an drei Orten gleichzeitig sein müssen. Für viele von uns ist es manchmal schwer, Nein zu sagen. Wir sind darauf ausgerichtet, uns an möglichst viele Menschen anzupassen, besonders, wenn sie wichtig für uns sind. Genau genommen verbringen Sie wahrscheinlich mehr Zeit damit, etwas für andere zu tun, als für sich selbst.

Nein zu sagen und sich selbst vorrangig zu behandeln, braucht nicht unhöflich oder hart zu sein. Es ist nicht egoistisch. Sie setzen einfach Prioritäten, die Ihnen dabei helfen, das gut und vollständig zu tun, was Sie sich entschieden haben, zu tun. In unserem Zeitalter des Multitaskings werden nur sehr wenige Dinge wirklich so getan, wie sie getan werden könnten. Wir werden von der Vielzahl an Anforderungen an den Rand unserer Möglichkeiten gebracht.

Statt das Gefühl zu haben, ein Nein vor sich selbst rechtfertigen zu müssen, versuchen Sie vor sich zu rechtfertigen, wozu Sie Ja sagen. Sagen Sie Ja zu den Dingen, die Sie froh machen, die Ihnen Vergnügen bereiten, die Ihnen guttun, die positiv zu Ihrer Gesundheit beitragen oder die Ihr Leben an Bedeutung gewinnen lassen. Grenzen zu setzen, ermöglicht es uns, achtsam zu leben. Das verleiht Ihnen nicht nur Kraft, sondern es ist erforderlich für Ihr Wohlergehen und das der Menschen in Ihrer Umgebung.

> *»Wenn wir nicht mehr auf die Stimme in unserem Kopf hören, die uns sagt, dass wir nicht gut genug sind, entdecken wir eine Stimme in unserer Seele, die mit Sicherheit weiß, dass wir mehr als gut genug sind.«*
> –Crystal Andrus Morissette

Der wichtigste Teil

Wenn Sie schon einmal geflogen sind, werden Sie die Ansage der Flugbegleiter zu den Sauerstoffmasken kennen, die in etwa so lautet: »*Bei einem Druckabfall in der Kabine wird automatisch eine Sauerstoffmaske vor Ihnen erscheinen. Um die Sauerstoffzufuhr zu aktivieren, drücken Sie sich die Maske fest auf Nase und Mund und atmen Sie normal weiter. Wenn Sie mit einem Kind oder einer anderen hilfsbedürftigen Person reisen, sichern Sie bitte zuerst Ihre eigene Maske und helfen Sie danach der anderen Person.*«

Wie eine PCOS-Diva zu denken, funktioniert ganz ähnlich. Damit es Ihnen gut gehen kann und Sie für die Menschen um sich herum da sein können, müssen Sie zunächst sich selbst lieben und für sich selbst sorgen, also gewissermaßen Ihre Sauerstoffmaske anlegen. Sie können nichts für andere tun, wenn Sie keine Luft bekommen.

Für sich selbst zu sorgen, ist nicht egoistisch. Es ist notwendig.

Der Schlüssel zu einem Leben als PCOS-Diva ist, zu wissen, dass Sie es *verdienen*, sich gut zu fühlen. Nochmals: Dies ist die entscheidende Wendung Ihrer Einstellung, die Sie auf dem Weg zu einem guten Leben halten wird. Sie müssen sich selbst lieben und erkennen, dass Sie die Zeit, die Mühe und die Kosten eines gesunden und glücklichen Lebens wert sind.

Wenn Sie diesen Selbstwert empfinden, sich gut um sich selbst kümmern und wirklich auf Selbstliebe setzen, wird sich alles zusammenfügen. Sie werden sich besser fühlen, und wenn Sie dies tun, werden Sie die Liebe, die Sie für sich selbst empfinden, auch auf andere ausstrahlen. Ihre Kapazitäten, Gutes zu tun und anderen zu helfen, werden exponentiell wachsen.

Nein, das bedeutet nicht, dass Sie zur unausstehlichen Diva werden, deren Gedanken nur um sich selbst kreisen. Sie werden nicht ab jetzt nur noch grüne Smarties in ihrer Garderobe verlangen. Festessen mit der Familie brauchen nicht genau Ihren Ernährungsprinzipien zu entsprechen. Selbstliebe zeigt sich in Selbstfürsorge. Das bedeutet, dass Sie sich selbst und Ihr Wohlergehen genügend respektieren, um Zeit für sich selbst zu finden (seelisch und körperlich), dass Sie mit Respekt gegenüber sich selbst Entscheidungen treffen, die Ihre Ernährung und die tägliche Bewegung in Ihrem Leben angehen, und dass Sie auf ermutigende und positive Weise mit sich selbst umgehen.

»Ruhe und Selbstfürsorge sind so wichtig. Wenn Sie sich Zeit dafür nehmen, seelisch wieder aufzutanken, erlaubt Ihnen das, aus diesem Überfluss heraus für andere da zu sein. Man kann nicht aus einem leeren Gefäß schöpfen.«
–Eleanor Brown

Sechs Arten, Selbstfürsorge zu üben

1. **Essen wie eine PCOS-Diva.** Im nächsten Kapitel werden wir besprechen, wie eine PCOS-Diva isst. Sie erlernen neue Gewohnheiten, die viel weiter gehen, als *was* wir essen. Sie werden lernen, *wie* Sie Mahlzeiten und Einkäufe planen, Fallstricke und Heißhunger vermeiden, die Signale Ihres Körpers richtig verstehen sowie, *wo* Sie Zeit und Geld investieren, um die richtigen Lebensmittel zu bekommen, die Ihren wunderbaren Körper ernähren sollen.

2. **Sich bewegen wie eine PCOS-Diva.** In Kapitel 5 werden wir Möglichkeiten für eine weitere Art der Selbstfürsorge erkunden: Bewegung. Sie werden Bewegungsarten finden, die Ihnen gefallen und auf die Sie sich freuen. Stressreduzierung, Symptomlinderung und Freude werden die Früchte Ihrer Arbeit mit diesem Kapitel sein.

3. **Stress reduzieren.** Wir haben bereits kurz über Stress gesprochen. Sie wissen, dass Stress das Hormon Cortisol freisetzt, das verheerenden Schaden an Ihren anderen Hormonen, Ihrem Immunsystem und Ihrer Schilddrüse anrichten kann. Im Verlauf des 21-Tage-Plans werden wir Stressreduzierung als essenziellen Teil der Selbstfürsorge praktizieren. Sie werden erfahren, wie Bewegung Ihren Stresslevel senken kann. Sie

werden meditieren lernen, um sich selbst zu zentrieren und um sich auf den Stress vorzubereiten, dem Sie jeden Tag begegnen. Sie werden Achtsamkeit üben und lernen, scheinbar bedeutungslose Augenblicke auszukosten (und sogar die aufreibenden). Schließlich werden Sie lernen, sich in Stresssituationen mithilfe von Sofortmaßnahmen zu entspannen.

4. **Ausreichend schlafen.** Wir brauchen nicht erst Forschungsergebnisse zu konsultieren, um zu wissen, dass Schlaf für die Hirnfunktion wesentlich ist; aber es gibt sehr viele Studien, die dies bestätigen. Wir kennen alle das wacklige Gefühl, die verminderte Entscheidungsfähigkeit und den Gedächtnisverlust nach einer Nacht, in der wir nicht oder kaum geschlafen haben. Wussten Sie, dass Studien auch einen eindeutigen Zusammenhang zwischen Schlaf, Ernährung, Gewichtsregulierung und Stoffwechsel belegen? Chronischer Schlafmangel hat Folgen für alle Bereiche und alle Hormone Ihres Organismus. Dessen Fähigkeiten, zu signalisieren, wann es Zeit ist, zu essen, Glukose zu produzieren und Zellen zu reparieren, werden durch Schlafmangel allesamt beeinträchtigt[59]. Infolgedessen werden Sie vergesslich, können Insulin und Glukose nicht mehr richtig produzieren, haben höhere Entzündungswerte, wählen ungünstige Nahrungsmittel und nehmen zu. Es gibt zahllose Gründe für Schlafmangel, unter anderem Cortisol- oder Melatoninungleichgewichte, Medikation, Krankheiten und Mangel an Selbstfürsorge. Mit dem 21-Tage-Plan werden Sie Schlafgewohnheiten erlernen, die Ihnen (in den meisten Nächten) zu der Ruhe verhelfen, die Sie so dringend benötigen.

5. **Ein kreatives Schaffensfeld finden.** Ihre Kreativität auszuleben, ist heilsam – ob Sie nun schreiben, tanzen, Sammelalben füllen, zeichnen, malen, quilten, singen, ein Instrument spielen oder ausmalen (ich liebe Ausmalbücher für Erwachsene). Jede Art der Kreativität kann Stress reduzieren und Ihnen helfen, sich selbst auszudrücken. Im Zuge des 21-Tage-Plans werden Sie Zeit dafür finden, Ihrer kreativen Ader zu frönen, als Teil Ihrer Selbstfürsorgekur.

6. **Sich verwöhnen.** Eine PCOS-Diva zu sein, hat nichts mit Entbehrung und Entsagung zu tun. Das wäre kein schönes Leben. Eine PCOS-Diva zu sein bedeutet, dass Sie Ihr bestes Leben leben und Schritte unternehmen, die dies möglich machen. Ein wichtiger Teil davon ist, dass Sie sich Zeit für sich selbst reservieren, und wenn es nur einige Minuten am Tag sind, und dass Sie alte, selbstzerstörerische Gewohnheiten durch freudvolle, wohlwollende, positive ersetzen. Überlegen Sie, wie Sie sich selbst belohnen oder entspannen können. Mit einer Portion Eiscreme? Mit einem Filmenachmittag auf dem Sofa? Für den Moment mag sich das gut anfühlen, aber hinterher fühlen Sie sich miserabel. Überlegen Sie sich, ob Sie diese Gewohnheiten nicht lieber durch andere ersetzen, mit denen Sie sich längerfristig großartig fühlen. Im Zuge des 21-Tage-Plans werden Sie damit anfangen, Ihre eigene »Süßigkeiten«-Liste von Dingen zu erstellen, die Sie tun können, um sich ein wenig zu verwöhnen. Wir alle brauchen das.

Heute geht es los

Sie werden anfangen, wie eine PCOS-Diva zu denken. Sie werden aufhören, ein Opfer zu sein, und mit Ihrem Körper zusammenarbeiten. Sie werden sich bemühen, geduldig mit sich selbst zu sein, anerkennen, dass Sie es verdienen, sich gut zu fühlen, und Schritte in diese Richtung tun. Sie werden Ihre Tage voller Dankbarkeit für alles, was Sie haben, und für die Schönheit um Sie herum beginnen und beenden.

Diese unsichtbaren Veränderungen werden bald zu sehr sichtbaren Ergebnissen führen, die Ihnen ebenso sehr nutzen wie den Menschen in Ihrer Umgebung. Sie sind nicht egoistisch, wenn Sie Selbstfürsorge betreiben. Sie investieren in sich selbst, um dann die Früchte Ihrer Anstrengung für Ihre Freunde, Familie und Kollegen zu ernten. Sie alle werden den Unterschied bemerken. Noch wichtiger jedoch ist: *Sie selbst* werden das auch.

Kapitel 4
Essen wie eine PCOS-Diva

Ich wuchs in den Achtziger- und Neunzigerjahren auf, im Zeitalter der Margarine, Diätlimonade und totalen Fettfreiheit. Als Teenager hätte man mich im Traum nicht mit einer Rolle voller Butterkekse angetroffen, aber eine Handvoll 0-Prozent-Fett-Gebäck fand ich eine gute Alternative. Mit Diätcola hinuntergespült, ergaben sie einen guten, mageren Snack. Im Nachhinein ist es kein Wunder, dass ich mich miserabel fühlte. Mir fehlten nicht nur die notwendigen Nährstoffe, sondern ich stopfte auch noch künstliche Chemikalien und andere Entzündungen hervorrufende Nahrungsmittel in mich hinein, die bei meinen Hormonen schlimmen Schaden anrichteten.

Dieses Muster setzte sich im College fort. Mein Körper schrie nach Protein (Eiweiß), und ich beantwortete diesen Schrei mit Erdnussbutterorgien. Ich sollte diesen Moment dafür nutzen, mich bei meinen alten College-Zimmergenossinnen zu entschuldigen. Ich gebe es zu, ich war die Erdnussbutterdiebin. All die vermissten Erdnussbuttergläser – das waren ich und mein PCOS. Es tut mir leid. Ich verstand nicht, was meine Heißhungerattacken mir sagen wollten, und eure Erdnussbuttervorräte mussten dafür büßen.

Um alles noch schlimmer zu machen: Es war angesagt, sich vegetarisch zu ernähren, und es schien eine gesunde Sache zu sein. Also sprang ich auf den fahrenden Zug auf. Nur leider war ich keine besonders gute Vegetarierin. Ich nahm fast gar kein Eiweiß zu mir. Tofu klang wenig verlockend, Bohnen waren nur bedingt glamourös. Ich füllte die Lücke, in die Eiweiß gehört hätte, mit Kohlenhydraten.

In den späteren Collegejahren, als ich nicht mehr in der Cafeteria essen musste, gab ich meine vegetarische Ernährung auf und entdeckte sowohl, dass ich gerne kochte, als auch, dass ich das recht gut konnte. Ich begann,

Dinnerpartys zu organisieren und regelmäßig für mich und meine Freunde zu kochen. Erst viel später wurde mir der Zusammenhang klar, aber es begann, mir besser zu gehen. Endlich gab ich meinem Körper, wonach er verlangte – mageres, gutes Fleisch und Gemüse!

Ein gesundes Verhältnis zum Essen

Wir wollen über den zweitwichtigsten Teil des PCOS-Diva-Lebensstils sprechen: Ernährung. Viele (ich würde sagen, die meisten) Frauen mit PCOS haben eine Hassliebe zum Essen. Tatsächlich haben erschreckend viele von uns eine Form einer Essstörung[60]. Ob es nun um gelegentliche Fressattacken geht, um Bulimie oder Magersucht, unser gestörtes Verhältnis zum Essen kann alle möglichen Ursachen haben, zum Beispiel:

- das verzweifelte Bemühen, sozialen Erwartungen an einen perfekten Körper zu genügen,
- ungesunde Nahrungsmittel, die wir aus der Jugend kennen und die zu unserem Standard- oder Bequemlichkeitsessen wurden,
- Trostessen,
- biologische Probleme wie chemische Unausgewogenheiten in den Regionen des Gehirns, die den Appetit, die Verdauung und den Hunger regulieren,
- psychische Hintergründe wie ein geringes Selbstwertgefühl, das Gefühl der Unzulänglichkeit oder fehlende Kontrolle im eigenen Leben, Depressionen, Angstgefühle, Ärger, Stress oder Einsamkeit,
- Probleme im sozialen Bereich wie schwierige Beziehungen, Schwierigkeiten beim Ausdrücken von Gefühlen und Empfindungen, die Erfahrung, aufgrund der eigenen Größe oder des Gewichts geärgert oder lächerlich gemacht worden zu sein, die Erfahrung sexueller Misshandlung[61].

PCOS-Diven müssen an ihre Ernährung mit der richtigen Einstellung herangehen. Sie lassen sich nicht auf MAD ein: *Mangel, Ablehnung* und *Diät.*

Wir versorgen uns (und unsere Gelüste) achtsam und sorgsam. Unsere Ernährung ist keine Modediät. Sie schränkt uns weder ein noch ist sie extrem oder eine Strafe. Sie ist eine Art, uns zu verpflegen, die der PCOS-Diva-Einstellung entspringt. Wir essen das, was unser Körper *verdient*, was uns stark, gesund und energiegeladen macht. Wir sind uns dessen bewusst, wie unterschiedlich wir uns nach dem Genuss verschiedener Nahrungsmittel fühlen können, und wir entscheiden entsprechend achtsam. Unsere PCOS-Diva-Einstellung bedeutet, dass wir Selbstfürsorge betreiben, und ein gesundes Verhältnis zum Essen sowie Nahrungsmittel, die uns guttun, nahrhaft und köstlich schmecken, sind ein wichtiger Bestandteil dieser Selbstfürsorge. Während des 21-Tage-PCOS-Plans werden Sie ein gesünderes Verhältnis zum Essen entwickeln. Es wird ein erfreulicher Teil Ihrer täglichen Selbstfürsorge sein.

Essen als Medizin betrachten

Viele Ernährungsfibeln erzählen Ihnen, Sie sollten Essen als Treibstoff für Ihren Körper betrachten. Obwohl das stimmt, ist Essen sehr viel mehr als nur Treibstoff. Es verleiht uns nicht nur Energie. Was wir zu uns nehmen, hat die Macht, uns gutzutun oder uns zu schaden. Es kann uns energetisieren und konzentrationsfähig machen oder aber schläfrig, aufgebläht und verstopft. Wir müssen Essen als Medizin sehen. Die richtige Nahrung kann Insulin regulieren, Entzündungen kontrollieren, das Herz-Kreislauf-System beeinflussen, die Darmgesundheit verbessern und dabei helfen, besser mit Stress und PCOS-Symptomen zurechtzukommen. Die in der Nahrung Ihrer Wahl enthaltenen (pflanzlichen) Nährstoffe, Antioxidantien, Ballaststoffe, Vitamine und Mineralstoffe können Erkrankungen und Störungen entweder bessern oder verschlechtern. Die Nutrigenomik ist ein eigenes Forschungsfeld, das den Zusammenhang zwischen unserer Ernährung und der Kommunikation der essenziellen Nährstoffe mit unseren Genen untersucht, und wie dadurch das Risiko bestimmter Krankheiten wie Herzprobleme und Diabetes gefördert oder reduziert wird[62]. Diese Interaktion von Nahrung und Genen kann sogar eine Rolle bei Ihrem Heißhunger, Ihrer Fitness und Ihrer gesamten Gesundheit spielen[63].

»Vor drei Jahren, nach Jahren voller Diäten, Medikamente und Sportprogramme, probierte ich ›das Neueste‹ aus. Das war für mich die PCOS-Diva-Jumpstart-Woche. Ich habe seither nie wieder zurückgeblickt. Ich fühlte mich stärker und hatte eine bessere Kontrolle über meine Entscheidungen, meinen Körper und mein PCOS, und ich begann, mich nur noch wie eine PCOS-Diva zu ernähren. Meine Familie machte mit. Ich verlor in den ersten drei Monaten, in denen ich nach der PCOS-Diva-Lebensweise lebte, knapp 15 Kilo. Meine drei Söhne begannen, sich bestimmte Rezepte zu wünschen und die Etiketten auf Nahrungsmitteln zu lesen. Amys Recherchen und Informationen haben mein Leben, meine Stimmung und die Mahlzeiten meiner Familie total verändert. Ihre ganzheitliche Herangehensweise ist gut umsetzbar und unkompliziert und richtet sich nach Gewohnheiten, Gefühle und Blockaden. Hunderte schmackhafter Rezepte, seitenweise Tipps für neue und geänderte Gewohnheiten und gut vorbereitete Einkäufe waren mein Rüstzeug für den Erfolg.«
–Heather G.

Wie eine PCOS-Diva zu essen, bedeutet, sich vorrangig pflanzlich zu ernähren und dies durch heilsame Nahrungsmittel zu ergänzen: Fisch aus Wildfängen, Geflügel aus Biohaltung, Fleisch von Weidetieren, glutenfreies Vollkorngetreide, gesunde Fette und jede Menge Obst und Gemüse. Sie werden die Gänge Ihres Supermarkts mit den industriell verarbeiteten Lebensmitteln links liegen lassen und sich stattdessen der Frischwarenabteilung zuwenden, wo Sie Obst und Gemüse mit einem niedrigen glykämischen Index entdecken werden. Das bedeutet, dass Sie Ihren Gaumen verwöhnen und Ihrem Körper etwas Gutes tun werden, ohne Ihren Blutzuckerwert in die Höhe zu jagen. Nein, Sie werden keine verrückten exotischen Lebensmittel essen, von denen Sie noch nie gehört haben. Das wäre nicht nachhaltig. Aber Sie werden neue Lebensmittel kennenlernen und neue Arten der Zubereitung und andere neu wertschätzen, die Sie bereits kennen. Sie werden erfahren, wie unterschiedliche Lebensmittel als Medizin wirken und Ihre Symptome lindern helfen können. Zum Beispiel:

Äpfel: Äpfel haben einen niedrigen glykämischen Index und sind reich an Vitamin C, Kalium, Antioxidantien und Ballaststoffen. Äpfel als fester Nahrungsbestandteil senken erwiesenermaßen Ihr Risiko für Diabetes und Gewichtszunahme[64].

Avocados: Avocados sind voller Vitamine, Mineralstoffe und herzgesunder Fettsäuren, die bei der Unterdrückung systemischer Entzündungen helfen, gesunde Hormon- und Immunfunktionen unterstützen und Ihre Haut strahlen lassen. Eine Avocado am Tag als Ergänzung eines ausgeglichenen Ernährungsplans verringert erwiesenermaßen das Risiko von Herzerkrankungen, senkt den LDL-Cholesterinspiegel und vermindert oxidativen Stress[65].

Beeren: Beeren sind randvoll mit immunstärkenden, krebsvorbeugenden, herzschützenden, Adipositas vorbeugenden antioxidativen Bestandteilen, darunter bestimmte Polyphenole, Flavonoide und weitere pflanzliche Komponenten, die gegen Entzündungen und Krankheiten wirken[66]. Wissenschaftler fanden heraus, dass pflanzliche Inhaltsstoffe von Himbeeren gegen Fettleibigkeit und Fettleber wirken, indem sie bestimmte Enzyme regulieren[67].

Vollkornreis: Anders als sein von Nährstoffen befreiter weißer Cousin ist Vollkornreis ein glutenfreies volles Korn, das Vitamine, Mineral- und Ballaststoffe sowie Eiweiß enthält, die in einem guten Verhältnis zu seinen Kohlenhydraten stehen. Vollkornreis enthält Magnesium und Selen für die Herzgesundheit[68] und Mangan für Knochen und Schild-

drüse, die Regulierung des Blutzuckerspiegels, des Stoff- und Kohlenhy-
dratstoffwechsels, die Calciumaufnahme[69]. Ballaststoffe senken den
Blutzucker- und in der Folge den Insulinspiegel und auch den Östrogenspiegel und schwemmen auch noch Giftstoffe aus.

Zimt: Mit seinem Reichtum an Antioxidantien kann Zimt dabei helfen,
den Blutzucker zu stabilisieren und die Insulinresistenz abzuschwä-
chen[70]. Manche Studien haben ergeben, dass er auch die Regulierung
des Menstruationszyklus unterstützt[71].

Bitterschokolade: Schokolade, die mindestens 70 Prozent Kakao enthält, senkt einen erhöhten Blutdruck, ist gut für die Durchblutung,
hilft, Arteriosklerose vorzubeugen, verbessert die Blutzuckerregula-
tion, indem Blutzuckerspitzen vorgebeugt wird, und könnte eine Gewichtsabnahme begünstigen, da sie Hunger zügelt und ein Sättigungsgefühl vermittelt[72]. Darüber hinaus kann sie stimmungsaufhellend
und nervenberuhigend wirken, Gedächtnisverlust entgegenwirken
und die geistigen Fähigkeiten insgesamt unterstützen[73]. Als Extrabonus enthält sie das wichtige Magnesium, das bei der Insulinregulierung, der Linderung von Angstzuständen, der Ankurbelung der Energie und der Unterstützung der Knochengesundheit helfen kann[74].

Grüner Tee: Ein kalorienfreies Getränk, das als eines der gesündesten
überhaupt gilt. Grüner Tee enthält eine hohe Konzentration kraftvoller
Antioxidantien, die die Durchblutung fördern, den Cholesterinspiegel
senken, Bluthochdruck senken und möglicherweise andere Herz-Kreis-
lauf-Störungen verhindern, darunter Herzinsuffizienz und Schlaganfall[75].
Dank seines Nutzens für den Blutkreislauf versorgt und stimuliert grüner
Tee das Gehirn, indem dessen Aktivitäten und Gedächtnisleistungen ge-
steigert werden. Er hilft auch dabei, die Bildung von amyloiden Plaques
(eiweißhaltigen Ablagerungen) im Gehirngewebe zu blockieren, die mit
Alzheimer in Zusammenhang gebracht werden[76].

Blattgemüse: Romanasalat, Blattsalat, Grünkohl, Mangold, Spinat,
Blattkohl, Rote-Bete-Blätter, Löwenzahnblätter, Endivien, Basilikum,

Petersilie und Rauke sind die allerbesten kalorienarmen, ballaststoffreichen, niedrig glykämischen Nahrungsquellen für lebenswichtige Vitamine und Mineralstoffe. Sie verbessern die Verdauung, die Nährstoffaufnahme des Darms, den Glukosehaushalt sowie den gesamten Hormonhaushalt und senken das Risiko für Stoffwechsel-, Herz-Kreislauf-Beschwerden und Krebs. Blattgemüse ist außerdem ein guter Lieferant vieler B-Vitamine, vor allem von Folaten.

Ahornsirup: Mit weniger Kalorien als Honig und einem niedrigeren glykämischen Index als Zucker ist Ahornsirup eine hervorragende Wahl als natürliches Süßungsmittel. Er enthält Wasser, Eiweiß, Fett, Kohlenhydrate, Antioxidantien, Kalzium, Eisen, Magnesium, Phosphor, Natrium, Kalium, Zink, Thiamin, Riboflavin, Mangan, Nicotinsäure und Vitamin B_6[77].

Nüsse und Samen: Nüsse und Samen in Kombination mit Obst oder anderen niedrig glykämischen Nahrungsmitteln senken den gesamten glykämischen Index und verbessern den Blutzucker- und Insulinhaushalt. Samen (besonders Kürbis- und Sesamsamen und Cashewnüsse) enthalten essenzielle Fettsäuren (EFA) und Zink – Stoffe, die unser Körper braucht. EFA helfen bei der Regulierung der Hormonfunktionen, sie wirken sich günstig auf Haare, Haut und Nägel aus, sie senken den Insulinspiegel, sie stabilisieren den Blutzucker und sie unterstützen eine regelmäßige Periode[78]. Möglicherweise helfen sie auch bei Hirsutismus.

Hafer: Sowohl Haferflocken als auch Hafergrütze sind Nährstoff-Kraftwerke, wobei Hafergrütze den niedrigeren glykämischen Index hat. Dieses glutenfreie Vollkorngetreide enthält Ballaststoffe, Eiweiß, Antioxidantien und jede Menge Vitamine und Mineralstoffe, zum Beispiel Mangan, Phosphor, Magnesium, Kupfer, Eisen, Zink, die Vitamine B1 und B5 sowie Folate. Dank des hohen Ballaststoffanteils sättigt Hafer, senkt den Blutzuckerspiegel und verbessert die Insulinsensitivität[79].

Biologisch einkaufen

Wenn Sie Fleisch, Geflügel, Fisch, Butter und andere Fette, Obst und Gemüse auswählen, erwägen Sie den Kauf von biologischen Lebensmitteln. Fisch sollte aus Wildfang stammen, Fleisch von Tieren, die mit Grasfutter ernährt wurden. Diese Lebensmittel enthalten sehr wahrscheinlich weniger Giftstoffe, als sich bei konventionell produzierten Lebensmitteln einschleichen – durch Pestizide, Antibiotika, Wasser und Futter. Manches Obst und Gemüse ist für solche Verunreinigung besonders empfänglich, anderes ist widerstandsfähiger. Die amerikanische Umweltorganisation *Environmental Working Group* (ewg.org) aktualisiert jährlich ihre Verzeichnisse der »Dirty Dozen« und der »Clean Fifteen«, der zwölf am meisten und der 15 am wenigsten mit Pestiziden und Industriechemikalien belasteten Obst- und Gemüsesorten, sowie eine Übersicht der Meeresfrüchte. In Deutschland finden Sie vergleichbare Empfehlungen auf den Websites der Verbraucherzentralen.

Hören Sie auf Ihren Körper

Mit Ihrem Körper zusammenzuarbeiten und auf seine Signale zu hören, wird Ihnen auf Ihrem Weg zum Wohlbefinden eine Fülle wertvoller Informationen verschaffen. Während des 21-Tage-Plans werden Sie lernen …

… zu erkennen, welche Nahrungsmittel Ihnen guttun und welche Ihnen schaden. Brauchen Sie erst einmal ein Stündchen Schlaf, nachdem Sie Salat gegessen haben? Was geschieht, wenn Sie Huhn oder einen gesunden Fettlieferanten wie Avocado oder Olivenöl hinzufügen? Machen Croutons im Salat Sie hungrig auf mehr Kohlenhydrate und hinterher träge? Während der nächsten paar Wochen werden Sie ein Tagebuch darüber führen, *was* Sie essen und wie Sie sich anschließend *fühlen*. Wie fühlen Sie sich eine Stunde nach Ihrem morgendlichen Smoothie? Energiegeladen? Hungrig? Wie geht es Ihnen nach einer Zwischenmahlzeit mit Crackern und Käse? Sind sie aufgebläht? Schlecht gelaunt? Manche Effekte lassen sich nach kurzer Zeit wahrnehmen, während andere erst Stunden später auftreten. Ein Ernährungstagebuch wird Ihnen helfen, Muster zu erkennen und einen persönlichen Ernährungsplan zu entwickeln, der *Ihren* Körper gut versorgt. Wenn Sie aufhören, sich nach Modediäten und ihren universellen Versprechungen zu richten, und anfangen, auf die Signale Ihres Körpers zu lauschen, werden Sie überrascht sein, was Sie zu hören bekommen.

... zu erkennen, was Ihr Körper benötigt. Durch Heißhunger teilt Ihr Körper Ihnen mit, dass er etwas braucht. Nein, er sagt Ihnen nicht, dass er Schokoladeneis braucht. Haben Sie einen Jieper auf Schokolade? Vielleicht brauchen Sie Magnesium. Schmachten Sie nach salzigen Knabbereien? Vielleicht fehlen Ihnen bestimmte Mineralstoffe wie Kalzium oder Magnesium. »Brauchen« Sie unbedingt etwas Süßes? Möglicherweise ist Ihr Blutzuckerspiegel niedrig. Gelüstet es Sie nach Kohlenhydraten? Vermutlich schwanken Ihre Hormone. Manchmal haben Sie überhaupt keinen Hunger – dann sind Sie vielleicht dehydriert. Ist der Heißhunger emotionaler Natur? Manche von uns essen reflexartig, wenn sie gelangweilt, traurig oder müde sind. Was wir für eine Essattacke halten, ist in Wirklichkeit eine gewohnheitsmäßige Reaktion auf unseren Gemütszustand, oder wir versuchen, durch Essen einen Hunger auf anderen Gebieten zu stillen.

Manchmal will ich einfach Kartoffelchips haben. Es ist etwas an diesem Salz und diesem Knusprigen, nach dem es meinen Körper verlangt. Wenn ich mich so fühle, frage ich mich, was gerade los ist. Vielleicht brauche ich mehr Mineralstoffe und habe deshalb Lust auf Salz. Manchmal fühle ich mich frustriert, und auf etwas Knusprigem wie Chips herumzukauen, könnte mich davon befreien. Es kommt auch vor, dass ich etwas anderes finde, das mir da heraushilft, und manchmal entscheide ich mich für achtsamen Genuss. Das Wichtigste dabei ist, dass Sie erkennen, was Ihren Heißhunger antreibt.

Manchmal, wenn ich Gelüste habe (vor allem auf etwas, von dem ich weiß, dass es mich krank macht), sage ich zu mir selbst: »Ich kann das nicht jedes Mal haben. Heute ist nicht die letzte Chance, es je zu bekommen. Ich entscheide mich jetzt dafür, es nicht zu essen.« Dieses Denken hilft mir dabei, Abstand von der Dringlichkeit des Gefühls zu gewinnen.

Versuchen Sie, sich an die 80/20-Regel zu halten. Essen Sie zu 80 Prozent genau das, was Ihr Körper braucht. Die anderen 20 Prozent sind für die Gelegenheiten, bei denen Sie sich etwas gönnen, sich gehen lassen ((ja!)) oder auf andere Weise von der Routine abweichen. Sie werden bemerken, dass Sie, wenn Sie Ihre tägliche Ernährung aufwerten und industriell verarbeitetes Essen meiden, mehr Lust auf positiv nährende Lebensmittel als auf ungesunde bekommen.

Was bei Zuckergelüsten hilft

Grundsätzlich sollten wir darauf hören, was unser Körper verlangt, und versuchen, ihm die Nährstoffe zu verschaffen, nach denen er fragt. Das Bedürfnis nach Zucker weist allerdings häufig auf eine Abhängigkeit hin. Bis wir uns aus dieser Abhängigkeit befreit haben, ist es nicht hilfreich, diesem Verlangen nachzugeben. Hier sind vier mögliche Helfer bei Zuckergelüsten:

1. L-Glutamin ist eine Aminosäure, die laut Untersuchungen den Heißhunger auf Zucker und Kohlenhydrate verringert oder sogar ganz löscht. Versuchen Sie es mit 500 Milligramm bis zu dreimal täglich, wenn die Lust auf Zucker aufkommt. Innerhalb von ein bis zwei Monaten sollten die Zuckergelüste verschwunden sein.

2. Kokosbutter besteht aus reinem Kokosfleisch, das so lange püriert wird, bis es die Konsistenz von Erdnussbutter erhält. Essen Sie einen Teelöffel von diesem gesunden Fett direkt aus dem Glas, oder verstreichen Sie diese Menge auf einem Stück Bitterschokolade, wenn Sie unbedingt etwas Süßes brauchen.

3. Mineralmangel kann Heißhunger hervorrufen; trinken Sie also ein Glas gutes Mineralwasser wie zum Beispiel San Pellegrino, um die Spurenelemente aufzufüllen, die Ihnen möglicherweise fehlen. Tun Sie dies insbesondere, wenn Sie normalerweise (gefiltertes) Leitungswasser trinken.

4. Trinken Sie Duftnesseltee (Agastache foeniculum oder Anis-Riesenysop) mit ein wenig Kokosöl, um den Heißhunger zu drosseln. Ich mag auch koffeinfreien Sweet-&-Spicy-Tee für nächtliche Süßhungerattacken.

Während der kommenden 21 Tage werden wir weiter davon sprechen, was Sie tun können, wenn Sie von einer Heißhungerattacke überfallen werden. Kämpfen Sie bis dahin bitte nicht gegen Ihren Körper an. Wenn Sie Lust auf etwas Bestimmtes haben, fragen Sie sich zunächst, was Ihr Körper Ihnen möglicherweise sagen möchte. Versuchen Sie dann, ihm zu geben, was er braucht. Und denken Sie daran: *Nichts schmeckt so gut, wie sich ein gutes Gefühl anfühlt.*

Auf den Körper zu hören, erfordert Übung. Seien Sie geduldig mit sich. Am Ende des 21-Tage-Plans werden Sie viel besser auf Ihre Körpersignale abgestimmt sein.

Wählen Sie Nahrungsmittel, die die Ursache Ihrer Symptome angehen

Entzündungshemmende Nahrungsmittel

Chronische Entzündungen sind der Grund für viele Ihrer PCOS-Symptome wie etwa Insulinresistenz und Akne. Jedes Mal, wenn Sie etwas essen, worauf Sie allergisch oder empfindlich reagieren, antwortet Ihr Körper wie auf einen Angriff, und es folgt eine Entzündung. Diese wird von Ihren Nebennieren als Stress identifiziert. Wenn Ihr Körper angegriffen wird, produzieren die Nebennieren übermäßig viel Cortisol, um Ihnen durch diesen Notfall zu helfen. Dadurch produzieren sie weniger Östrogene, Progesteron und Testosteron, was zu einem hormonellen Ungleichgewicht führt. Wenn Entzündungen in Ihrem Verdauungstrakt unerkannt bleiben, kann dies Darmperforationen hervorrufen (Leaky-Gut-Syndrom) und in der Folge Entzündungen im gesamten Körper sowie verschiedene Autoimmunkrankheiten.

Es ist unerlässlich, dass Sie entzündungsfördernde Lebensmittel aus Ihrer Ernährung streichen. Herauszufinden, welche Nahrungsmittel bei Ihnen Entzündungen begünstigen, dauert eine Weile. So wie die Symptome bei jeder Frau mit PCOS unterschiedlich sind, haben wir auch unterschiedliche Lebensmittelallergien und -unverträglichkeiten. Eine Lebensmittelallergie löst eine Reaktion des Immunsystems aus, was zu einer Reihe von Symptomen wie Ausschlag, Schwellungen und Atemnot führt. Eine allergische Reaktion bemerken Sie meist unmittelbar, wobei die Reaktion auch erst nach vier oder mehr Stunden erfolgen kann. Eine Lebensmittelunverträglichkeit ist eine unerwünschte Reaktion auf ein Lebensmittel, die nichts mit dem Immunsystem zu tun hat. Die Symptome wie Völlegefühl, Blähungen, Durchfall, Übelkeit und andere Magen- und Verdauungsbeschwerden können auch noch Tage nach der Nahrungsaufnahme auftreten.

Die neun Lebensmittel, die am häufigsten Allergien hervorrufen, sind:

1. Erdnüsse
2. Nüsse
3. Milch
4. Eier
5. Weizen und anderes glutenhaltiges Getreide wie Gerste und Roggen
6. Soja
7. Fisch
8. Schalentiere
9. Mais

In den kommenden drei Wochen werden Sie mit der genauen Bestimmung Ihrer Lebensmittelunverträglichkeiten beginnen. Ihr Ernährungstagebuch wird Ihnen dabei helfen, die Lebensmittel zu identifizieren, nach deren Verzehr Sie sich schlecht fühlen, und ein Teil des 21-Tage-Plans ist es, die Aufnahme dreier Lebensmittel einzuschränken oder ganz wegzulassen, die bei den meisten Frauen mit PCOS Schwierigkeiten machen: Gluten, Milchprodukte und verarbeitetes Soja.

Gluten: Viele Frauen mit PCOS haben eine Glutenunverträglichkeit. Bei einer Zöliakie, einer Autoimmunstörung, muss Gluten komplett weggelassen werden. Die meisten von uns haben eine Überempfindlichkeit, die sich in einer ständigen niedriggradigen Entzündung äußert.

Glutenfrei ist nicht gleich gesund. Es werden haufenweise glutenfreie Produkte angeboten. Viele davon sind fantastische Alternativen für Lebensmittel, die uns krank machen. Trotzdem ist ein glutenfreier Keks immer noch ein Keks. Er ist voller Zucker und anderer Zutaten, die Ihnen nicht guttun. Die Aufschrift »glutenfrei« ist kein Freibrief, Quatsch zu essen.

Milchprodukte: Die meisten Menschen stellen die Produktion der Enzyme ein, die sie für die Verdauung und Verarbeitung von Milch (und milchhaltigen Produkten wie Käse und Joghurt) benötigen, wenn sie einmal davon entwöhnt sind. Tatsächlich ist wohl ein großer Teil der Erwachsenen weltweit nicht imstande, Laktose zu verdauen, einen Zucker, der in Milch enthalten ist[80]. Wer laktoseintolerant ist, hat nach jedem Konsum von Milchprodukten Verdauungsprobleme. Andere reagieren möglicherweise schlecht auf die Kasein- und Molkeproteine in der Milch. Laut Dr. Amy Myers sind 50 Prozent der Menschen mit einer Glutenintoleranz auch kaseinintolerant, da die Molekularstrukturen beider Substanzen sich ähneln. Außerdem hat Ihr Körper vielleicht Schwierigkeiten, mit dem Säuregehalt, den Hormonen und den Antibiotika zurechtzukommen, mit denen er durch Milchprodukte häufig konfrontiert wird[81]. Heumilchbutter und Ghee (Butterschmalz) sind erlaubt, da sie Kasein und Laktose nicht oder nur in sehr geringen Mengen enthalten und viele gesundheitliche Vorteile bieten.

Soja: Frauen mit PCOS sollten ihren Sojakonsum einschränken; nicht nur, weil Soja eines der häufigsten Allergene ist, sondern auch, weil es die Hormone beeinflusst. Protein aus Sojabohnen enthält von Natur aus bestimmte Phytoöstrogene, Isoflavone oder Isoflavonoide, die im Körper ähnliche Wirkungen hervorrufen können wie das Hormon Östrogen. Soja ist auch ein Goitrogen, ein Stoff, der die Schilddrüse stört und deren Hormonproduktion beeinflusst[82]. Wenn Sie auf Soja angewiesen sind, verwenden Sie bitte biologische und/oder fermentierte Produkte in geringen Mengen.

·············Wann wir nicht essen sollten: Intervallfasten·············

Intervallfasten ist gerade in aller Munde. Eigentlich ist es überhaupt nichts Neues. Unsere Vorfahren hatten in Zeiten des Mangels lange Pausen zwischen den Mahlzeiten. Modernes Intervallfasten folgt dem Prinzip, die Zeit zwischen der Abend- und der Morgenmahlzeit auszudehnen oder die Essensmenge, die Sie zu sich nehmen, während einiger Tage der Woche erheblich zu reduzieren. Laut Forschungsergebnissen kann Intervallfasten bei der Zellerneuerung helfen, den Insulinspiegel senken, Gewichtsabnahme fördern[83], Stress und Entzündungen mindern[84], Depressionen mildern und die Gehirnleistung verbessern[85].

Intervallfasten ist nicht für jeden geeignet. Wenn Sie eine Essstörung, Diabetes oder einen gestörten Stoffwechsel haben, würde das Auslassen von Mahlzeiten Ihren Körper möglicherweise überfordern. Und: Beenden Sie das Fasten, sobald Sie Schwindelgefühle haben oder Ihre Periode ausbleibt. Ich empfehle Intervallfasten an vier Tagen in der Woche. Halten Sie an diesen Tagen zwischen Abendessen und Frühstück eine zwölfstündige absolute Esspause ein (beispielsweise zwischen 18 und 6 Uhr). Probieren Sie aus, ob dies für Sie passt.

....

Das Weglassen von Gluten, Milchprodukten und Soja im Zuge des 21-Tage-Plans wird Entzündungen mindern und Ihnen dabei helfen festzustellen, ob Sie eine Unverträglichkeit gegen Gluten, Milchprodukte und/oder Soja haben. Wenn Sie möchten, können Sie sie später einzeln wieder in Ihren Ernährungsplan einbauen, um zu beobachten, ob bestimmte Probleme von Neuem auftauchen. Mir hat die Erfahrung gezeigt, dass sich sofort ein Unterschied feststellen lässt.

Ich verwende Nüsse, Fisch und Eier in vielen PCOS-Diva-Rezepten, weil sie sehr gesund sind. Bitte lassen Sie sie weg, wenn Sie wissen, dass Sie darauf empfindlich reagieren! Wenn Sie sich nach dem Weglassen von Milch, Gluten und Soja besser fühlen, könnten Sie die anderen bekannten Allergene eins nach dem anderen auslassen, um zu beobachten, wie Ihr Körper reagiert. Auf diese Weise finden Sie heraus, welche anderen entzündlichen Lebensmittel Sie ebenfalls streichen sollten.

Lebensmittel, die Ihren Blutzuckerspiegel ausgleichen

Zucker und Kohlenhydrate können Ihren Insulinhaushalt aus der Balance bringen und Heißhungeranfälle, Müdigkeit, Stimmungs- und Hormonschwankungen hervorrufen. Vermeiden Sie industriell verarbeitetes Essen, und probieren Sie Kohlenhydrate mit einem niedrigen glykämischen Index aus, beispielsweise Beeren.

·············Symptome eines sinkenden Blutzuckerspiegels·············

- Schwitzen (vor allem im Nacken unter dem Haaransatz)
- Nervosität, Zittern, Schwächegefühl
- extremer Hunger und leichte Übelkeit
- Kopfschmerz
- beschleunigter Herzschlag
- Reizbarkeit und Stimmungsschwankungen
- Schlafstörungen (nächtliches Schwitzen, Verwirrtsein beim Aufwachen, Albträume, plötzliches Aufwachen)
- Schwindel
- verschwommenes Sehen
- Angstgefühle

Wenn Sie es schwierig finden, zu erkennen, wie unterschiedliche Lebensmittel Ihren Blutzuckerwert beeinflussen, probieren Sie ein Blutzuckermessgerät aus, das den ungefähren Glukosewert Ihres Bluts misst. Als ich begann, mit meiner Ernährung zu experimentieren, wurde mir klar, dass ich gar kein Gespür für die Blutzuckersignale meines Körpers hatte. Ich sah nicht die Verbindung zwischen der Pizza, die ich gegessen hatte, und dem Energieeinbruch zwei Stunden später. Das Messgerät half mir dabei, eins und eins zusammenzuzählen. Obwohl es nicht zwingend erforderlich ist, empfehle ich Ihnen, ein Blutzuckermessgerät auszuprobieren, Ihre Ernährung anzupassen und beim nächsten Arztbesuch Ihre Beobachtungen zu besprechen.

Die Ernährungsscheibe der PCOS-Diva

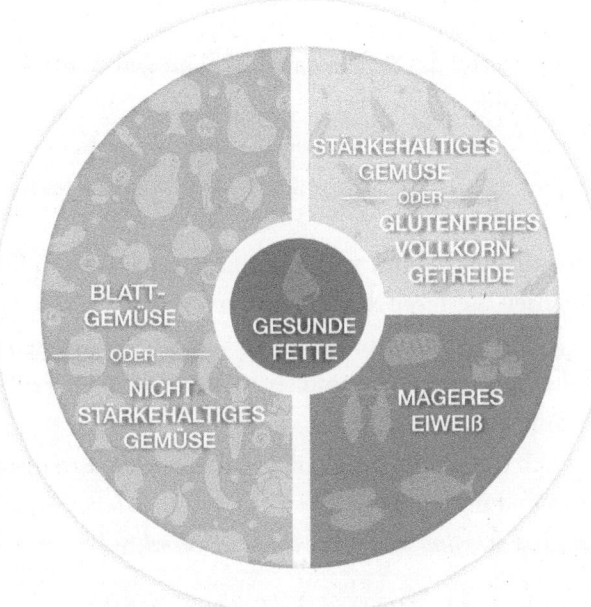

Zwei der größten Herausforderungen für frisch gebackene PCOS-Diven sind das Erkennen der richtigen Portionsgrößen und die richtige Zusammenstellung von Proteinen, Kohlenhydraten und Fetten für jede Mahlzeit. Die PCOS-Diva-Ernährungsscheibe wird Ihnen dabei helfen, herauszufinden, wie viel Sie wovon essen sollten, und sich das Zählen von Kalorien und Kohlenhydraten abzugewöhnen. Dies kann einem schnell die Freude an einem schönen Mahl nehmen.

Jede PCOS-Diva ist einzigartig, also experimentieren Sie mit Ihren Kombinationen. Sie werden wissen, dass Sie die richtige Kombination gefunden haben, wenn Sie sich gleich nach der Mahlzeit gesättigt und für die nächsten Stunden energiegeladen fühlen. Hier ist eine Formel, die bei mir und Tausenden anderen PCOS-Diven funktioniert. Für einen mittelgroßen Mahlzeitteller:

Füllen Sie die Hälfte des Tellers mit Blattgemüse oder nicht stärkehaltigem Gemüse.
Füllen Sie ein Viertel des Tellers mit stärkehaltigem Wurzelgemüse *oder* glutenfreiem Vollkorngetreide.
Füllen Sie ein Viertel des Tellers mit magerem Eiweiß.
Geben Sie eine großzügige Portion eines gesunden Fettes dazu.

Achten Sie beim Essen darauf, wie gesättigt Sie sich fühlen. Bei manchen Mahlzeiten werden Sie Ihren Teller ganz leeren und bei anderen weniger essen. Egal, was Ihre Großmutter Ihnen erzählt hat: Sie müssen nicht jedes Mal Ihren Teller leer essen. Sie könnten sich nachher übervoll und träge fühlen. Wozu sollte das gut sein?

Wenn Sie noch eine Portion wollen, behalten Sie die Ernährungsscheibe der PCOS-Diva im Hinterkopf. *Wenn Sie sich Getreide nachschöpfen, nehmen Sie auch proportional mehr Eiweiß und Gemüse hinzu.*

Fett ist Ihr Freund

Na ja, genau genommen sind manche Fette Ihre Freunde. Neben den vielen Vorteilen unterstützen gute Fette die Nährstoffaufnahme und steigern das Sättigungsgefühl. Probieren Sie diese gesunden Fette aus:

- Avocado und Avocadoöl
- Heumilchbutter
- Olivenöl extra vergine (natives Olivenöl extra)
- natives Kokosöl (virgin coconut oil), Kokosbutter
- Kerne und Nüsse, Nussbutter aus Kernen und Nüssen
- Fisch und Fischöl

Unterwegs essen

Sie kennen das alte Sprichwort: »Das Frühstück ist die wichtigste Mahlzeit des Tages.« Das wollen uns zumindest die Hersteller von Getreideprodukten weismachen. Für Frauen mit PCOS ist das Frühstück tatsächlich wesentlich. Ein solides Frühstück hilft uns dabei, den Blutzuckerspiegel im Gleichgewicht zu halten. Lassen Sie es bitte nicht aus, weil Sie morgens aus dem Haus hetzen oder weil Ihnen übel ist, wenn Sie aufwachen. Diese Übelkeit kommt möglicherweise vom niedrigen Blutzucker, und etwas zu essen hilft normalerweise.

Während der kommenden 21 Tage werden Sie ausprobieren, welches Frühstück für Sie das beste ist. Sie werden einige Lieblingszutaten finden und eine Routine entwickeln, nach der Sie ein gesundes Frühstück rasch zusammenstellen können. Versuchen Sie, sich allmorgendlich etwas Eiweiß und etwas Grünzeug einzuverleiben. Ich tue das, indem ich so gut wie jeden Tag einen Eiweiß-Smoothie trinke. Ich kann ihn im Auto mitnehmen, und er gibt mir verlässlich Energie bis zum Mittagessen. Hafergrütze lässt sich auch gut mitnehmen. Machen Sie sich ein paar Eiweißriegel, und essen Sie einen unterwegs, wenn Sie es brauchen. Es geht darum, etwas Nahrhaftes zu finden, womit Sie beginnen können, und das als Energiespender für den Morgen funktioniert.

Das Mittagessen ist die nächste Chance zum Auftanken, und PCOS-Diven kennen das Geheimnis für ein gutes Mittagessen: die Macht der Gewohnheit. Ich habe da zwei Tricks für Sie. Trick 1: Wenn Sie den Esstisch abräumen, packen Sie schon mal mithilfe der PCOS-Diva-Ernährungsscheibe die Reste für Ihr morgiges Lunchpaket zusammen. Ihre Kollegen werden Sie um Ihre leckeren Mahlzeiten beneiden, und Sie sparen morgens Zeit ein. Trick 2: Ein Salat in der Dose kann Tage im Voraus zubereitet werden. Einfach einpacken und los!

·······················Tipps fürs Restaurant·······················

- Suchen Sie im Internet nach einem geeigneten Restaurant, für Deutschland zum Beispiel unter https://www.gfgermany.de.
- Sehen Sie sich die Speisekarte eines Restaurants vor dem Besuch online an, um Ihre Bestellung im Voraus planen zu können.
- Wenn alle Stricke reißen, fragen Sie nach gegrilltem Huhn oder Fisch und erkundigen Sie sich, welches frische Gemüse die Küche dahat.
- Lassen Sie das Brotkörbchen wieder abräumen, um nicht in Versuchung zu kommen (auch wenn es glutenfrei ist).
- Wählen Sie Gerichte aus, die aus viel Gemüse und etwas magerem Eiweiß bestehen, und fragen Sie, ob das Gemüse leicht gedünstet oder gedämpft sein kann.
- Bitten Sie den Kellner, Ihnen etwas Olivenöl oder echte Butter und frische Zitrone zu bringen, als Würze für das Gemüse.
- Bitten Sie um eine doppelte Portion Gemüse als Ersatz für die oftmals mitservierten Kartoffeln oder den Reis.
- Bestellen Sie Mineralwasser mit einem Spritzer Limone oder Zitrone.

Zwischenmahlzeiten funktionieren ganz genauso. Wir planen sie im Voraus, damit Sie sie parat haben, sobald Sie sie brauchen. Gewöhnen Sie sich an, einen kleinen Vorrat an Notfallsnacks an praktischen Stellen wie Handtasche, Auto und Schreibtisch zu deponieren. Keine Ausflüge zum Snackautomaten mehr!

Jede PCOS-Diva verdient einen freien Abend. Gehen Sie ab und zu in ein Restaurant und lassen Sie zur Abwechslung jemand anderen für sich kochen. Es ist außerdem eine Gelegenheit, Ihren PCOS-Diva-Muskel zu trainieren. Erinnern Sie sich an meine Geschichte zu Beginn des Buchs, als ich eine Süßkartoffel bestellte? Viele Restaurants bieten inzwischen glutenfreie und/oder gesunde Alternativen regulär auf der Speisekarte an. Falls nicht, fragen Sie einfach nach! Glauben Sie mir, Sie werden nicht die Erste sein, die dort jemals darum gebeten hat, das Brot wegzulassen, oder gefragt hat, ob in der Sauce Milchprodukte sind. Es ist nicht unhöflich, das zu fragen. Man möchte, dass Sie als Kundin zufrieden sind, genauso, wie Sie sich gut fühlen möchten. Sollten Sie tatsächlich unfreundlich behandelt werden, besuchen Sie das nächste Mal ein anderes Restaurant. Seien Sie eine PCOS-Diva! Sie verdienen es, gut zu essen und sich gut zu fühlen.

Kann ich eine PCOS-Diva und gleichzeitig Vegetarierin/Veganerin sein?

Nach meiner Erfahrung mit Frauen mit PCOS ist es für sie schwierig, mit einer vegetarischen oder veganen Ernährung gut zu leben. Vegetarierinnen und Veganerinnen ersetzen tierisches Eiweiß oft durch Sojaprodukte (was die Hormone aus dem Gleichgewicht bringt) und große Mengen von Bohnen (was Blutzuckerspitzen verursachen kann). Das heißt nicht, dass Sie unter der Woche keine fleischlosen Mahlzeiten essen können. Es ist nur schwierig, ohne die Hilfe einer Ernährungsspezialistin Fleisch ganz wegzulassen.

Trinken wie eine PCOS-Diva

In den USA werden pro Person jährlich etwa 30 Kilogramm zugesetzter Zucker verbraucht[86]. Das sind etwa 20 Teelöffel pro Tag! Auch in Deutschland werden zwei von drei Zuckerkristallen in versteckter Form konsumiert. Viel von diesem Zucker ist in Getränken enthalten. Limonadengetränke und Eistee sind die Hauptschuldigen. Passen Sie auch beim Kaffee auf. Sie werden möglicherweise schockiert sein, wie viel Zucker im Latte

Ihres Lieblingscafés versteckt ist. Wir PCOS-Diven trinken unsere Kalorien nicht. Auch Freunde der Diätlimonade sollten nicht davon ausgehen, dass sie aus dem Schneider sind (mehr dazu weiter unten).

Das Problem sind nicht nur die zusätzlichen Kalorien. Der Zucker in diesen Getränken setzt den ungesunden Insulinkreislauf in Bewegung, den wir doch unbedingt unter Kontrolle bekommen wollen. Diese gezuckerten und oft koffeinierten Getränke können außerdem die Nebennieren überstimulieren und Ängste und oxidativen Stress hervorrufen. Ihr tägliches Trinkverhalten zu verbessern, mag bedeuten, eingefleischte Gewohnheiten zu ändern, aber wenn Sie bei der Auswahl Ihrer Getränke achtsam bleiben, wird es Ihnen schnell in Fleisch und Blut übergehen.

PCOS-Diva-Getränke

PCOS-Diven trinken:

Warmes Wasser mit Zitrone am Morgen. Zitronenwasser eignet sich hervorragend, um Flüssigkeit aufzunehmen und gleich schon mal Energie zu tanken. Es reduziert außerdem Blähungen und hilft Ihnen während des gesamten Tages, Nährstoffe aufzunehmen.

Wasser mit Geschmack. Experten sagen, dass wir täglich etwa zwei Liter Wasser brauchen. Ich bin der Ansicht, dass Frauen mit PCOS mehr benötigen. Machen Sie zwei Liter zu Ihrer Untergrenze und passen Sie die Menge nach oben hin Ihren Bedürfnissen an. Peppen Sie Ihr Wasser mit den folgenden oder anderen Zusätzen auf und verbessern Sie es dadurch noch. Seien Sie dabei kreativ! Achten Sie aber auf Früchte mit einem niedrigen glykämischen Index.

- Zitrone regt die Leber an und hilft bei der Ausschüttung von Verdauungshormonen. Zitronenwasser enthält nützliche Antioxidantien und Elektrolyte (Kalium, Kalzium und Magnesium) und ist reich an immunstärkendem Vitamin C.

- Ingwer ist ein wirksames Schmerzmittel gegen vieles, von Menstrua-tionsschmerzen bis hin zu Kopfschmerzen. Zudem energetisiert er und riecht fantastisch. Bereiten Sie sich eine Kanne mit Ingwertee zu, den Sie über den Tag verteilt trinken. Reiben Sie ein einige Zen-timeter großes Stück Ingwerwurzel. Fügen Sie drei bis vier Tassen Wasser und einen Spritzer Zitrone hinzu. Seihen Sie das Ganze ab und trinken Sie es mit Eiswürfeln.
- Erdbeeren sind randvoll mit Vitaminen, Mineralstoffen und ande-ren Antioxidantien. Sie enthalten Kalium, Vitamin K und Magnesi-um (wichtig für die Knochengesundheit) und Biotin (wichtig für Haare und Nägel). Sie können auch Entzündungen lindern.
- Kokoswasser enthält Antioxidantien, Aminosäuren, Enzyme und Mineralstoffe wie Eisen, Calcium, Kalium, Magnesium, Mangan und Zink sowie Vitamin C und B-Vitamine. Gönnen Sie sich einen Spritzer!
- Kräuter wie Minze, Lavendel oder Basilikum wirken erfrischend.

Mineralwasser. Sprudelgetränke wie Mineralwasser sind eine gute Alternative zur Limonade. Geben Sie einen Spritzer Fruchtsaft oder echte Früchte für etwas Geschmack dazu.

Tee. Studien haben gezeigt, dass Grüntees und Minztees die Androgenwerte reduzieren können[87], aber jeder Tee ist gesund (vgl. den Kasten »Tee« weiter unten). Wenn Sie Süße brauchen, versuchen Sie es mit ein wenig Stevia oder Honig.

Apfelessig. Er steckt voller Enzyme, guter Bakterien und Essigsäure und senkt den Blutzuckerspiegel um sechs Prozent. Forschungsergebnisse zeigen, dass er bei Menschen mit Insulinresistenz ebenso effektiv ist wie Metformin[88]. Trinken Sie das folgende Getränk vor jeder Mahlzeit, um Ihre Insulinsensitivität zu verbessern und Blutzuckerspitzen zu vermei-den:

Fügen Sie einem Glas mit etwa 400 Millilitern Wasser Folgendes hinzu:

2 TL Apfelessig
2 TL Zitronensaft (gleicht den Blutzuckerspiegel aus und enthält Vitamin C)
eine Prise Zimtpulver (ein fettlösliches Antioxidans, das den Blutzucker senkt)[89]
etwas Cayennepfeffer (optional; kann den Blutzucker senken)[90]

Wenn Sie Metformin nehmen, sprechen Sie mit Ihrem Arzt. Apfelessig in Kombination mit Metformin kann zu einer zu starken Senkung des Blutzuckers führen.

PCOS-Diven trinken keine Diätlimonade

Während meines »Entdecken Sie Ihre PCOS-Diva«-Jumpstart-Programms bat ich die Teilnehmerinnen, Limonade wegzulassen, insbesondere Diätlimonade. Da viele Frauen von normaler Limonade auf Diätlimonade umgestiegen sind, um Kalorien zu sparen, sind sie unangenehm überrascht, wenn sie erfahren, dass dieser Wechsel nicht gut für sie ist. Er kann die Dinge sogar verschlimmern. Inzwischen sind sie schon abhängig von Diätlimonade. Warum also sind Diätgetränke für PCOS-Diven tabu?

Sie bringen Ihren Körper durcheinander. Der künstliche Süßstoff ist so süß, dass er Ihr Geschmacksempfinden mit der Zeit abstumpft, sodass Sie schließlich gar nicht mehr bemerken, wenn Sie etwas Süßes zu sich nehmen – mit dem Ergebnis, dass Sie immer süßere Dinge essen und trinken, um das gleiche Geschmackserlebnis zu haben. Natürlicher Zucker in Ihrem Obst wird dann Ihr Bedürfnis nach Süßem nicht mehr stillen können. Außerdem, wie die *Harvard School of Public Health* es formuliert: »Wenn ein süßer Geschmack ohne Kalorien erzeugt wird (...), bewirken die künstlichen Süßstoffe, dass wir nach mehr süßen

Lebensmitteln verlangen, was zu vermehrter Kalorienaufnahme führen kann.«[91]

Sie erhöhen Ihr Risiko für Diabetes, Schlaganfälle und Herzerkrankungen. Eine jüngere Studie zeigt, dass bei Menschen, die täglich Diätlimonade trinken, das Risiko für das metabolische Syndrom (hoher Blutdruck, abnormal hoher Cholesterinspiegel, abdominelle Fettleibigkeit) um 36 Prozent erhöht ist. Dies macht anfälliger für Diabetes, Schlaganfälle und Herzerkrankungen.[92]

Sie helfen nicht beim Abnehmen. Menschen, die Diätlimonade trinken, nehmen üblicherweise die Kalorien, die sie »eingespart« haben, an anderer Stelle wieder auf. Oft wird zum Big Mac eine Diätcola bestellt. Tatsächlich aber zeigen mehrere Studien, dass Menschen, die Diätlimonade konsumieren, einen größeren Bauchumfang haben als Menschen, die dies nicht tun. Menschen, die zwei oder mehr Diätlimonaden am Tag trinken, nehmen um die Taille herum sogar stärker zu – das nennen Wissenschaftler »eine markante Dosis-Wirkungs-Beziehung«[93].

Sie werden mit Depressionen in Zusammenhang gebracht. Studien besagen, dass Menschen, die vier oder mehr Dosen Limonade täglich trinken (egal ob Diät oder nicht), ein 30-prozentig höheres Risiko haben, eine Depression zu entwickeln als Menschen, die keine zuckerhaltigen Getränke konsumieren[94].

Sie erhöhen das Osteoporoserisiko. Forscher der Bostoner Tufts-Universität fanden heraus, dass Frauen, die Cola trinken (egal, ob entkoffeiniert oder nicht), eine geringere Knochenmineraldichte der Hüften aufwiesen als Frauen, die keine Limonade trinken, ungeachtet anderer Faktoren wie Alter, BMI, körperliche Aktivität und Alkoholkonsum. Auch hier macht die Häufigkeit des Konsums einen Unterschied. »Frauen, die täglich Cola trinken, hatten eine geringere Knochenmineraldichte als Frauen, die dies nur einmal wöchentlich tun«, sagt Forschungsleiterin Katherine Tucker[95].

Sie haben keinen Nährwert. Im Gegensatz zu einer kleinen Menge Wasser besteht Limonade komplett aus künstlichen Zusätzen, die im besten Fall keine Nährstoffe enthalten.

Sich Diätlimonade abzugewöhnen, ist ein Akt der Selbstfürsorge. Ich verstehe gut, dass Diätlimonaden für viele Frauen zu einem festen Bestandteil ihres Lebens geworden sind, und ich weiß, dass es sehr schwer sein kann, darauf zu verzichten. Fangen Sie klein an. Als Erstes kommt der Beschluss, aufhören zu wollen. Steigen Sie dann nach und nach auf gesündere Getränke um, bis Sie keine Diätlimonade mehr brauchen und Ihre Geschmacksknospen sich wieder normalisiert haben.

PCOS-Diven trinken manchmal Wein

Einer der schönsten Genüsse ist Wein. Viele meiner Klientinnen trinken abends gerne ein Glas, um abzuschalten. Das ist völlig in Ordnung. Wenn Sie Wein lieben, ermuntere ich Sie, sich ein Glas Rotwein zur Mahlzeit zu gönnen, aber nicht öfter als dreimal wöchentlich. Warum so selten?

Wein schwächt Ihre Entschlossenheit. Sie laufen viel mehr Gefahr, Dinge zu tun, die nicht im Sinne der Lebensweise einer PCOS-Diva sind, wenn Sie mehr als ein Glas getrunken haben.

Wein unterdrückt die Funktion der Nebennieren. Unzureichend funktionierende Nebennieren können zu Problemen mit Entzündungen und dem Schlafrhythmus führen.

Allerdings bietet Wein auch einen gesundheitlichen Nutzen. Es ist allgemein bekannt, dass er, in Maßen genossen, die Gesundheit des Herz-Kreislauf-Systems unterstützen kann. Wir wissen inzwischen, dass Rotwein (besonders Pinot noir) Resveratrol enthält, das erwiesenermaßen entzündungshemmende, antioxidative, alterungshemmende und herzschützende

Eigenschaften hat. Außerdem zeigen neuere Untersuchungen, dass Resveratrol »das hormonelle Ungleichgewicht ausgleichen helfen kann, das eins der wesentlichen Merkmale des PCOS ist«[96]. Leider ist für diesen Effekt ein nahrungsergänzendes Präparat unerlässlich, um genügend Resveratrol aufzunehmen, denn es wäre weder realisierbar noch ungefährlich, so viel Wein zu trinken.

Genießen Sie also weiterhin Ihr Gläschen Wein, aber bitte nur zu einer Mahlzeit, um Ihre Blutzuckerreaktion in Maßen zu halten.

Tee

Tee ist ein wichtiger Teil meiner Selbstfürsorge. Das Ritual der Teezubereitung ist beruhigend, und das einzigartige Aroma jeder Teesorte ist eine meiner »Naschereien«. Neben diesen schönen Eigenschaften können Frauen mit PCOS Tee auch medizinisch einsetzen, als Unterstützung bei einigen hartnäckigen und häufigen Symptomen.

- **Insulinresistenz.** Studien zeigen, dass regelmäßiger Teegenuss die Insulinresistenz reduzieren kann, die eine Vorstufe von Diabetes und Gewichtszunahme darstellt. Egal, ob schwarz oder grün[97], mit Ingwer[98], Kurkuma[99] oder Zimt, sie wirken alle.
- **Erhöhte Androgenwerte.** Der antiandrogene Effekt und die Fähigkeit, die Östrogenproduktion auszugleichen, macht Tee zu einem beliebten Anti-PCOS-Mittel. Grüne Minze, Reishi, Süßholz, Chinesische Pfingstrose und grüner Tee haben alle androgensenkende Eigenschaften[100].
- **Stimmung, Stress und Ängstlichkeit.** Tee ist ein ausgezeichneter Helfer gegen Stress. Er enthält eine Aminosäure namens L-Theanin, die laut Forschern einen Zustand tiefer Entspannung und geistiger Aufmerksamkeit hervorruft[101]. Zusätzlich fanden sie heraus, dass Tee ein Gefühl der Ruhe vermittelt, das über seine chemischen Auswirkungen auf Körper und Gehirn hinaus-

geht[102]. So gesehen ist Teetrinken ein Zeichen der Selbstfürsorge. Ich mag bei Stress am liebsten Matcha und Kamillentee.

- **Entzündungen.** Tee wird seit Jahrhunderten angewendet, um Entzündungen entgegenzuwirken, und die moderne Wissenschaft hat endlich seine schmerzlindernden und entzündungshemmenden Eigenschaften bestätigt, vor allem bei Grüntees[103]. Das bedeutet Erleichterung bei PCOS-Symptomen wie Akne, Kopfschmerz und Erschöpfung, und es könnte Gewichtszunahme sowie Ihr Diabetesrisiko verringern.

Nutzen Sie Nahrungsergänzungsmittel, um Lücken aufzufüllen

Die perfekte Ernährung gibt es nicht. Selbst ein gut ausbalancierter Speiseplan hat seine Lücken. Frauen mit PCOS nutzen oft pflanzliche Präparate, um bestimmten Symptomen wie Insulinresistenz, Entzündungen, hormonellem Ungleichgewicht oder Stress entgegenzuwirken.

Warum also können wir uns nicht einfach besser ernähren und so an die erforderlichen Nährstoffe kommen? Hier folgen die Hauptgründe für möglichen Nährstoffmangel bei Frauen mit PCOS:

Mangelhafte Ernährung. Dass das westliche Ernährungsmuster mit viel Zucker und raffinierten Kohlenhydraten und wenig magerem Fleisch und Gemüse arm an wichtigen und gesunden Nährstoffen ist, leuchtet ein. So sind viele Menschen in der westlichen Welt quantitativ überernährt und qualitativ unterernährt. Für Frauen mit PCOS ist bedeutsam, dass die Nahrung in den westlichen Industrienationen sehr viel Insulin enthält, was die Androgenrezeptoren der Eierstöcke anregt und viele der häufigsten Symptome hervorruft wie Hirsutismus, dünnes Kopfhaar und Akne. Bei andauerndem Nährstoffmangel kann sich schließlich ein Diabetes entwickeln. Studien haben ergeben, dass bei Diabetespatienten und Frauen mit

PCOS häufig ein Mangel an Zink, Magnesium, Chrom und Vitamin D besteht[104].

Selbst wenn Sie viel Gemüse und mageres Fleisch essen, enthalten die im Handel üblicherweise angebotenen Lebensmittel nicht mehr so viele Nährstoffe wie früher einmal. Moderne landwirtschaftliche Methoden haben den Böden die Nährstoffe entzogen. Die Heidelbeeren, die Sie heute essen, enthalten wahrscheinlich nicht die gleiche Menge an Nährstoffen wie die, die einst Ihre Großmutter aß.

Probleme bei der Verarbeitung von Nährstoffen. Untersuchungen haben ergeben, dass viele Frauen mit PCOS Vitamine und Mineralstoffe nicht so umwandeln können, wie es der Körper braucht.

Methylen-Tetrahydrofolat-Reduktase (MTHFR). Dieses Gen veranlasst den Körper, ein Enzym herzustellen, das Folsäure (Vitamin B_9) in eine für den Körper verwertbare Form (Folat) umwandelt. Diesen Vorgang nennen wir Methylierung. Wenn bei Ihnen eine MTHFR-Mutation vorhanden ist, kann Ihr Körper das Vitamin weniger effizient umwandeln und daher auch schlechter aus Multivitaminpräparaten und den Ergänzungsmitteln gewinnen, die Frauen in der Schwangerschaft verordnet werden. Dabei ist Folat zur Vorbeugung ernsthafter Geburtsfehler wichtig. Ein Folatmangel kann außerdem zu Trägheit, Gemütsstörungen und verminderten kognitiven Funktionen führen[105]. Daneben ist MTHFR für die Umwandlung von Homocystein in Methionin verantwortlich, das wir für Wachstum, Zellreparaturen und den Stoffwechsel benötigen. Hohe Homocysteinwerte im Blut können die Stimmung und die geistige Gesundheit negativ beeinflussen und werden unter anderem mit Herz-Kreislauf-Erkrankungen, hohem Blutdruck, Depressionen[106] und Migräne[107] in Verbindung gebracht. Ein hochwertiges Präparat, das Folate anstatt Folsäure enthält, kann helfen. Ich empfehle, dass alle Frauen mit PCOS auf die MTHFR-Mutation getestet werden.

Delta-6-Desaturase (D6D). Lebensmittel wie Leinsamen, Blattgemüse und Walnüsse enthalten viel von einer Omega-3-Fettsäure, die Alpha-Linolensäure genannt wird (ALA). Omega-3-Fettsäuren sind für ihre gesunden Eigenschaften bekannt, insbesondere für Gehirn, Augen und Herz. Bei Frauen mit PCOS können nahrungsergänzende Mengen die Fruchtbarkeit erhöhen, Hormone regulieren, die Insulinsensitivität verbessern, Entzündungen abwehren, Hirsutismus abmildern und das Risiko von Fettleber und Herzproblemen reduzieren. Leider muss ALA, um im Körper von Nutzen zu sein, zunächst von einem Enzym namens Delta-6-Desaturase (D6D) in eine von zwei anderen Omega-3-Fettsäuren umgewandelt werden: Docosahexaensäure (DHA) oder Eicosapentaensäure (EPA). Diese Umwandlung ist sehr ineffizient und wird von erhöhten Cholesterinwerten noch weiter gehemmt sowie durch Konsum von Koffein, Alkohol, gesättigten Fetten oder Transfetten, durch Vitamin- und Mineralmangel, hormonelle Abweichungen, Insulinresistenz und Schilddrüsenunterfunktion. Selbst wenn D6D normal funktioniert, werden normalerweise nur 8–20 Prozent der ALA in EPA umgewandelt, und nur 0,5–9 Prozent in DHA (möglicherweise geringfügig mehr bei Frauen im gebärfähigen Alter oder bei Schwangeren)[108]. Die Omega-3-Fettsäuren aus Fisch (und Fischölen) sind bereits in Form von DHA und EPA vorhanden, müssen also nicht mehr umgewandelt werden und sind besser bioverfügbar. Dennoch ist es kaum möglich, ohne Probleme genügend Fisch zu essen, um den Tagesbedarf zu decken.

Inosit. Dieses Vitamin kommt in Vollkorngetreideprodukten vor und wird vom Körper aus Glukose hergestellt. Myo-Inosit und D-chiro-Inosit sind zwei der neun natürlich auftretenden Inosite, die der Mensch benötigt. Diese beiden Formen von Inosit helfen bei der Insulinsensibilisierung, und Frauen mit PCOS profitieren normalerweise von diesem Zusatz.

Myo-Inosit, das in Fleisch enthalten ist, ist wichtig für die reibungslose Funktion der Insulinrezeptoren[109]. Es wurde auch schon mit der Aktivierung der Rezeptoren für Serotonin (das »Wohlfühlhormon«) in Verbindung gebracht, was Depressionen mildern und den Appetit, die Stimmung und Ängste verbessern könnte. Als Nahrungsergänzungspräparat könnte die Substanz bei der Unterstützung von Periode[110] und Eisprung helfen und Akne und Hirsutismus mindern[111]. Myo-Inusit ist in der Nahrung enthalten, Frauen mit PCOS haben jedoch oft einen Defekt ihrer Insulinwege, die stark vom Inosit abhängen. Eine Nahrungsergänzung durch myo-Inosit scheint das Problem zu entschärfen.

Da es in unserer Ernährung nicht im Übermaß vorhanden ist, muss D-chiro-Inusit (DCI) vom Körper aus anderen Inusiten (myo-Inusit und D-Pinitol) umgewandelt werden, um genutzt werden zu können. Studien legen den Schluss nahe, dass Frauen mit PCOS andere Inusite nicht effizient in DCI umwandeln können[112]. Niedrige DCI-Werte werden bei Frauen mit einer beeinträchtigten Insulinsensitivität und PCOS häufig beobachtet[113]. DCI erhöht die Insulinaktivität, verbessert die Bedingungen für den Eisprung und senkt Serumandrogen, Blutdruck und Triglyzeride ab[114]. Es kann außerdem dabei helfen, den Testosteronspiegel zu senken[115] und Erfolge der In-vitro-Fertilisation (IVF) zu verbessern[116].

················Lassen Sie Ihren Vitamin-D-Wert testen················

Drei von vier Frauen mit PCOS leiden an einem Vitamin-D-Mangel[117]. Das kann die PCOS-Symptome verschlechtern[118] und das Risiko für Multiple Sklerose, Entzündungen, Diabetes Typ 1, Osteoporose, hohen Blutdruck, Herzprobleme, Insulinresistenz sowie Brustkrebs und andere Krebsarten erhöhen[119]. Ein Vitamin-D-Mangel kann von einer genetischen Abweichung oder einem Ernährungsmangel herrühren[120].

Vitamin D bremst Entzündungen[121]. In einer neuen Studie entdeckten Forscher des US-amerikanischen *National Jewish Health*-Klinikums einen DNA-Rezeptor speziell für Vitamin D. Sie fanden heraus, dass ein Vitamin-D-Mangel eine suboptimale Aktivität des Rezeptors zur Folge hat und die Betroffenen für entzündliche Erkrankungen empfänglich sind. Ferner stellten sie eine Verbesserung bei Vitamin-D-Gabe fest[122]. Da Vitamin D wichtig für die Kalziumaufnahme ist, zieht ein Vitamin-D-Mangel einen Rattenschwanz an Problemen nach sich.

Ich empfehle allen Frauen, umgehend ihren Vitamin-D-Wert überprüfen zu lassen. Das ist ein einfacher Test, und ein Mangel kann normalerweise leicht behoben werden und in Ihrem gesamten Körper einen gewaltigen Unterschied machen. Sollte Ihr Arzt Nahrungsergänzung empfehlen, wählen Sie ein Präparat (wie *PCOS Diva Super D* (USA)), das hochqualitatives Vitamin D mit den Vitaminen K_1 und K_2 kombiniert, um die Aufnahme zu erleichtern.

....

Medikamente. Viele Medikamente rauben dem Körper Nährstoffe. Frauen mit PCOS wird fast immer entweder Metformin oder die Pille oder beides verschrieben. Beide Mittel bauen wichtige Nährstoffe ab, die ersetzt werden müssen.

Es wurde nachgewiesen, dass Frauen, die die Pille nehmen, im Vergleich zu Frauen, die nicht medikamentös verhüten, niedrigere Werte der Vitamine B_2, B_6 und B_{12} sowie Folat aufweisen[123]. Das ist besonders bedenklich, weil der Körper für seinen Fett-, Eiweiß- und Kohlenhydratstoffwechsel auf diese wichtigen B-Vitamine angewiesen ist und weil ein Mangel an ihnen Blutarmut und Depressionen hervorrufen kann. Niedrige B_6-Werte können sogar das gesteigerte Risiko für Blutgerinnsel bei Frauen erklären, die mit der Pille verhüten[124]. Niedrige Folatwerte können Geburtsfehler verursachen. Andere Studien zeigen an, dass die Pille möglicherweise die Vitamine C und E, Magnesium, Selen, Zink und das Coenzym Q raubt[125]. Leider sind Zink- und Magnesiummangel eine häufige Ursache ungeklärter Unfruchtbarkeit und wiederholter Fehlgeburten. Haarverlust ist oft ein Zeichen für Zinkmangel.

Für die Senkung des Insulinspiegels gedacht, raubt Metformin dem Körper bei 30 Prozent der Patienten auch Vitamin B_{12} und andere Nährstoffe[126]. Vitamin B_{12} hat in letzter Zeit viel öffentliche Aufmerksamkeit erfahren, und das zu Recht, denn ein Mangel daran wird mit Nervenschmerzen, kognitiver Dysfunktion und Blutarmut in Zusammenhang gebracht. Vitamin B_{12} ist außerdem wichtig für viele Entgiftungsvorgänge und die Stabilität der DNA.

Empfohlene Nahrungsergänzungsmittel

Es gibt nicht *das* »PCOS-Nahrungsergänzungsmittel«. Jede Frau ist einzigartig. Dennoch gibt es ein paar Präparate, die Frauen mit PCOS meiner Meinung nach ausprobieren sollten. Es sind sicher nicht die Einzigen, die helfen können, aber sie sind ein guter Anfang. (Für eine ausführlichere Liste geeigneter, in den USA erhältlicher Nahrungsergänzungsmittel für Frauen mit PCOS siehe PCOSDiva.com/supplements und den *Complete Supplement Guide*.) Bevor Sie irgendwelche Mittel einnehmen, egal, ob natürliche oder andere, sprechen Sie mit Ihrem Arzt wegen möglicher Wechselwirkungen.

Multivitamine: Ein in hohem Maße bioverfügbares Multivitamin-Präparat (wie mein *PCOS Diva Essentials multivitamin*), das methylierte B-Vitamine enthält sowie Insulin-Sensibilatoren wie Chrom, Vanadium, Alpha-Liponsäure, Zink und Magnesium, unterstützt den Stoffwechsel. (Ich nehme hiervon täglich sechs Kapseln: drei morgens und drei zum Mittagessen.)

Vitamine für die Schwangerschaft: Wenn Sie schwanger werden möchten, es bereits sind oder stillen, brauchen Sie ein gutes Pränatal-Vitaminpräparat. Es sollte Folate (nicht Folsäure), Kalzium und Magnesium (für eine gesunde Knochenbildung), Eisen, Zink (um das Frühgeburtsrisiko zu senken) und Jod (um das Risiko für Geburtsfehler zu senken) enthalten.

Fischöl (Omega-3-Fettsäuren mit EPA und mindestens 1000 Milligramm DHA): Am wichtigsten für uns ist, dass Fischöl eine normale Insulinproduktion sowie gesunde Entzündungsreaktionen begünstigt. Es hat außerdem positive Auswirkungen auf die Hormonbalance, die Fortpflanzungsfunktionen, den Cholesterinspiegel, den Blutdruck, die Stimmungsstabilität und die

Gehirnfunktion. Auch bei unseren normalen Entgiftungsprozessen spielt Fischöl eine wichtige Rolle, da es die Leber unterstützt. Wenn Sie gegen Fisch allergisch sind, tut es auch ein DHA-Ergänzungsmittel auf Algenbasis. (Ich nehme zwei Kapseln *PCOS Diva Ultra DHA* pro Tag.)

Vitamin D mit K1 und K2: Die Kombination aus den Vitaminen D, K_1 und K_2 ist ein kleines Kraftwerk, das wesentlich für die Entzündungshemmung, die Stärkung des Immunsystems und die Unterstützung gesunder Insulin- und Östrogenspiegel sowie für die Knochen- und Arteriengesundheit ist. Die Kombination dieser Vitamine ermöglicht eine effiziente Aufnahme. Lassen Sie Ihre Werte messen, bevor Sie mit der Vitamin-D-Einnahme beginnen. Viele Frauen brauchen sehr hohe Dosen, um auf einen gesunden, stabilen Mindestwert zu kommen. (Ich nehme im Sommer 4.000 IE *PCOS Diva Super D* und erhöhe die Dosis im Winter, um meine Werte optimal zu halten.)

Inosit: Ich empfehle eine Kombination aus myo-Inosit und D-chiro-Inosit, die dem natürlichen Gleichgewicht im Körper entspricht. Zusammen regeln diese Inosite den Blutzuckerspiegel und den Menstruationszyklus, unterstützen den Hormon- und den Lipidspiegel und verbessern die Eizellqualität. Jeden Tag nehme ich zwei Beutel Ovasit, ein Inosit-Kombinations-Nahrungsergänzungsmittel.

Probiotika: Probiotika sind für den Erhalt der natürlichen Darmflora bekannt, helfen bei der Nährstoffaufnahme und stimulieren das Immunsystem. Sie wirken, indem sie nützliche Bakterienstämme ins Verdauungssystem einbringen. Wählen Sie ein Qualitätspräparat und wechseln Sie regelmäßig die Marke, um die Zusammensetzung in Ihrem Darm zu variieren.

Magnesium: Frauen mit PCOS haben ein 19-mal höheres Risiko, unter einem Magnesiummangel zu leiden[127], als ihre Geschlechtsgenossinnen. Magnesium unterstützt die Insulinregulierung, die Knochen- und die Herzgesundheit. Es hilft gegen Entzündungen, Depressionen und Angstzustände und hat eine muskelentspannende und schlaffördernde Wirkung. Darum empfehle ich die Einnahme auch abends. (Ich nehme vor dem Schlafengehen 500 Milligramm *chelatiertes PCOS Diva Super Magnesium*.)

Für die 21 Tage des PCOS-Behandlungsplans empfehle ich folgende Nahrungsergänzungskur:

Ergänzungen zum Frühstück

- 2–3 Kapseln *PCOS Diva Essentials Multivitamin* bzw. ein vergleichbares Multivitaminpräparat
- 1–2 Kapseln *PCOS Diva Ultra DHA* bzw. ein vergleichbares Fischöl-Nahrungsergänzungsmittel
- 1–2 Pipetten *PCOS Diva Super D* bzw. ein vergleichbares Vitamin-D-Präparat
- 1 Kugel *PCOS Diva Probiotic Sphere* bzw. ein vergleichbares Probiotikum
- 1 Beutel *Ovasit* bzw. ein vergleichbares Inosit-Nahrungsergänzungsmittel

Ergänzungen zum Mittagessen

- 2–3 Kapseln *PCOS Diva Essentials Multivitamin* bzw. ein vergleichbares Multivitaminpräparat

Ergänzungen zum Abendessen

- 1 Beutel *Ovasit* bzw. ein vergleichbares Inosit-Nahrungsergänzungsmittel

Ergänzungen vor dem Schlafengehen

- *PCOS Diva Super Magnesium* bzw. ein vergleichbares Magnesium-Nahrungsergänzungsmittel

Die richtige Auswahl von Nahrungsergänzungsmitteln

Vielleicht haben Sie andere schon sagen hören, dass Nahrungsergänzungsmittel Geldverschwendung seien. Leider ist dies tatsächlich oft der Fall. Präparate von schlechter Qualität beherrschen den Markt und werden meist nicht von den nationalen Arzneimittelbehörden überwacht. Daher gibt es zahllose Firmen, die billige Mittel verkaufen, die (im besten Fall) direkt wieder ausgeschieden werden. Um Präparate zu finden, die Ihnen wirklich helfen, sollten Sie sich an folgende Richtlinien halten:

Wählen Sie die am besten bioverfügbaren Mittel aus. Ihr Körper kann Vitamine und Mineralstoffe oftmals besser aus Nahrungsmitteln als aus synthetischen Nahrungsergänzungsmitteln ziehen. Achten Sie darauf, dass die Präparate möglichst methylierte B-Vitamine und chelatierte Mineralstoffe enthalten. Vielleicht müssen Sie dann mehr als eine Kapsel täglich einnehmen und ein wenig mehr dafür zahlen, aber bedenken Sie: Qualität zahlt sich aus. Wenn Ihr Körper die Inhaltsstoffe eines Billigpräparats nicht aufnehmen kann, werden sie sowieso wieder ausgeschieden.

Entscheiden Sie sich für die richtige Qualität. Nahrungsergänzungsmittel sind im Sinne des deutschen Arzneimittelgesetzes Lebensmittel, keine Arzneimittel (im Gegensatz zu den USA, wo zwischen Nahrungsmittel-, medizinischer und pharmazeutischer Qualität unterschieden wird). Das heißt, dass sie keinen therapeutischen Nutzen haben dürfen, also nicht gegen Krankheiten und Beschwerden eingesetzt werden, sondern zum Erhalt des Wohlbefindens. Sie werden vom Bundesamt für Verbraucherschutz und Lebensmittelsicherheit überwacht. Es gibt europaweit bisher keine einheitliche Regelung für den Zusatz von Vitaminen und Mineralstoffen. Vertrauenswürdig sind Hersteller, die im Bund für Lebensmittelrecht und Lebensmittelkunde e. V. (BLL) organisiert sind, da sie sich an den DGE-Referenzwerten (Deutsche Gesellschaft für Ernährung e. V.) für die Nährstoffzufuhr sowie an den wissenschaftlich anerkannten Obergrenzen für eine sichere tägliche Gesamtaufnahme orientieren.

Den Kochlöffel schwingen

Wenn Sie gut essen und sich wohlfühlen wollen, müssen Sie kochen. Das heißt nicht, dass Sie niemals auswärts essen gehen können. Es heißt, dass der Großteil dessen, was Sie zu sich nehmen, aus vollwertigen Lebensmitteln bestehen sollte, die Sie nach ihren gesundheitlichen (und geschmacklichen) Eigenschaften auswählen. Es ist wichtig, genau zu wissen, was auf Ihrem Teller liegt, und über jede Zutat nachzudenken.

Während Sie mit den Rezepten des 21-Tage-Plans üben und experimentieren, werden Sie immer mehr Erfahrung darin sammeln, durch welches Essen Sie sich gut fühlen und wie Sie es zubereiten. Falls Sie noch nicht kochen können, machen Sie sich keine Sorgen. Fangen Sie einfach an, und Sie werden schneller, als Sie glauben, zur geübten Köchin.

»Ihre Rezepte haben meinen sehr pingeligen Mann in jemanden verwandelt, der sich darauf freut, etwas Neues auszuprobieren ... Irgendwie haben Sie Unmögliches geschafft!«
–Sofia A.

PCOS-Diven lieben Bitterschokolade

Viele PCOS-Diven überrascht es, wie viele Rezepte mit Schokolade ich entwickelt habe. Ich gebe gern gutes rohes Kakaopulver, -nibs oder ein paar Stückchen Bitterschokolade zu meinen Smoothies, Snacks und Nachtischen hinzu. Schokolade schmeckt nicht nur gut und macht glücklich – sie ist auch noch gesund!

Wählen Sie möglichst naturbelassene Schokolade. Je höher der Kakaogehalt, desto besser. Greifen Sie zu Schokolade mit mindestens 70 Prozent Kakaogehalt. Roher Kakao ist ideal. Vermeiden Sie Milch- und weiße Schokolade, da sie stark verarbeitet sind und Zusätze enthalten. Hier sind einige der Vorteile von Bitterschokolade:

- **Menschen, die regelmäßig Bitterschokolade essen, haben einen geringeren BMI (Body-Mass-Index)**[128]. Vielleicht, weil Schokolade Epicatechin enthält, ein Flavan-3-ol, von dem festgestellt wurde, dass es Heißhungerattacken zügelt und zufriedener macht als andere Süßigkeiten. Außerdem ist Schokolade von guter Qualität ein Genussmittel mit verhältnismäßig niedrigem Zuckergehalt.
- **Bitterschokolade kann die Insulinsensitivität erhöhen (und Sie intelligenter machen).** Forschungsstudien zeigen, dass der regelmäßige Konsum von Bitterschokolade die Insulinsensitivität erhöht, das Diabetesrisiko senkt und die kognitiven Funktionen verbessert[129].
- **Bitterschokolade wirkt stressreduzierend.** Forschungsstudien haben ergeben, dass Bitterschokolade die Ausschüttung des Stresshormons Cortisol und der Katecholamine verringert. Das sind die Hormone, die bei Stress in unserem Körper die »Kampf-oder-Flucht«-Reaktion in Gang setzen[130].
- **Bitterschokolade ist gut für Ihr Herz.** Eine Forschungsstudie, die im *American Journal of Clinical Nutrition* veröffentlicht wurde, besagt, dass etwa 15 Gramm Bitterschokolade als Bestandteil der durchschnittlichen Ernährung eines US-Amerikaners ausreichen, um den Blutdruck zu senken[131]. In einer neunjährigen japanischen Studie mit über 46.000 Frauen senkten diejenigen, die jede Woche Schokolade aßen, ihr Schlaganfallrisiko[132].

- **Bitterschokolade hilft, zu entspannen.** Schokolade enthält Tryptophan, eine Aminosäure, die im Gehirn zur Herstellung des Neurotransmitters Serotonin verwendet wird. Serotonin ist das »Wohlfühlhormon«, es hilft dabei, sich ruhig, zufrieden und fröhlich zu fühlen.
- **Bitterschokolade enthält wichtige Mineralstoffe.** Hätten Sie gewusst, dass Schokolade eine ergiebige Eisen-, Zink-, Kalium- und Selenquelle ist?

Gönnen Sie sich etwas

Die PCOS-Diva-Lebensweise hat nichts mit Entbehrung und Entsagung zu tun, und das aus gutem Grund. Wenn Sie sich fühlen, als würde ihnen etwas verwehrt, und wenn Sie sich um den Genuss einer Erfahrung bringen, werden Sie unvermeidlich aufgeben oder gegen die Einschränkungen rebellieren. Ihrem Körper, Ihrem Geist und Ihrer Seele zuliebe: Lernen Sie, achtsam zu genießen!

Sich für Genuss zu entscheiden, ist nicht das Gleiche wie sich vollzustopfen. Wenn Sie sich erlauben, etwas zu genießen, von dem Sie wissen, dass Sie sich davon schlecht fühlen werden, genehmigen Sie sich ein paar Häppchen, und kosten Sie jeden Einzelnen davon aus. Feiern Sie wirklich den Geschmack und die Beschaffenheit jedes Bissens.

Vergessen Sie nicht, selbst wenn Sie sich gehen lassen: *Sie sind immer nur eine Entscheidung davon entfernt, auf den Weg der PCOS-Diva-Lebensweise zurückzukehren.* Sie brauchen nicht für heute das Handtuch zu werfen oder bis Montag zu warten, um von vorne anzufangen. Stopp. Machen Sie Ihre nächste Entscheidung zu einer guten, und entscheiden Sie sich, für sich selbst zu sorgen.

Investieren Sie in Ihre Gesundheit

Haben Sie schon mal jemanden sagen hören: »Ihre Gesundheit ist eine Investition, keine Ausgabe«? Ich bin genau dieser Ansicht. Ihre Gesundheit ist die vernünftigste Investition, die Sie überhaupt tätigen können. Wenn wir nicht in uns selbst investieren, sorgsam, mit Stressmanagement, guter Nahrungsergänzung und heilsamer Nahrung, werden all unsere anderen finanziellen Investitionen nicht wirklich von Bedeutung sein.

Wenn Frauen sich auf die PCOS-Diva-Lebensweise einstellen, bekommen sie manchmal eine Art Erste-Woche-Preisschock. Die Speisekammer mit PCOS-freundlichen Nahrungs- und Nahrungsergänzungsmitteln aufzustocken, kann erschreckend wirken. Eine Tüte Äpfel kostet mehr als eine Tüte Kartoffelchips. Zunächst können die Kassenbeträge höher ausfallen, als Sie es gewohnt sind. Denken Sie daran, dass Sie Geld in Ihre langfristige (und kurzfristige) Gesundheit investieren. Letztendlich ist es viel günstiger, Ihre Gemüseabteilung als Apotheke zu benutzen, als regelmäßig aus der Apotheke Medikamente zu holen. Und: Sie werden sich gut fühlen, wenn Sie die erworbenen Lebensmittel gegessen haben, statt sich auch noch schlecht zu fühlen, nachdem Sie eine Wagenladung voller Essen nach Hause geschleppt haben, das Ihre Symptome verschlechtert.

> *»Entbehrung ist der Feind aller guten Absichten, die etwas mit Ernährung zu tun haben.«*
> –Amy Medling

Um ein wenig Geld zu sparen, achten Sie auf Sonderangebote und planen Sie Ihre Mahlzeiten entsprechend; probieren Sie Bauernmärkte, Mitgliederläden und Gemüse-Abos aus und essen Sie saisonal und möglichst regional.

Solidarische Landwirtschaft

Wenn Sie ein Produkt auswählen, versuchen Sie, lokale, saisonal verfügbare Nahrungsmittel zu kaufen. Diese sind grundsätzlich frischer und daher nährstoffreicher. Ich bin mir sicher, dass Sie den Unterschied zwischen einer Erdbeere aus dem Laden im Februar und einer vom Bauernmarkt im Juni schmecken können. Es sind zwei völlig unterschiedliche Erfahrungen. Vielerorts ist der Gang zum Metzger, zum Markt und zum ortsansässigen Bäcker nicht mehr selbstverständlich. Und so haben wir den Bezug zu den Menschen und Orten verloren, die an der Produktion unserer Nahrungsmittel beteiligt sind. Wir essen das ganze Jahr über mit chemischen Hilfsmitteln gezüchtete Tomaten, anstatt frische zu genießen, wenn sie Saison haben. Wir wundern uns nicht über frische Beeren im November und achten kaum darauf, woher sie kommen. Im Ergebnis verliert unser Körper seinen natürlichen jahreszeitlichen Rhythmus, und wir essen ohne Achtsamkeit. Zum Glück gibt es Alternativen: zum Beispiel ein Gemüsekisten-Abo beim regionalen Vertreiber, Versorgungsgemeinschaften oder auch Solidarische Landwirtschaft (SoLaWi).

Dies ist ein Konzept, bei dem ein lokal ansässiger Landwirt (oder eine kleine Gruppe von Landwirten) Teilhabern eine Beteiligung an der wöchentlichen Ernte anbietet. Die Teilhaber zahlen einen Beitrag, dessen Höhe von den Erzeugnissen abhängt, die sie dafür erhalten. Jede Woche werden die Prämien an die Teilhaber ausgezahlt. In manchen Versorgungsgemeinschaften können die Teilhaber sich sogar am Anbau und an der Ernte der Erzeugnisse beteiligen.

Wenn Sie Mitglied einer solchen Gemeinschaft sind, wissen Sie, wo Ihr Essen gewachsen ist und wer es wie angebaut hat. Außerdem erhalten Sie das allerfrischeste Obst und Gemüse, das Ihnen den maximalen Nährwert pro Kalorie liefert. Die Nachteile? Vielleicht mögen Sie das Angebot der Woche mal nicht, oder bei ungünstigen Wetterumständen oder anderen landwirtschaftlichen Herausforderungen könnte die Ernte mager ausfallen. Persönlich bin ich der Meinung, dass dies ein geringer Preis dafür ist, um Ihren Bezug zur Herkunft Ihres Essens wiederherzustellen. Probieren Sie es aus! Näher informieren können Sie sich unter www.solidarische-landwirtschaft.org.

....

Essen wie eine PCOS-Diva

Um wie eine PCOS-Diva zu essen, müssen Sie zunächst *denken* wie eine PCOS-Diva. Essen ist ein Akt der Selbstfürsorge und Selbstliebe. Jedes Mal, wenn Sie sich entscheiden, etwas zu sich zu nehmen, das Ihren Körper nährt und ihm guttut, entscheiden Sie sich dafür, sich selbst zu lieben und zu respektieren. Das bedeutet es, zu essen wie eine PCOS-Diva.

Ich höre oft Frauen sagen, dass es ungerecht ist, dass manche Leute alles essen können, was sie wollen. Aber bedenken Sie: *Niemand erhält einen Freibrief, wenn er einfach den Ernährungsgewohnheiten der westlichen Industrienationen folgt.* Die Konsequenzen der industriell verarbeiteten Lebensmittel und des Fastfood holen jeden irgendwann ein. Ändern Sie Ihre Einstellung, und seien Sie froh, dass Ihr Körper Ihnen Warnsignale gegeben hat, sodass Sie Ihre Essgewohnheiten überdenken konnten, um so den Schaden zu beheben. Sie haben die Gelegenheit, sowohl kurz- als auch langfristig ein gutes Leben zu führen. Leider hören viele andere Menschen nicht auf die Zeichen ihres Körpers und werden später einmal dafür zahlen müssen.

Wir wollen die kommenden 21 Tage dafür nutzen, neue Fähigkeiten und Gewohnheiten zu entwickeln, die Ihre Lebensqualität verbessern und Ihnen zur täglichen Routine werden, zu einem ganz normalen Teil Ihrer selbst. Von der Art, wie Sie übers Essen denken, übers Interpretieren der Signale Ihres Körpers bis hin zu den Mahlzeiten, Einkäufen und Planungen werden Sie das Rüstzeug bekommen, das gute Leben einer PCOS-Diva zu Ihrem nachhaltigen Lebensstil zu machen.

Kapitel 5
Sich bewegen wie eine PCOS-Diva

Ich war schon immer sportlich. Als Teenager spielte ich Basketball, Softball und Golf. Ich liebte es, mich zu bewegen und mit anderen zu messen. Doch irgendwann verlor sich die Freude an der Bewegung und wurde zum Trainierenmüssen. Ich war frustriert, weil ich so sehr zunahm, und begann zu joggen. Zwanghaft. Ich rannte täglich Kilometer um Kilometer, um jeden Preis. Je mehr ich aß, desto weiter rannte ich. Jede Art von Essensgenuss wurde mit dem Laufband oder der Laufstrecke bestraft. Ich dachte, ich könnte mir dadurch die überschüssigen Kalorien wieder abtrainieren und würde nicht zunehmen. Ich wünschte, mir hätte damals jemand erklärt, dass es so nicht funktioniert. Natürlich, Training verbrennt Kalorien, aber ich schadete meinem Körper, und meine Plackerei war kontraproduktiv für meine eigentlich guten Absichten. Ich ging nie laufen, weil mir das Gefühl beim Laufen gefiel, sondern immer, weil mir missfiel, wie mein Körper aussah. Ich freute mich nicht an der körperlichen Bewegung, und sie brachte auch nicht den erhofften Erfolg. Schließlich verletzte ich mich und musste aufhören.

Diese Verletzung war ein Segen. Da ich nicht mehr laufen konnte, begann ich, spazieren zu gehen. Und was geschah? Langsam schmolzen die Pfunde dahin. Ich überforderte nicht länger meine Nebennieren, meine Muskeln und Knochen, und mein Körper begann, den Schaden zu reparieren. Mehr noch: Da meine Nebennieren keine Überstunden mehr machen mussten, konnten sie zu ihrer Aufgabe zurückkehren, meine Hormone im Gleichgewicht zu halten. Mein Körper fühlte sich besser an, meine Stimmung hellte sich auf, und ich fühlte mich wieder mehr wie ich selbst.

Heute sorge ich täglich für Bewegung; mal mit einem Gruppenkurs, mal mit einem Spaziergang. Das Schönste ist, mit meinen Kindern in unse-

rer Auffahrt Basketball zu spielen. Nach den Erfahrungen, die die von mir begleiteten Frauen und ich selbst gemacht haben, ist das effektivste und nachhaltigste Training dasjenige, das mit Genuss ausgeübt wird.

Bewegung statt Training

Eine PCOS-Diva bewegt sich jeden Tag. Es gibt einen wichtigen Unterschied zwischen Training und Bewegung. Training ist etwas, das Sie machen, weil Sie es »müssen«. Zum Beispiel: »Ich muss zu diesem Spinningkurs gehen (obwohl ich keine Lust habe), sonst werde ich dicker.« Bewegung ist etwas, das Sie machen, weil Sie sich dadurch gut fühlen. Zum Beispiel: »Heute war ich Rad fahren. Ich genieße es, wie mein Körper sich anfühlt, wenn ich eine schöne Tour hinter mir habe.« Bemerken Sie den Unterschied?

Viele von uns haben Angst, dass es dem Körper nichts nutzt, wenn sie nicht etwas Erschöpfendes mit ihm machen. Ich verrate Ihnen ein Geheimnis, durch das Sie eine Menge Zeit, Energie und Nerven sparen können: Sie sollten die tägliche Bewegung genießen. Sie sollten sich hinterher besser fühlen. Wenn Ihnen vor Ihrem täglichen Training graut und Sie sich anschließend tagelang erschöpft fühlen und Schmerzen haben, *machen Sie etwas falsch.* Sie tun sich damit kein bisschen Gutes. Betrachten Sie Training als eine besondere Art der Selbstfürsorge, und Sie werden die Veränderung unmittelbar bemerken. *PCOS-Diven bewegen sich jeden Tag, denn wir lieben es, uns gut zu fühlen, wir lieben unseren Körper, und wir wollen gut für ihn sorgen.*

Sich mit einem Training zu quälen, wird Ihnen nicht dabei helfen, Ihr Wohlbefinden zu steigern. Sich selbst dafür zu strafen, wie Sie aussehen oder was Sie gegessen haben, ist destruktiv – psychisch und körperlich. Zum einen ist es nicht nachhaltig. Wie oft haben Sie schon mit einem Trainingsprogramm angefangen, um abzunehmen, nur um wenige Wochen danach wieder aufzuhören? Das kam wahrscheinlich daher, dass

Ihnen nicht gefiel, was Sie taten. Das Training bewegte Ihren Körper, aber nicht Ihren Geist. Die Motivation weiterzumachen war nicht da. Wenn Sie eine Art der Bewegung finden, die Sie genießen, die Ihrem Geist gut-tut, werden Sie damit weitermachen, weil es sich so gut anfühlt. Mit Trainingsarten, die Ihnen nicht gefallen und die Sie sich aufzwingen, überstrapazieren Sie höchstwahrscheinlich Ihre Nebennieren und ver-schlimmern Ihre PCOS-Symptome.

> *»Ich trainiere nicht, weil ich meinen Körper nicht mag. Ich trainiere, weil ich ihn liebe.«*
>
> –Amy Medling

Nebennierenschwäche

Studien besagen, dass 25 Prozent der Frauen mit PCOS an einer Nebennie-renschwäche (Adrenal Fatigue, Hypoadrenia) leiden[133]. Falls Sie sich sehr viel abverlangen, für einen Marathon trainieren oder sich beim CrossFit kaputtschwitzen, und falls Sie sich jeden Morgen fühlen, als hätte Sie ein Laster angefahren, könnten auch Sie betroffen sein. Der Stress Ihrer Trai-ningseinheiten verschlimmert möglicherweise Ihre PCOS-Symptome und das Ungleichgewicht Ihrer Hormone.

Wenn Sie unter Stress stehen (psychisch oder körperlich), erhalten Ihre Nebennieren ein Signal, dass sie mehr Cortisol (das »Stresshormon«) und Androgene ausschütten sollen. Es ist eine normale Überlebensreaktion des Körpers. Unseren Vorfahren, die als Jäger und Sammler lebten, wurde auf diese Weise die Kraft und die Energie dafür gegeben, vor einem Raubtier zu fliehen.

Cortisol regelt die Stressreaktion des Körpers, indem der Blutzucker-spiegel erhöht wird, damit Sie genügend Energie zur Verfügung haben, um vor einem Angreifer zu fliehen. Gleichzeitig werden weniger unmittelbare Vitalfunktionen unterdrückt, etwa Ihr Immunsystem. Da Frauen mit PCOS von sich aus schon mehr Cortisol produzieren, wird das Problem noch verschärft, wenn Stress dazukommt. Nach einer Zeit mit unablässigem oder chronischem Stress werden Ihre Nebennieren »verheizt« und produzieren weniger Cortisol. Das führt dazu, dass Sie sich nach dem Training träge statt energetisiert fühlen.

Ein hoher Cortisolspiegel sorgt bei Frauen mit PCOS für weitere Probleme. Erstens erhöht er den Blutzuckerspiegel. Da die meisten von uns hart daran arbeiten, das Insulin im Gleichgewicht zu halten, kann ein Ungleichgewicht des Cortisols das Problem verschlimmern. Zweitens speichert Cortisol Energie als Fett, sodass ein überschüssiger Bauchansatz, unter dem viele von uns leiden, noch verstärkt wird.

Stress belastet Frauen mit PCOS besonders stark, daher müssen wir Möglichkeiten finden, damit umzugehen. Eine davon ist, uns so zu bewegen, dass es uns Spaß macht und Stress reduziert. Wenn Ihr Training Sie stresst und erschöpft, ist es Zeit, sich nach etwas anderem umzusehen. Es mag unlogisch scheinen, aber die Intensität Ihres Trainings herunterzuschrauben, wird Ihnen dabei helfen, abzunehmen und sich kraftvoller zu fühlen, weil Sie Ihr Stressreaktionssystem beruhigen. Das Ergebnis sind niedrigere Androgenwerte, weniger Bauchspeck und mehr Energie!

Das heißt nicht, dass Sie nicht ein bisschen schwitzen dürfen! Finden Sie eine tägliche Bewegungsart, durch die Sie auftanken können. Probieren Sie Yoga oder Pilates aus, gehen Sie spazieren, machen Sie ein wenig hochintensives Intervalltraining, finden Sie einen Gruppenkurs, der Ihnen zusagt, oder fahren Sie Rad. Wenn Sie gerne besonders anstrengendes Training machen, tun sie es. Solange Sie sich hinterher gut fühlen, ist jede Bewegungsart die richtige für Sie. Nutzen Sie Ihre Selbstfürsorge-Bewegungszeit, um Ihren körperlichen und psychischen Stress abzubauen, statt ihn zu erhöhen.

Die beste Art der Bewegung für PCOS-Diven

Es gibt nicht *die* beste Art der Bewegung für Frauen mit PCOS. Es gibt nur die beste Art der Bewegung *für Sie*. Die einzigen Bedingungen sind, dass Sie sich jeden Tag bewegen, und dass Sie diese Zeit genießen. Wie Sie sich bewegen, ist ansonsten ganz Ihre Sache. Hier sind einige Vorschläge, um etwas zu finden, das Ihnen gefällt:

Überlegen Sie, was Sie in Ihrer Jugend gemacht haben. Sind Sie Rad gefahren, haben Sie Fußball gespielt, sind Sie geklettert? Warum nicht wieder damit anfangen?

Raus ins Freie. Es gibt viele Möglichkeiten, sich draußen in der Gruppe zu bewegen. Suchen Sie gezielt nach Gruppen, die im Freien aktiv sind. In Ihrer Nähe gibt es vielleicht Ruder-, Wander- oder Walkingvereine oder Tai-Chi im Park.

Rein ins Studio. Große Fitnessstudios bieten eine Vielzahl von Aktivitäten, die Sie ausprobieren können. Es gilt, ein Studio zu finden, dessen Mitarbeiter freundlich und kompetent sind, und wo Sie sich wohlfühlen. Nehmen Sie sich Zeit, bevor Sie sich entscheiden. Sehen Sie sich um und fragen Sie nach Probemitgliedschaften. Wenn Sie eine Freundin haben, die Mitglied in einem Studio ist, fragen Sie sie nach einem Gastausweis.

Suchen Sie sich ein kleineres Studio. Mögen Sie die großen Studios nicht? Finden Sie heraus, was die kleineren Studios anbieten, wie zum Beispiel Kickboxen, Barre-Kurse, Yoga oder Intervalltraining. Es gibt auch Studios nur für Frauen.

Behalten Sie, während Sie Ihre Art der Bewegung herausfinden, die drei Arten der Bewegung im Hinterkopf, die besonders günstig sind. In der Kombination und in einer Weise, die Ihnen Spaß macht, werden sie eine

Gewichtsabnahme, die Regulierung des Blutzuckers und eine stabile Stimmungslage begünstigen.

Hochintensives Intervalltraining (HIIT). Klingt »hochintensiv« nach der Art von Training, vor der ich gerade gewarnt habe, weil es eine Nebennierenschwäche verursacht? Das sollte es nicht. HIIT ist ein kurzes, intensives Training über etwa 15–30 Minuten, bei dem Sie zwischen verschiedenen Intensitätsniveaus wechseln (zum Beispiel Rennen, Dauerlaufen, Gehen, Wiederholen). Regelmäßiges HIIT steigert erwiesenermaßen die aerobe und die anaerobe Fitness. HIIT senkt außerdem signifikant die Insulinresistenz und führt zu einem verbesserten Fettabbau der Skelettmuskeln und einer besseren Glukosetoleranz[134]. Viele Studios bieten HIIT-Kurse an, oder Sie versuchen es einfach selbst. Es ist schnell, kostengünstig und angenehm abwechslungsreich. Es gibt Gratis-Apps, von denen Sie sich anleiten lassen können; Sie können sogar vor einem virtuellen Zombieangriff fliehen! Als Extrabonus läuft die Fettverbrennung anschließend noch 2–24 Stunden erhöht ab.

Krafttraining. Krafttraining ist aus mehreren Gründen wichtig für Frauen mit PCOS. Zunächst ist Muskelmasse stoffwechselaktiv, das heißt, sie verbrennt Kalorien, um sich selbst zu erhalten. Je mehr Muskeln Sie haben, desto mehr Kalorien verbrennen Sie tagtäglich. Zweitens fördern Muskeln die Fähigkeit Ihres Körpers, Glukose zu verarbeiten. Und schließlich ist es ein ermutigendes Gefühl, sich stark zu fühlen. Zu wissen, dass Sie ein Gurkenglas allein öffnen oder eine vollständige Wanderung unternehmen können, hat etwas sehr Befriedigendes. Ja, wenn Sie Muskelmasse aufbauen, nehmen Sie an Gewicht zu, da Muskelmasse schwerer ist als Fett, aber sie nimmt auch weniger Volumen ein. Wenn Sie sich Sorgen machen, dass Sie bald wie ein Bodybuilder aussehen, lassen Sie die Gewichte weg und nutzen Sie Ihr eigenes Körpergewicht mit Übungen wie Kniebeugen und Unterarmstütz. Stark ist das neue Dünn!

Bewegung für Körper und Geist. Viele Frauen mit PCOS fühlen sich wie von ihrem Körper abgeschnitten. Wir haben so viele Jahre damit verbracht, uns selbst zu bekämpfen, dass wir gar kein Gefühl mehr dafür haben, wie sich unser Körper anfühlt und was er kann. Zeit, die wir in Bewegung verbringen wie mit Yoga, Pilates oder Tai-Chi, hat einen dreifachen Nutzen: Krafttraining, Stressabbau und ein Bewusstsein dessen, was unser Körper leisten kann, wenn er ein wenig Zeit, Fürsorge und Geduld bekommt. Ich empfehle besonders Yoga. Zahlreiche Studien zeigen seine Wirkung, insbesondere bewies eine Studie von 2012, dass Yoga bei jungen Frauen mit PCOS die Blutzucker-, Fett- und Insulinresistenzwerte verbessert[135]. Yoga vermittelt außerdem Ruhe; wahrscheinlich wegen seines Einflusses auf den Nervus vagus.

Auf den Nervus vagus gehen

Der Vagus spielt im Parasympathikus eine wichtige Rolle, also dem Teil des vegetativen Nervensystems, der für die Dämpfung von Reaktionen auf Einflüsse von außerhalb des Körpers zuständig ist (»Rest and Digest«). Dies ist speziell für Frauen mit PCOS wichtig, da wir eine signifikant höhere Aktivität des Sympathikus aufweisen, desjenigen Teils des Nervensystems, der die Reaktionen des Körpers auf Umweltreize anregt (»Fight or Flight«).

Der Vagus erstreckt sich vom Hirnstamm bis in den unteren Bauchraum und verläuft dabei entlang der meisten wichtigen Organe wie Herz, Lunge, Leber, Milz, Bauchspeicheldrüse und Verdauungssystem. Eine positive Reizung dieses Nervs wirkt entzündungshemmend. Ein hoher Vagustonus wird mit einer besseren Regulierung des Blutzuckers, einem geringeren Risiko für Schlaganfälle und Herz-Kreislauf-Erkrankungen, einem niedrigeren Blutdruck, einer besseren Verdauung, weniger Migräne, einer besseren Gemütsverfassung, einer geringeren Angstanfälligkeit und einer erhöhten Stressresistenz in Verbindung gebracht. Dagegen gibt es einen Zusammenhang zwischen einem niedrigen Vagustonus und Herz-Kreislauf-Erkrankungen sowie Schlaganfällen, Depressionen, Diabetes, dem chronischen Müdigkeitssyndrom, kognitiven Beeinträchtigungen und einem signifikant höheren Auftreten von Entzündungszuständen (Autoimmunkrankheiten, Endometriose, entzündliche Darmkrankheiten und Ähnliches).

Eine erhöhte Aktivität des Parasympathikus über den Vagus verbessert den Vagustonus und damit viele PCOS-Symptome. Probieren Sie Folgendes aus, um den Tonus Ihres Nervus vagus zu erhöhen (einige der Vorschläge sind auch Teil unseres 21-Tage-Plans):

- Langsame, rhythmische Zwerchfellatmung
- Summen, Singen oder Sprechgesang
- Yogaübungen
- das Gesicht mit kaltem Wasser benetzen
- Meditation
- Gurgeln
- Akupunktur
- eine ausgeglichene Darmflora

Versuchen Sie, alle drei Arten der Bewegung mehrere Male wöchentlich auszuüben. Krafttraining lässt sich einfach mit Intervalltraining oder Bewegung für Körper und Geist kombinieren. Es gibt unzählige Gruppen- und Internetkurse, von denen Sie sich inspirieren und bei der Zusammenstellung Ihrer persönlichen Mischung helfen lassen können. Wenn Ihnen etwas nicht gefällt, experimentieren Sie und finden Sie eine andere Möglichkeit.

························Bonus-Tipp························

Kleiden Sie sich entsprechend. Warten Sie nicht, bis Sie Ihre Idealfigur erreicht haben, bevor Sie sich die passende Kleidung anschaffen. Gut passende Kleidung, die bequem sitzt und in der Sie sich wohlfühlen, erhöht die Freude an der Bewegung und stärkt Ihre Motivation. Sie brauchen kein Vermögen auszugeben. Meine Lieblings-Yogahose habe ich im Secondhand-Laden gekauft.

Machen Sie einen Termin

Bewegung muss eingeplant werden, genau wie die Vorbereitung der Mahlzeiten und andere Selbstfürsorge, damit sie auch wirklich stattfindet. Setzen Sie sich jede Woche mit Ihrem Kalender hin, und planen Sie, wann Sie sich mit Bewegung erfreuen wollen. »Quetschen« Sie dies nicht zwischen andere Termine. Planen Sie den Rest darum herum, behandeln Sie die Bewegung vorrangig. Wie das Frühstück ist sie unverzichtbar. Dieser neue Denkansatz wird Ihren Umgang mit Bewegung völlig umkrempeln. Dies ist eine Gelegenheit für Sie, Ihren PCOS-Diva-Muskel zu trainieren: »Nein, ich kann dich heute nicht zum Mittagessen begleiten. Ich habe etwas Wichtiges vor.«

Wenn Sie Ihren Termin einmal festgelegt haben, bleiben Sie dabei! Behandeln Sie diese Bewegungseinheit wie jeden anderen Termin. Im Laufe eines Tages gibt es immer tausend gute Ausflüchte, Ihren Bewegungstermin nicht einzuhalten. Falls Ihnen dies bekannt vorkommt, stehen Sie früher auf, und gehen Sie raus, bevor die Ansprüche des Tages auf Sie einprasseln. Wenn Sie sich nach der Arbeit bewegen wollen, gehen Sie nicht erst nach Hause! Ziehen Sie sich um, und bewegen Sie sich, bevor das Sofa Sie ruft. Wenn Sie einmal zu Hause sind, könnten die mentalen Anstrengungen des Tages Sie sich müder fühlen lassen, als es Ihr Körper in Wirklichkeit ist. Wenn Sie in Bewegung kommen, bevor dieses mentale

Absacken stattfindet, werden Sie für den ganzen Abend mehr Energie haben. Wir werden in der zweiten Woche des 21-Tage-Plans näher darauf eingehen.

Sportangst

So gut wie jede Frau, mit der ich arbeite, hat eine Art von »Sportangst«, wie ich es nenne. Die Bedenken beginnen bei der richtigen Wahl eines guten Fitnessstudios und reichen über die korrekte Benutzung der Sportgeräte bis hin zur häufigsten Angst, nämlich ausgelacht oder von oben herab betrachtet zu werden. Die beiden ersteren Bedenken sind leicht zu zerstreuen. Ein gutes Studio wird Ihnen Personal zur Seite stellen, das Ihnen bei einem sicheren Start hilft. Die dritte Sorge ist schwieriger und betrifft auch außerhalb der Räume eines Fitnessstudios fast jedes öffentliche Training – es gibt »Lauf-«, »Schwimmbad-« oder »Spielfeld-«Angst.

Wir alle haben anscheinend diese Hemmung, die uns daran hindert, dort zu trainieren, wo andere uns sehen können. Schließlich sind wir nicht perfekt, und darum – so unser unmittelbares Gefühl – haben wir beim Sport in der Öffentlichkeit nichts zu suchen. Niemand mag das Gefühl, beurteilt zu werden und sich mangelhaft vorzukommen. Die Scheu davor, sich so fühlen zu müssen, hält viele Frauen davon ab, Sport zu genießen oder überhaupt nur hinzugehen.

Zunächst einmal: Machen Sie sich klar, dass Sie, ja, dort am richtigen Platz sind. Fitnessstudio und Halle sind für Leute da, die sich um ihren Körper kümmern und ihr Leben verbessern möchten. Jeder dort arbeitet an etwas (wahrscheinlich wollen 99 Prozent der Besucher an Gewicht abnehmen oder es halten). Ein gutes Studio wird Mitarbeiter und Kunden haben, die sich ermutigend und unterstützend verhalten. Falls nicht, suchen Sie sich einen besseren Ort.

Zweitens (und am wichtigsten): Gehören Sie zu dem einen Prozent, das nicht auf Biegen und Brechen versucht, abzunehmen. Seien Sie die

PCOS-Diva, die zum Sport geht, um radikale Selbstfürsorge zu betreiben. Sorgen Sie für Bewegung, egal ob in der Halle, im Schwimmbad, auf einem Wanderweg oder wo immer Sie sind, weil Sie Ihren Körper bewegen wollen, damit er sich gut anfühlt. Dieses Gefühl wird Sie immer wiederkommen lassen, egal, für welche Aktivität Sie sich entschieden haben.

Gewicht zu verlieren, ist ein Nebeneffekt Ihres Programms, das Sie gestartet haben, um Ihr körperliches und emotionales Gleichgewicht wiederzufinden. Es gibt sehr viele ungesunde dünne Menschen. Wenn der perfekte Bikinikörper Ihr Wunschziel ist, werden Sie Schwierigkeiten haben, auch nur ein einziges Pfund zu verlieren. Haben Sie Mitleid mit all diesen schlecht aussehenden Leuten, während Sie die Bewegung genießen. *Sie verdienen es, sich gut zu fühlen!*

Eine der besten Arten, Sportangst loszuwerden: Suchen Sie sich eine(n) Gleichgesinnte(n). Es kann viel mehr Spaß machen, sich mit jemandem gemeinsam zu bewegen. Sie können sich gegenseitig motivieren, Ihre Erfolge teilen, bei Enttäuschungen miteinander mitfühlen und lachen, wenn etwas schiefgeht. Studien zeigen, dass Menschen, die mit einem Partner trainieren, mehr Erfolg dabei haben und sich regelmäßiger bewegen.

Schlaf ist eine wichtige Trainingseinheit

Schlaf ist essenziell im Bewegungsplan einer PCOS-Diva. Es ist klar, dass Sie sich nicht mit Freude bewegen können, wenn Sie unter Schlafmangel leiden, aber es gibt weitere gute Gründe für ausreichend Schlaf. Wenn Sie unter chronischem Schlafmangel leiden, ist Ihr Verletzungsrisiko größer; Hormone geraten außer Balance; Ihr Körper ist weniger imstande, Organe, Muskeln, Knochen und Gewebe zu reparieren. Sie treffen schlechte Entscheidungen zur Ernährung; Sie werden immer vergesslicher. In mehreren jüngeren Studien wurde ein eindeutiger Zusammenhang zwischen Schlaf, Nahrungsmittelkonsum, Gewichtsregulierung und Stoffwechsel nachgewiesen.

Wussten Sie, dass Menschen, die gewohnheitsmäßig weniger als sechs Stunden pro Nacht schlafen, einen überdurchschnittlich hohen BMI (Body-Mass-Index) haben? Forscher glauben, dass dies daher kommt, dass unser Körper im Schlaf Hormone ausschüttet, die den Appetit, den Stoffwechsel und die Glukoseverarbeitung steuern. Schlafmangel kann sich verheerend auf den Insulinspiegel auswirken, das Diabetes-, Angststörungs- und Depressionsrisiko erhöhen und Ihre PCOS-Symptome verschlimmern, umso mehr, wenn Sie weniger als fünf Stunden pro Nacht schlafen[136].

Leptin und Ghrelin

Menschen mit chronischem Schlafmangel haben einen niedrigen Leptinspiegel. Dieses Hormon signalisiert Ihrem Gehirn, dass Sie genug gegessen haben. Zudem haben sie einen hohen Ghrelinspiegel. Dieses Hormon steigert den Appetit. In Kombination sorgen diese beiden Faktoren dafür, dass Ihr Körper nach Nahrung ruft, die er nicht benötigt, Zucker aufnimmt, der den Energiemangel noch verstärkt, und zu müde zum Trainieren ist.

Millionen Menschen leiden unter Schlafmangel. Einige der möglichen Gründe:

Lebensstil: Unseren Schlaf opfern wir oft als Erstes, wenn wir überlastet sind. Arbeit, Familie und soziale Verpflichtungen wetteifern mit der Selbstfürsorge (einschließlich Bewegung und Schlaf) um die Zeit, die uns am Tag zur Verfügung steht.

Krankheit und/oder gesundheitliche Beschwerden: Viele Krankheiten und Beschwerden können den Schlaf stören, entweder, weil Sie sich nicht wohlfühlen und entspannen können, oder, weil sie Sie tatsächlich wachhalten, wie zum Beispiel bei Schlafapnoe. Oft sind diese Krankheiten teils durch Schlafmangel bedingt. Unter anderem Herzerkrankungen werden durch Schlafmangel begünstigt, wodurch man in eine negative Spirale gerät.

Schlafapnoe: Frauen mit PCOS haben mindestens 30-mal häufiger mit Schlafapnoe zu tun als andere[137]. Dies hängt stark mit der Insulinresistenz zusammen und verursacht einen Teufelskreis, indem Insulinresistenz Schlafapnoe hervorruft und umgekehrt. Wenn Sie laut schnarchen und mit trockenem Mund, Kopfschmerzen oder Atemnot aufwachen und Ihr Partner bemerkt, dass Sie während Ihres Schlafs die Atmung unterbrechen, sollten Sie sich umgehend auf Schlafapnoe untersuchen lassen. Sie verringert die Insulinresistenz und die Glukoseverarbeitung, verschlimmert Ihre PCOS-Symptome und führt möglicherweise zu anderen ernst zu nehmenden gesundheitlichen Problemen.

Medikation: Schlafstörungen sind eine weitverbreitete Nebenwirkung vieler häufig verwendeter Medikamente. Lesen Sie die Packungsbeilage, und fragen Sie Ihren Arzt oder Apotheker nach den Nebenwirkungen aller Medikamente, egal, ob sie verschreibungspflichtig oder rezeptfrei erhältlich sind.

Melatonin-Ungleichgewicht: Melatonin ist ein einflussreiches Hormon, das Ihren Biorhythmus reguliert, den Wach-und-Schlaf-Zyklus. Eine Störung seiner Phasen führt oftmals zu Schlafstörungen oder ungesunden Schlafmustern.

Cortisol-Ungleichgewicht: Ihr Cortisolspiegel sollte natürlicherweise schwanken. Im Idealfall ist er gegen 8 Uhr morgens am höchsten und sinkt zwischen Mitternacht und 4 Uhr morgens ab. Wenn Sie zwischen 1 und 3 Uhr nachts aufwachen, liegt das möglicherweise an einer schwachen Nebennierenfunktion und einem niedrigen Cortisolspiegel oder an unzureichenden Glykogenreserven in der Leber.

Versuchen Sie, sieben bis acht Stunden pro Nacht zu schlafen. Sechs Stunden Nachtschlaf sind, wie es scheint, das Minimum, das durchschnittlich benötigt wird, um funktionieren und gesund sein zu können. Mehr als achteinhalb bis neun Stunden Schlaf können ebenfalls zu Stoffwechselstörungen führen. Hier sind einige Tipps für einen guten Nachtschlaf:

Ernähren Sie sich richtig. Greifen Sie tagsüber zu Nahrungsmitteln, die den Schlaf unterstützen (kaliumreiches Obst, dunkles Blattgemüse, Putenfleisch, Vollkorn) und vermeiden Sie Nahrungsmittel, die den Schlaf stören (alles, was viel Fett oder Zucker enthält – sogar natürlich enthaltener Zucker wie in Beeren). Wenn der Blutzuckerwert nachts auf unter 50 mg/dl absinkt, kann dies den Spiegel von Adrenalin, Glucagon, Cortisol und Wachstumshormonen in die Höhe treiben, die allesamt die Hirnaktivität stimulieren. Vor dem Zubettgehen eine Mahlzeit einzunehmen, ist jedoch ebenfalls keine gute Idee. Ihr Körper wird zu sehr mit der Verdauung beschäftigt sein, als sich auf die regenerativen Aspekte des Schlafs konzentrieren zu können wie Entgiftung, Zellerneuerung und Erholung. Wenn Sie vor dem Schlafengehen etwas essen müssen, wählen Sie am besten Nahrungsmittel, die sowohl Kohlenhydrate als auch die Aminosäure Tryptophan enthalten. Hülsenfrüchte, Samen und Nüsse sind eine gute Wahl. Äpfel und Nussbutter oder etwas glutenfreies Müsli auf Haferbasis mit Nüssen und Kokosmilch sind meine Favoriten für ein Betthupferl.

Unterstützen Sie Ihre Nebennieren. Obwohl Cortisol Ihrem Körper dabei hilft, sich an von ihm wahrgenommene Notfallsituationen anzupassen, kann chronischer Stress zu Nebennierenschwäche, einem Cortisol-Ungleichgewicht und Schlaflosigkeit führen. Versuchen Sie einmal, Ihre Nebennieren mit einer hohen Dosis Rhodiola, Süßholzwurzel, Ashwaghanda, Ginseng und Macawurzel zu unterstützen. (Mein *PCOS-Diva-DeStress*-Nahrungsergänzungsmittel ist eine hervorragende Heilkräuterkombination, und es kann helfen.) Sorgen Sie auch für weniger Stress im Tagesablauf. Probieren Sie es mit Entspannungstechniken, Yoga und täglicher Bewegung.

Nahrungsergänzung mit Magnesium. Magnesium ist das »Entspannungsmineral«. Leider leiden Frauen mit PCOS 19-mal häufiger unter einem Magnesiummangel als der Durchschnitt. Grünes Blattgemüse, Haferflocken, Kürbiskerne, schwarze Bohnen und Mandeln sind alle gute Magnesiumlieferanten. Sie können auch ein gutes Nahrungsergänzungsmittel oder ein Bittersalzbad nehmen. Ausreichend Magnesium garantiert noch keinen guten Nachtschlaf, aber umgekehrt wird Magnesiummangel Sie nachts wachhalten.

Kurbeln Sie die Melatoninausschüttung an. Melatonin braucht Dunkelheit, um aktiv zu werden (sogar wenn es zusätzlich eingenommen wird). Schalten Sie das Licht aus, und nutzen Sie Rollläden, die Ihr Schlafzimmer wirksam verdunkeln. (Ich persönlich schwöre auf meine Schlafmaske.) Schalten Sie elektronische Geräte mindestens eine Stunde vor dem Schlafengehen aus.

Gewöhnen Sie sich ein Einschlafritual an. Ein Einschlafritual ist wesentliche Bedingung für einen gesunden Nachtschlaf. Entspannen Sie Körper und Geist für 30–60 Minuten, um Ihrem Körper zu signalisieren, dass es Zeit ist, zu schlafen. Das gibt Ihrem Geist Gelegenheit, sich zu beruhigen, damit er nicht unruhig To-do-Listen erstellt, und es hilft Ihren Muskeln, den Stress des Tages loszulassen. Versuchen Sie, jeden Tag zur gleichen Zeit schlafen zu gehen. Schalten Sie elektronische Geräte mindestens eine Stunde vor dem Zubettgehen aus und lassen Sie den Stress des Tages bewusst von sich abfallen. Wiederholen Sie jeden Abend die gleichen Schritte, bevor Sie zu Bett gehen, und Ihr Körper wird sich auf den Schlaf einstellen. Dies wird Teil Ihres 21-Tage-Plans sein.

Reduzieren (oder streichen) Sie Koffein, anregende Substanzen und Zucker, besonders nach dem Mittagessen. Nehmen Sie vier bis sechs Stunden vor dem Schlafengehen kein Koffein mehr zu sich. Das gilt auch für Bitterschokolade!

Vermeiden Sie Alkohol. Trinken Sie in den Stunden vor dem Schlafengehen keinen Alkohol. Wenn Sie ein Glas Wein trinken, um besser einschlafen zu können, wird es zunächst beruhigend wirken, aber es stört die Tiefschlafphase, und Sie werden mitten in der Nacht aufwachen, wenn der Alkohol umgewandelt ist. Bleiben Sie bei Ihrem Glas Wein zum Abendessen, wenn Sie es brauchen – etwa drei Stunden, bevor Sie zu Bett gehen.

Probieren Sie schlaffördernde Heilkräuter aus. Baldrianwurzel ist eines der am besten auf ihre schlaffördernde Wirkung untersuchten Heilkräuter. Sie aktiviert die Rezeptoren für Gammaaminobuttersäure (GABA), einen Neurotransmitter, der an der Regulierung des normalen Schlafs beteiligt ist. Mönchspfeffer oder Vitex kann die nächtliche Melatoninausschüttung des Körpers ebenfalls erhöhen. Zitronenmelissentee kann beruhigen und Ängste lindern.

Atmen Sie. Bewusstes Atmen reduziert die Herzfrequenz und den Blutdruck, setzt Endorphine frei, entspannt Ihren Körper und bereitet Sie so auf den Schlaf vor. Versuchen Sie es mit der quadratischen Atmung: Atmen Sie ein und zählen Sie dabei bis vier, halten Sie inne und zählen Sie wiederum bis vier, atmen Sie genauso lange aus und halten Sie ebenso lange inne, bis Sie wieder einatmen. Wiederholen Sie dies viermal. Wir werden während des 21-Tage-Plans mit weiteren Atemtechniken experimentieren.

Suchen Sie ärztliche Hilfe, wenn Sie unter medizinischen Beschwerden leiden. Ein Arzt oder anderer Gesundheitsexperte kann Ihnen dabei helfen, Schlafapnoe, Depressionen und Ängste zu behandeln.

Bewegen Sie sich wie eine PCOS-Diva

Während der kommenden 21 Tage werden Sie einen Weg finden, sich jeden Tag mit Freude zu bewegen. Sie werden mit verschiedenen Arten der Bewegung experimentieren und die richtigen für sich erkennen. Sie werden Freude an der Bewegung finden und sich Aktivitäten suchen, durch die Sie sich gut fühlen. Sie werden Möglichkeiten entdecken, motiviert bei der Sache zu bleiben und Bewegung ab jetzt zu einem festen Bestandteil Ihres Tagesablaufs zu machen. Sie werden gut schlafen. Indem Sie Ihrem Körper das geben, wonach er verlangt, behandeln Sie ihn so, wie er es verdient – mit Liebe, Fürsorge und Respekt. Bewegung ist genauso wichtig für ein gutes Leben mit PCOS wie die richtige Ernährungsweise. Wenn Sie sich wie eine PCOS-Diva bewegen, kommen Ihr Körper, Ihr Geist und Ihre Seele wieder ins Gleichgewicht.

Teil II
PCOS heilen:
Der 21-Tage-Plan

Kapitel 6
Erfolg will vorbereitet sein

Es ist Zeit loszulegen. Eine gute Vorbereitung gehört zur PCOS-Diva-Lebensweise unbedingt dazu. Auch wenn Sie nicht täglich alle Eventualitäten vorhersehen können, können Sie einen Plan gestalten, der Ihnen den Weg zu einem großartigen Lebensgefühl ebnet. Gehen wir dabei von innen nach außen vor.

Schritt 1: Denken Sie wie eine PCOS-Diva. Falls Sie Kapitel 3 übersprungen haben, blättern Sie bitte jetzt zurück und lesen Sie es. Es ist die Grundlage für Ihre nächsten 21 Tage.

Schritt 2: Machen Sie sich klar, was Ihr »großes Warum« ist. Warum genau machen Sie das 21-Tage-Programm? Um abzunehmen? Damit Sie schwanger werden können oder mehr Energie haben? Damit Sie auf Ihrem Klassentreffen toll aussehen und den Leuten ihre gehässigen Bemerkungen im Halse stecken bleiben? Was immer Sie bewegt, geben Sie es sich selbst gegenüber ehrlich zu. Das wahre »große Warum« Ihres Einsatzes zu verstehen, wird Ihnen Ihr Ziel klarer vor Augen führen und Sie zufriedener machen, sobald Sie es erreichen. Wenn Sie den Grund finden, der emotional bei Ihnen etwas bewegt, und wenn Sie sich immer wieder an diesen Grund erinnern, werden Sie Herausforderungen eher meistern und auf Ihrem Weg zu mehr Wohlbefinden bleiben.

Erinnern Sie sich noch an meine Sofageschichte? Mein Wunsch, eine engagiertere und aktivere Mutter und Ehefrau zu sein, war mein »großes Warum«. Er ist es immer noch. Wann immer ich auf ein Hindernis stoße, sehe ich meine Familie an und konzentriere mich wieder auf mein Ziel. Der Gedanke an meine Familie bestätigt mein Vorhaben und hilft mir über alle Stolpersteine hinweg (und es sind immer wieder andere Stolpersteine). Wenn ich vom Weg abgekommen bin und nicht weitergehen möchte, besinne ich mich auf mein »großes Warum«, und es trägt mich weiter.

Schritt 3: Bewerten Sie die Situation. Wer sich gut fühlt, vergisst leicht, wie es war, sich schlecht zu fühlen. So wird es Ihnen wahrscheinlich in den kommenden Wochen gehen. Die Veränderungen, die Sie erleben werden, werden Symptome abmildern, und sich energiegeladen und gesund zu fühlen, wird zu Ihrem Normalzustand werden. Das ist toll! Um Ihre künftigen Fortschritte wirklich bewusst würdigen zu können, sollten Sie sich einen Moment Zeit nehmen, um den PCOS-Diva-Symptom-Test zu machen, der sich am Ende des Buchs befindet (S. 385). Am Ende des 21-Tage-Programms machen Sie ihn noch einmal und vergleichen die Ergebnisse. Sie werden überrascht sein, was Sie erreicht haben!

Schritt 4: Suchen Sie sich Hilfe. Vielen fällt es schwer, um Hilfe zu bitten. Wir wollen andere nicht belasten oder eine Schwäche zugeben. Jetzt ist es jedoch an der Zeit, wie eine PCOS-Diva zu leben und Hilfe und Unterstützung zu suchen. Nicht nur zeigen Forschungsergebnisse, dass Menschen, die ihre Lebensweise ändern, dabei mehr Erfolg haben, wenn sie dies gemeinsam mit einem Partner tun. Es ist außerdem auch so, dass Sie Hilfe und Unterstützung *verdienen*.

Bitten Sie jemanden, bei Ihrem 21-Tage-Programm mitzumachen. Sie können sich zusammen vorbereiten, sich gegenseitig unterstützen und sich immer besser fühlen! Oder Sie gründen eine PCOS-Gruppe, ein PCOS-Team, das Sie unterstützt. Versuchen Sie, ein paar Menschen in Ihrer privaten und beruflichen Umgebung zu erklären, was PCOS ist, warum Sie Ihre Lebensweise ändern, und wie genau sie Sie dabei unterstützen können. Drücken Sie sich klar und genau aus: »Bitte geh in der Mittagspause mit mir spazieren« oder »Bitte bringen Sie mir keine Bagels mit«. Und vergessen Sie nicht, Ihre Dankbarkeit für die Hilfe und das Interesse an Ihren Fortschritten auszudrücken.

Wenn Sie mehr Energie haben und besser drauf sind, werden die Leute die Veränderungen bemerken. Schon bald werden Sie, anstatt um Hilfe zu bitten, andere inspirieren.

Schritt 5: Misten Sie Ihre Vorratskammer aus. Es ist Zeit für einen Neuanfang. Ab heute werden Sie alle Lebensmittel aus Ihrer Nähe verbannen, von denen Sie sich schlecht fühlen. Verschenken Sie verarbeitete Lebensmittel oder werfen Sie sie weg. Dies gilt auch für Nudeln, Kekse und Snacks. Wenn Sie sie nicht dahaben, werden Sie nicht mehr so leicht in alte Essgewohnheiten verfallen. Faustregel: Weg mit allem, was Zutaten enthält, die Sie nicht kennen oder aussprechen können, und was mehr als fünf aufgeführte Zutaten enthält. Und vor allem weg mit allem, was Folgendes enthält:

Maissirup mit hohem Fruchtzuckergehalt. Als preiswertes Zuckerkonzentrat mit einem hohen glykämischen Index beeinflusst er nicht nur den Grundumsatz des Stoffwechsels, indem die Fettspeicherung angeregt wird, er erhöht außerdem das Risiko für Typ-2-Diabetes, koronare Herzerkrankungen, Schlaganfälle und Krebs.

Transfette oder teilweise gehärtete Öle. Gehärtete Fette sind hochgradig verarbeitet und werden eingesetzt, um Lebensmittel haltbarer zu machen und sie weniger fettig wirken zu lassen. Sie finden sie in Margarine, pflanzlichem Backfett, kommerziell hergestellten Backwaren, Tiefkühlgerichten und Fastfood. Wenn »teilweise gehärtet« bei einer oder mehr Zutaten steht, lassen Sie die Ware stehen. Die FDA, die Lebensmittelüberwachungs- und Arzneimittelbehörde der Vereinigten Staaten, gestattet Herstellern übrigens, Produkte mit 0 Prozent Transfetten auszuweisen, die in Wahrheit bis zu 0,49 Prozent Transfette enthalten.

Künstliche Süßungsmittel. Künstliche Süßungsmittel können viele Namen haben, zum Beispiel Aspartam, Acesulfam-Kalium, Natreen, Nutrasweet und Sucralose. Obwohl diese Süßstoffe den Kaloriengehalt senken, verlangsamen sie Ihren Stoffwechsel, und manche erhöhen erwiesenermaßen das Krebsrisiko. Sie werden außerdem mit Stoffwechselstörungen wie PCOS und allgemeiner Toxizität in Zusammenhang gebracht[138].

Raffinierter Zucker. Nahezu alle verarbeiteten Lebensmittel enthalten raffinierten Zucker in der einen oder anderen Form. Der Verzehr großer Mengen (oft versteckten) Zuckers und die damit zusammenhängenden erhöhten Insulinwerte können Gewichtszunahme, Blähungen, Müdigkeit, Arthritis, Migräne, eine verminderte Immunfunktion, Adipositas, Karies und Herz-Kreislauf-Erkrankungen verursachen. Außerdem kann die Nährstoffaufnahme gestört werden, was möglicherweise zu Osteoporose, Depressionen und PMS-Symptomen führt.

(Mononatrium-)Glutamat (Geschmacksverstärker, E621). Glutamat ist ein Geschmacksverstärker, der den Appetit anregen und Gewichtszunahme verursachen kann. Viele Menschen bekommen davon außerdem eine Menge anderer Nebenwirkungen wie Kopfschmerzen, juckende Haut, Schwindel sowie Atem-, Verdauungs-, Kreislauf- und Herzprobleme. Glutamat wird oft in Restaurants, in Salatsaucen, Chips, tiefgekühlten Vorspeisen und Suppen verwendet. Neben Glutamat gibt es noch andere Zutaten, die die schädliche Chemikalie (verarbeitete freie Glutaminsäure) enthalten und unerwünschte Reaktionen hervorrufen: autolysierte Hefe, Maltodextrin, Calciumcaseinat, texturierte Eiweißstoffe, Hefeextrakt und Nährhefe.

Die Konservierungsmittel Natriumbenzoate (TBHQ, BHA und BHT). Benzoate werden oft Lebensmitteln zugesetzt, um Fette haltbarer zu machen und vor dem Ranzigwerden zu bewahren, wenn sie älter werden und Licht und Luft ausgesetzt sind. Sie verlängern die Haltbarkeitsdauer und werden auch als Entschäumer verwendet. Sie haben eine leichte östrogene Wirkung[139] und beeinflussen nachweislich den Schlaf und den Appetit[140]. Benzoate werden mit Stoffwechsel- und Ernährungsstörungen[141], Leber- und Nierenschäden[142] und Krebs[143] in Zusammenhang gebracht.

Bromiertes Pflanzenöl. In den USA wird es oft verwendet, um aromatische Öle in zitrusbasierten Erfrischungsgetränken zu erhalten. In fast allen anderen Ländern ist es inzwischen verboten, da es die Fruchtbarkeit und die Schilddrüsenhormone beeinflussen und die neurologische Entwicklung schädigen kann[144].

Natriumnitrat und Natriumnitrit. Diese Konservierungsstoffe sind oft in verarbeitetem Fleisch enthalten wie in Speck, Trockenfleisch, Wurst, Hotdogs und Frühstücksfleisch. Nitrate können das Herzinfarktrisiko erhöhen und die Weise beeinflussen, auf die der Körper Zucker verarbeitet, also das Diabetesrisiko erhöhen[145], sowie im Magen chemische Nitrosaminverbindungen eingehen, die hochgradig krebserregend sind[146].

Künstliche Aromen und Farbstoffe. Diese werden für allergische Reaktionen, Dermatitis (Hautentzündungen), Ekzeme, Asthma, manche Krebsarten, Hyperaktivität und ADHS bei Kindern sowie für Nervenschäden verantwortlich gemacht[147]. Daneben können sie bis zu zehn ppm (Teile pro Million) Blei und drei ppm Arsen enthalten (und werden von der Lebensmittelüberwachungs- und Arzneimittelbehörde der Vereinigten Staaten noch immer als sicher eingestuft!)[148].

Gentechnisch veränderte Organismen (GVO). Dies sind Pflanzen und Tiere, die genmanipuliert wurden, um größer, bunter oder immun gegen Krankheiten oder Schädlinge zu sein. Weltweit sind die am meisten genmanipulierten Agrarprodukte Mais, Sojabohnen, Baumwolle und Raps. In Deutschland und der EU werden sie nur zu Versuchszwecken angebaut, wohl aber als Tierfuttermittel importiert, das gekennzeichnet werden muss. Allerdings sind Lebensmittel und Zutaten, die mithilfe von gentechnisch veränderten Organismen erzeugt wurden (also zum Beispiel in deren Ernährung enthalten waren), nicht zwingend gekennzeichnet. Das Label »Ohne Gentechnik« ist freiwillig.

Es wird befürchtet, dass GVO-Lebensmittel beim Menschen Antibiotikaresistenzen bewirken und sich negativ auf unsere genetischen Funktionen auswirken können. Gentechnisch veränderte Pflanzen mögen weniger anfällig für Krankheiten und Schädlinge sein und daher mit weniger Insektiziden und Pestiziden auskommen, aber wenn veränderte Gene außer Kontrolle geraten, könnten sich Schädlings- und Krankheitsarten entwickeln, die eine größere Widerstandskraft haben und höhere Dosen dieser Bekämpfungsmittel benötigen, damit sie in Schach gehalten werden können. Bis wir Sicherheit über die langfristigen Folgen von GVO haben, sollten wir sie möglichst vermeiden.

Achten Sie beim Kauf von Konserven auf Bisphenol-A-freie Dosen. Bisphenol A ist ein Umwelthormon, das oft in Dosenbeschichtungen gefunden wird, und das Ihre Symptome verschlechtern kann.

Schritt 6: Befüllen Sie Ihre Vorratskammer neu. Wir werden Ihren Vorratsschrank mit dem befüllen, was eine PCOS-Diva braucht. Diese Liste ist lang. Ich erwarte nicht von Ihnen, dass Sie sofort alles kaufen, was hier steht. Das ist Ihr Zielvorrat. Sehen Sie sich kurz den Mahlzeitenplan für die erste Woche an (S. 171ff.), um festzustellen, was Sie sofort brauchen. Ihr Vorratsschrank wird sich langsam mit Lebensmitteln füllen, die Ihnen guttun.

Getränke (ungesüßt): sprudelndes oder stilles Mineralwasser, Kräutertee, grüner Tee, Kokoswasser, gefiltertes Wasser, Mineralwasser mit Kohlensäure.
Würzmittel: sojafreie Gewürzsauce (zum Beispiel Coconut Aminos), Mayonnaise aus Olivenöl, gemahlener oder Dijon-Senf, Tamarinde-Soja-Sauce, Worcestershire-Sauce.
Getrocknete Kräuter, Gewürze und Geschmacksbringer: Piment, Lorbeerblatt, schwarzer Pfeffer, Kardamom, Cayennepfeffer, Selleriesalz, Chilipulver, chinesische Chilipaste, Gewürznelke, Zimt, Koriander, Ku-

min, Curry, reine Extrakte (Mandel, Kokosnuss, Zitrone, Pfefferminze und Vanille), Knoblauchpulver, Ingwer, Muskatnuss, Zwiebelpulver, Oregano, Paprika, geräucherte Paprika, ganze Pfefferkörner, Rosmarin, Thymian, Himalayasalz, Meersalz.

Mehl: fein gemahlenes Mandelmehl, Pfeilwurz, Kokosnussmehl, glutenfreies Mehl (sparsam verwenden), glutenfreie Backmischung (sparsam verwenden).

Getreide: Amaranth, Buchweizen, Hirse, glutenfreie Haferflocken, glutenfreier Haferschrot, Quinoa, Naturreis, glutenfreies Paniermehl.

Nüsse (rohe sind weniger entzündungsfördernd als geröstete): Mandeln, Paranüsse, Cashewnüsse, Haselnüsse, Macadamianüsse, Pecannüsse, Pinienkerne, Pistazien, Walnüsse, Nussmus.

Essig und Öl: biologische Heumilch-Butter, Ghee, Avocadoöl, natives Kokosöl, Leinöl, Hanföl, Triglycerid-(MCT-)Öl (aus mittelkettigen Fettsäuren), natives Olivenöl extra, Sesamöl, Walnussöl, roher Apfelessig, weißer und roter Balsamessig, Rotweinessig, Reisessig.

Samen: Chiasamen, Leinsamen, Hanfsamen, Kürbiskerne, Mohnsamen, Sesamsamen, Sonnenblumenkerne, Samenmus, Tahin.

Smoothie-Pulver, Grundstock: Ballaststoffe (wie *PCOS Diva Power Fiber*), Eiweiß (wie *PCOS Diva Power Protein* oder *Power Vegan Protein*) (vgl. S. 137).

Smoothie-Pulver, zusätzlich: grün (wie *PCOS Diva Power Greens*), rot (wie *PCOS Diva Power Reds*), L-Glutamin, Matcha-Teepulver (vgl. S. 137).

Snacks (vgl. für weitere Snackideen S. 378f.): Bitterschokolade, ungesüßte Kokosraspel, glutenfreie Biocracker.

Süßes:

Stevia. Stevia ist ein natürlicher Süßstoff, der 2- bis 300-mal süßer als Rohrzucker und somit sehr ergiebig ist. Greifen Sie nicht zu Billigvarianten, bei denen andere Süßstoffe beigemischt sind. Nehmen Sie biologisches grünes Steviapulver.

Unbearbeiteter Honig. Dieser hat einen glykämischen Index von nur 40–55, ist 100 Prozent Natur und bekannt für seine antimikrobiellen Eigenschaften. Je nach Herkunft kann er in Geschmack und Farbe variieren. Achten Sie darauf, dass der Honig wirklich kalt geschleudert und unbearbeitet ist.

Ahornsirup. Ebenfalls ganz natürlich, mit einem glykämischen Index von 54, enthält guter Ahornsirup nichts als reines Baumharz. Vermeiden Sie Produkte, die Zusätze wie Maissirup enthalten.

Mönchsfrucht. Die intensive Süße (2- bis 300-mal süßer als raffinierter Zucker) der Mönchsfrucht kommt von Antioxidantien. Das Süßungsmittel enthält von Natur aus keine Kalorien und erhöht den Blutzuckerspiegel nicht.

Kokosblütenzucker. Der Hauptbestandteil von Kokosblütenzucker, der einen niedrigen glykämischen Index und einen ziemlich einzigartigen Geschmack aufweist, ist Saccharose (Rohrzucker). Obwohl Kokosblütenzucker etwas weniger Monosaccharide enthält, sollten Sie ihn nicht höher dosieren als herkömmlichen Zucker.

Vermeiden Sie Agavendicksaft. Er enthält sehr viel Fruktose und verliert durch die Verarbeitung alle Nährstoffe.

Vegetarisches Eiweiß: schwarze Bohnen, Kidneybohnen, Kichererbsen, Linsen, Limabohnen, Mungobohnen, Pintobohnen, weiße Bohnen, gelbe Bohnen, Nussmus (aus Mandeln, Cashews oder Haselnüssen), Samenmus (aus Sonnenblumen- oder Kürbiskernen, Tahin). *Ansonsten:* Kokosmilch, Kürbiskonserven, Kakaopulver, gehackte grüne Chilischoten in Konserven, sonnengetrocknete Tomaten in Olivenöl, biologische Hühner- und Rinderknochenbrühe, biologische Gemüsebrühe, Tomatenstückekonserven, Tomatenmark, Tomatensauce.

Schritt 7: Bereiten Sie Ihre Küche vor. Kochen ist einfacher und angenehmer, wenn Sie genügend Platz dafür haben. Beseitigen Sie zunächst Küchengerümpel, auch Geräte und Hilfsmittel, die Sie nicht wirklich nutzen. Ich empfehle, dies in kleinen Schritten zu tun. Reservieren Sie täglich 15 Minuten dafür; nehmen Sie sich einen Schrank, eine Schublade oder eine Arbeitsfläche vor und entrümpeln Sie sie.

······Die Auswahl der Smoothie-Pulver-Nahrungsergänzungen:······

Grundstock

Ballaststoffe. Kaufen Sie Pulver mit Ballaststoffen, die aus unterschiedlichen Quellen stammen und die teils löslich, teils nicht löslich sind, die gluten- und lektinfrei sind und viele Antioxidantien enthalten.

Eiweiß. Achten Sie beim Eiweißpulver darauf, dass es weder Gluten noch Milchprodukte oder Soja enthält. (PCOS-Diva-Pulver ist speziell für die Nährstoffbedürfnisse von Frauen mit PCOS zusammengestellt, entweder auf der Basis von Kollagen-Proteinen oder von biologischem Erbsen-Protein.) Wenn Sie Angebote vergleichen wollen, empfehle ich unbedingt ein sojafreies, veganes oder Kollagen-Pulver, das ungesüßt oder nur leicht mit Stevia gesüßt ist.

Zusätzlich

Grün. Ihr grünes Pulver sollte kein Gluten und keinerlei Füllstoffe enthalten (wie Ballaststoffe, ganze Gräser, Pektin, Reiskleie oder Flachs), keinen beigefügten Zucker oder Süßstoffe, keine Luzerne (Alfalfa) (diese enthält einen giftigen Zusatz, der Autoimmunkrankheiten verschlimmert).

Rot. Wählen Sie ein rotes Pulver, das weder Soja, Zucker noch künstliche Süßstoffe enthält und auch kein Gluten oder jedwede Füllstoffe (wie Ballaststoffe, ganze Gräser, Pektin, Reiskleie oder Flachs). Das rote Pulver sollte eine gute Kombination aus über einem Dutzend Früchten und Gemüsesorten und deren Pflanzeninhaltsstoffen aus der rot-violetten Gruppe sein.

L-Glutamin. Wählen Sie ein reines L-Glutamin-Pulver ohne Füllstoffe.

Matcha-Teepulver. Matcha ist ein starkes Antioxidans. Da Sie das ganze Blatt aufnehmen, sollten Sie darauf achten, dass Ihr Matcha-Teepulver mit dem »Ceremonial Grade« gekennzeichnet ist, biologisch und frei von Pestiziden und Schwermetallen.

Als Nächstes können Sie eine neue Ordnung anlegen. Platzieren Sie alle häufig verwendeten Geräte nahe beieinander. Bewahren Sie weniger häufig benutzte Gegenstände weniger zentral auf. Reservieren Sie bestimmte Arbeitsflächen und Hilfsmittel für die Mahlzeitplanung.

Ergänzen Sie dann, was Sie noch brauchen. Sie werden ganz schön in der Küche herumwirbeln, und die richtigen Geräte werden Ihnen dies erleichtern und angenehmer machen. Hier sind ein paar Dinge, die ich empfehle:

- Qualitäts-Kochgeschirr. Gusseisen und rostfreier Stahl sind am besten. Versuchen Sie, Teflonbeschichtungen möglichst zu vermeiden. Wenn Sie von Antihaft nicht lassen wollen, nehmen Sie Keramik.
- Ein leistungsstarker Standmixer, der Eis und Gemüse zerkleinern kann. Ich verwende einen »Vitamix«. Er ist teuer, aber ich finde, er funktioniert am besten. Auf Reisen benutze ich auch gern den »NutriBullet Pro«.
- Ein Pürierstab. Hervorragend für Suppen.
- Gute Koch- und Schälmesser.
- Ein Gemüsehobel. Nicht unbedingt erforderlich, aber empfehlenswert.
- Ein Schongarer.
- Ein elektrischer Schnellkochtopf.
- Ein kleiner Schongarer. Super, um auf der Arbeit Reste, Suppen oder Porridge aufzuwärmen.
- Ein Reiskocher. Außer für Reis eignet er sich hervorragend zur morgendlichen Bereitung von Porridge.

Schritt 8: Stellen Sie Ihr Selbstversorger-Instrumentarium zusammen. Sie brauchen Folgendes:

- ein Ringbuch DIN A4,
- eine Naturborsten-Trockenbürste oder einen Luffaschwamm mit einem abnehmbaren langen Griff, damit Sie sich den Rücken bürsten können,
- einen Zungenreiniger,
- eine Wasserflasche (Glas oder rostfreier Stahl),
- eine interessante Zeitschrift und Ihren Lieblingsstift,
- Schlafmaske,
- Haftnotizzettel,
- Nahrungsergänzungsmittel (vgl. S. 101ff.).

Schritt 9: Machen Sie einen Plan. *Die Planung der Mahlzeiten und Zwischenmahlzeiten ist wesentlich für den Erfolg.*

Während der ersten beiden Wochen des PCOS-21-Tage-Behandlungsplans probieren Sie Vorschläge für Essenspläne und Rezepte aus. Für die dritte Woche erstellen Sie Ihren eigenen Essensplan auf der Grundlage des Gelernten. Reservieren Sie vor jeder Woche etwas Zeit, um die Mahlzeiten und Zwischenmahlzeiten der nächsten drei bis vier Tage zu planen. Betrachten Sie den Wochenplan, und entscheiden Sie, ob Sie etwas ersetzen oder einige Mahlzeiten aufgrund Ihrer Vorlieben oder praktischer Aspekte anpassen möchten. Machen Sie sich eine Einkaufsliste und besorgen Sie die Dinge. Am dritten oder vierten Tag planen Sie für den Rest der Woche und kaufen ein. Diese zwei Einkäufe pro Woche werden Ihnen zur Gewohnheit werden, wenn Ihnen das Leben als PCOS-Diva einmal zur zweiten Haut geworden ist.

Die Vorbereitung der Mahlzeiten und Zwischenmahlzeiten ist ein wichtiger Bestandteil Ihrer Selbstfürsorge. Die richtigen Zutaten zur Hand und die Mahlzeiten rechtzeitig fertig zu haben, kann vor der Verlockung bewahren, den Pizzaboten anzurufen oder in alte Gewohnheiten zu verfallen.

Ich habe im Laufe der Jahre ein paar Tricks gelernt, die mir die Mahlzeitenplanung erleichtern. Inzwischen kann ich eine Woche innerhalb von 20 bis 30 Minuten vorausplanen. Und zwar so:

Filtern Sie Ihr Leitungswasser

Es ist wichtig, Ihr Trinkwasser zu filtern, da Frauen mit PCOS empfänglicher für Stoffe sind, die sich störend auf das Hormonsystem auswirken (endokrin aktive Substanzen, EAS), die gemeinhin im Trinkwasser vorhanden sind. Diese EAS können Ihr Hormonsystem schädigen und Ihre PCOS-Symptome verschlimmern.

Aktivkohlefilter sind die gebräuchlichsten Typen Wasserfilter und sehr wirksam bei der Entfernung von Verunreinigungen wie Chlor, Pestizide, Unkrautvernichtungsmittel, polychlorierte Biphenyle (PCB), flüchtige organische Verbindungen (VOC), manche Medikamente und Nebenprodukte aus der Wasseraufbereitung. Einfache Systeme wie PUR oder Brita sind überall zu bekommen und erschwinglich.

Andere Wasserfiltersysteme arbeiten mit Umkehrosmose, Ionenaustausch, Wasserdampfdestillation, Keramikfiltern, UV-Strahlung und der Schwerkraft. Jedes System hat seine Stärken und Schwächen. Wenn Sie in ein hochwertiges Wasserfiltersystem investieren wollen, sehen Sie sich meinen Favoriten an, »AquaTru«.

Informieren Sie sich, und wählen Sie das System aus, das zu Ihnen passt. Beginnen Sie mit einer Trinkwasseranalyse. Hierfür können Sie sich bei Ihren Stadtwerken informieren.

Seien Sie sich dessen bewusst, dass die Planung Ihrer Mahlzeiten ein wichtiger Teil der Selbstfürsorge ist. Behandeln Sie diese Zeit vorrangig, in der Sie sich hinsetzen, Rezepte durchgehen und Listen erstellen. Trinken Sie eine Tasse Tee, entspannen Sie sich und machen Sie dies zu einem angenehmen Ritual, das eingeplant ist, um Ihre Gesundheit zu unterstützen. Zeit, die Sie mit Planen, Einkaufen und Kochen verbringen, ist Zeit, die Sie in sich selbst investieren!

Verabreden Sie sich mit Ihrem Terminkalender. Setzen Sie sich am Wochenende hin, und finden Sie heraus, wie viel Zeit Sie jeden Tag für die Zubereitung Ihrer Hauptmahlzeit haben. Können Sie sich an den Esstisch setzen oder wird es ein hastiges Mahl zwischen Tür und Angel? Wenn Sie wissen, dass Sie wenig Zeit haben, planen Sie vielleicht eine Mahlzeit mit dem Schongarer oder eine, die Sie am Vortag (größtenteils) vorbereiten können. Bedenken Sie dabei, dass die Dinge nicht immer so laufen wie geplant. Manchmal arbeiten Sie lange, stehen im Stau oder haben einen langen Tag, an dem Sie sich nicht auch noch ums Abendessen kümmern wollen. Keine Sorge, kein Frust und keine Selbstvorwürfe. Ich werde Ihnen zeigen, wie Sie sich auch auf solche Tage vorbereiten können.

Überprüfen Sie, was Sie bereits haben. Werfen Sie einen Blick in Ihren Kühlschrank und Ihre Vorratskammer. Was ist schon da? Gibt es etwas, das verbraucht werden sollte?

Achten Sie gezielt auf Sonderangebote. Wenn Rindfleisch aus Grasfütterung dabei ist, setzen Sie es auf den wöchentlichen Speiseplan. Der Wildlachs sieht gut aus? Kaufen Sie die doppelte Portion und frieren Sie die Hälfte ein. Wenn Grund- oder teure Nahrungsmittel günstig angeboten werden, kaufen Sie auf Vorrat und lagern oder frieren Sie ein, was Sie können.

················Bewerten Sie Ihre Mahlzeiten················

Bewerten Sie jede Mahlzeit hinterher auf einer Skala von 1 bis 5. Die mit 1 und 2 bewerteten Gerichte bleiben, die anderen fliegen raus. Machen Sie sich zu jedem Rezept Notizen, um sich an die Änderungen zu erinnern, die Sie beim nächsten Mal vornehmen wollen, beispielsweise »weniger Zitrone«.

················

Schreiben Sie eine Einkaufsliste. Erstellen Sie eine detaillierte Liste von allem, was Sie für die Woche brauchen, vom Frühstück bis zum Abendessen (einschließlich Zwischenmahlzeiten und dem Auffüllen der Grundnahrungsmittel). Vielleicht wollen Sie eine Standardliste von Basics entwickeln, die Sie jede Woche besorgen und die Sie nach Bedarf ergänzen können. Auf diese Weise vergessen Sie nichts, sparen Zeit und Geld und beugen Impulskäufen vor. Gehen Sie *niemals* ohne Liste einkaufen.

Kaufen Sie schlau ein. Beginnen Sie auf dem Wochenmarkt. Die Waren sind dort frischer, nährstoffreicher und wahrscheinlich günstiger. Gehen Sie dann ins Lebensmittelgeschäft. Informieren Sie sich, wann leicht verderbliche Ware eintrifft. Fisch kommt täglich außer montags herein? Schön, planen Sie das ein. Seien Sie auch flexibel mit Ihrer Liste. Wenn der Spinat ein wenig welk aussieht, der Spargel jedoch gut, nehmen Sie den Spargel.

Planen Sie Reste ein. Reste sind nicht »übrig«, wenn sie eingeplant sind. Machen Sie bewusst ein bisschen mehr, sodass Sie es am nächsten Tag zum Beispiel beim Mittagessen genießen können. Oder Sie verwenden es später in einem Rezept. So mache ich gerne Grillhähnchen. Am ersten Tag schmeckt es toll, und manchmal ist es sogar ein paar Tage später noch besser in einem Salat oder in der Suppe.

··········Bonustipps für die Vorbereitung der Mahlzeiten··········

Hart gekochte Eier halten sich im Kühlschrank eine Woche lang. Sie sind ein schnelles, flexibles, gut transportierbares Eiweiß.

Bereiten Sie eine Ladung Hafergrütze für die Woche vor. Dies ist ein fantastisches Frühstück für PCOS-Diven. Machen Sie eine Ladung, bewahren Sie sie in einem luftdichten Glasgefäß im Kühlschrank auf und löffeln Sie sich Ihre Portion am Morgen einfach heraus. Mit einem Schuss Pflanzenmilch haben Sie Ihr Frühstück schnell aufgewärmt.

Smoothies lassen sich wunderbar aufbewahren. Smoothies sind mein Lieblingsfrühstück. Bereiten Sie eine große Menge vor und frieren Sie sie in Muffinformen ein. Wenn Ihnen danach ist, werfen Sie ein paar in den Standmixer. Alternativ können Sie alle trockenen Zutaten abmessen und in Vorratsbeuteln kühlen oder einfrieren. Dann brauchen Sie vor dem Verzehr nur noch Pflanzenmilch hinzuzufügen und zu mixen.

Ihr Schongarer ist Ihr Freund. Jeder Schongarer ist anders, also werden Sie erst einmal die Kochzeiten austesten müssen. Ich habe gerne in meinem Vorratsraum und Kühlschrank Zutaten für ein paar Mahlzeiten zur Hand, die ich im Schongarer zubereiten kann. Je nach Rezept gebe ich die Zutaten morgens in den Schongarer, und abends ist das Essen fertig. Für ein ausgewogenes Mahl kann ein frischer Salat hinzugefügt werden.

Ein elektrischer Dampfgarer bereitet schnell Essen zu. Ich liebe meinen Dampfkochtopf. Es dauerte ein kleines bisschen, bis ich ihn bedienen konnte, aber seither ist er einer meiner meistbenutzten schnellen Helfer. Ich kann tolle und nahrhafte Gerichte in einem Bruchteil der normalen Zubereitungszeit kochen.

··

Haben Sie einen Plan B. Ein mit Bedacht gefüllter Kühlschrank und Vorratsschrank können Ihre Rettung sein, wenn die Dinge mal anders laufen als geplant. Definieren Sie dafür den Begriff Fastfood neu. Ein Omelett zum Beispiel geht schnell und einfach und kann mit dem zubereitet werden, was gerade da ist. Frieren Sie mariniertes Fleisch für schnelle Mahlzeiten ein oder grillen Sie Eiweißhaltiges im Voraus für Salate und frieren Sie es ein. Ich mache oft doppelte Mengen Vorspeisen oder Beilagen und friere eine davon ein. Das geht sehr gut mit Suppen, Eintöpfen, Reis und Quinoa. An einem hektischen Abend geht es schneller, eine Suppe oder einen Eintopf aufzutauen, als Essen liefern zu lassen!

Bereiten Sie am Wochenende einiges vor. Nutzen Sie am Wochenende ein wenig Zeit, um Gemüse zu putzen und zu zerkleinern, Hackfleisch zu braten, Suppen zu kochen und Obst und Gemüse abzuspülen. Sie können sogar Ihre Salate vorbereiten und in Behältern einige Tage aufbewahren.

Schritt 10: Zeit und Raum reservieren. Jeden Morgen beginnen Sie Ihren Tag mit Zeit, die nur für Sie reserviert ist. Während der ersten Woche werden Sie in dieser Zeit ein Tagebuch führen. Während der zweiten und dritten Woche werden Bewegung und Meditation dazukommen. Nehmen Sie sich jetzt ein paar Minuten und bereiten Sie einen Platz vor, an dem Sie während Ihrer Morgenroutine schreiben und arbeiten können. Legen Sie Ihr Tagebuch, Stifte und Haftnotizzettel an diesen Platz.

Schritt 11: Beginnen Sie, sich von verarbeiteten Lebensmitteln und Koffein zu entwöhnen. Wenn Sie derzeit regelmäßig Koffein und verarbeitete Lebensmittel zu sich nehmen, haben Sie jetzt möglicherweise eine vorübergehende Entgiftungsphase mit Kopfschmerzen, Unwohlsein und Heißhunger vor sich, da Sie sich im Übergang zu einer PCOS-freundlichen Ernährungsweise befinden. Bevor Sie mit dem 21-Tage-Plan beginnen, reduzieren Sie nach und nach diese Lebensmittel, insbesondere koffeinhaltige Getränke, Zucker (auch künstlichen) und verarbeitete Lebensmittel.

Schritt 12: Vertrauen Sie auf einen positiven Verlauf. Während der ersten Wochen werden Sie Höhen und Tiefen erleben, da Ihr Körper ein neues Gleichgewicht findet. Sie finden neue Gewohnheiten, und Ihr Geist lernt, sich selbst zu beruhigen. Vertrauen Sie darauf, dass alles so ist, wie es sein soll. Leben Sie im Moment und treffen Sie immer eine Entscheidung nach der anderen. Ich verspreche Ihnen, dass Sie sich am Ende der 21 Tage wie neugeboren fühlen werden. Und, ganz wichtig: Ihr Körper wird kraftvoller und gesünder sein.

Der PCOS-21-Tage-Behandlungsplan ist keine kurzfristige Diät. Er ist eine wirksame Lebensweise!

Und nun befreien Sie sich von Zweifeln, die vielleicht noch schwelen. Lassen Sie Zweifel daran los, dass dieses Programm Ihnen dabei helfen wird, Ihre Ziele zu erreichen. Lassen Sie Zweifel daran los, dass Sie die innere Stärke haben dabeizubleiben. Lassen Sie dies alles los, überlassen Sie sich dem Prozess, der nun einsetzen wird, und seiner Kraft. Sie werden es nicht bereuen.

Tipps, um die Kaffee-Entwöhnung zu überleben

- Halbieren Sie täglich Ihre Dosis Koffein, bis Sie bei einer halben Tasse angelangt sind, und hören Sie dann ganz auf.
- Wasser trinken und gesunde Zwischenmahlzeiten können dabei helfen, von Kaffee und Koffein abzukommen.
- Gegen Kopfschmerzen nehmen Sie während dieser Zeit 1.000 Milligramm Vitamin C, um die Entzugserscheinungen abzumildern.
- Weidenrindekapseln, die Salicylate enthalten, einen natürlichen schmerzstillenden Wirkstoff, können gegen Kopfschmerzen helfen. Wie Aspirin sollten sie jedoch zwei Wochen vor und nach einer Operation nicht eingenommen werden.
- Selbst wenn Sie auf kaltem Entzug sind, die meisten Symptome werden nach einer Woche verschwunden sein.
- Wenn Sie ein bisschen Koffein brauchen, trinken Sie eine Tasse grünen Tee.
- Trinken Sie warmes Wasser mit Zitrone oder stellen Sie sich auf grünen, weißen, Matcha- oder Oolong-Tee mit niedrigerem Koffeingehalt ein.

Was Sie in der ersten Woche erwarten können: Entdeckungen

In der ersten Woche werden wir die Grundsteine für die Gewohnheiten, Muster und Motivationen legen, die die Basis der PCOS-Diva-Lebensweise sind, Ihre Lebensweise von jetzt an. Es gibt ein Geheimnis, wie Sie dorthin kommen: mit kleinen Mäuseschritten. Die allmählichen täglichen Veränderungen während dieser Woche werden Ihren Gesundheitszustand und Ihr Leben verändern.

Der PCOS-21-Tage-Plan führt Sie durch diese allmählichen Veränderungen, die zu neuen, positiven Gewohnheiten werden.

Diese erste Woche ist der Frage gewidmet, wie Sie eine PCOS-Diva werden. Die Gewohnheiten, die Sie ab dieser Woche aufbauen, werden so sehr zu einem Teil Ihrer Routine werden, dass sie einen grundlegenden Teil Ihres Wesens ausmachen werden. Während Sie sich immer besser fühlen, werden diese gesunden Gewohnheiten zum Selbstläufer.

Ihre Wochenziele sind:

- Zu entdecken, wie Sie die Verantwortung für Ihre Gesundheit übernehmen können, indem Sie die Verantwortung für Ihren Tag übernehmen.
- Zu entdecken, wie Sie sich nach welchem Essen fühlen.
- Zu entdecken, wie eine PCOS-Diva denkt.

Vor allem – diese Woche und sowieso immer – seien Sie nett zu sich. *Wir streben nach Fortschritt, nicht nach Perfektion.*

Dies sind die Bestandteile Ihrer neuen täglichen Heilungs- und Erneuerungsroutine:

»Die PCOS-Diva-Lebensweise hat meinen Gesundheitszustand drama-tisch verändert. Ich war müde und depressiv (trotz vieler Versuche mit Antidepressiva) und bin jetzt energievoller und motivierter. Ich war hocherfreut, so schnell positive Ergebnisse wahrzunehmen wie etwa Gewichtsverlust und weniger Akne. Plötzlich hatte ich eine Fülle an Informationen und Unterstützung zur Hand, die mich bestärkten und motivierten, mein PCOS anzugehen. Ich habe nicht viel auf einmal ver-ändert – ich fing mit dem an, was mir leichtfiel, und fügte weitere Ände-rungen hinzu, wenn ich dazu bereit war und mich besser zu fühlen be-gann. PCOS zu behandeln, geht nicht mal eben schnell – es ist eine Lebensweise, die Sie pflegen und auf der Sie während Ihres ganzen Lebens aufbauen. Sie können es!«

–Katie B.

Raketenstart

Ihren Tag selbst zu bestimmen, beginnt beim *vorsätzlichen, zielgerichteten* Aufstehen. Das Aufstehen ist wichtig. Wie oft wachen Sie auf, nur um die Schlummerfunktion des Weckers zu betätigen? Liegen Sie im Bett und zer-martern sich den Kopf über alles, was Sie heute zu erledigen haben? Angst, Aufschieben und negative Gedanken brodeln dann so lange, bis Sie sich in letzter Sekunde aus dem Bett schleppen. Sie beginnen Ihren Tag bereits in Eile, lassen das Frühstück aus und hetzen erschöpft und über sich selbst frustriert zur Tür hinaus.

Das ist nicht die Art, auf die eine PCOS-Diva ihren Tag beginnt. Sie sind nun dabei, eine bessere Art zu entdecken.

Sich einen regelmäßigen und konsequenten Wachrhythmus anzugewöh-nen, ist eine wirkungsvolle Möglichkeit, die Verantwortung für Ihr Leben und Ihre Gesundheit zu übernehmen. Schon allein das frühere Aufwachen und Aufstehen fühlt sich wie ein Sieg an. Es wird zu einem Akt der Selbstfürsorge, da Sie sich Freiraum und Zeit am Tag nur für sich selbst schaffen. Bitte beschließen Sie jetzt, die Schlummerfunktion Ihres Weckers nicht zu betätigen.

Es fängt damit an, eine Viertelstunde früher aufzustehen als bisher. Ideal wäre, bis zum Ende des Programms eine Dreiviertelstunde daraus zu machen. Dies wird die wichtige Zeit der Selbstfürsorge sein, in der Sie den Tag gut beginnen können. Wenn Sie also dieses kleine Zeitfenster vergrößern möchten, das Sie schrittweise zu Ihrem Endziel führt, dann tun Sie es gern!

Jeden Morgen werden Sie mit einem Countdown aus dem Bett in den Tag starten, indem Sie die »5-Sekunden-Regel« der Rednerin und Autorin Mel Robbins anwenden. Es geht dabei darum, dass Sie, sobald das Wecksignal ertönt, noch bevor Ihr Gehirn die Zeit hat, sich darüber klar zu werden, was los ist, zu sich selbst sagen »5 – 4 – 3 – 2 – 1 – LOS!« und das Bett verlassen.

In ihrem Buch *Die 5-Sekunden-Regel* sagt Robbins: »Wenn Sie den Impuls in Richtung eines Ziels verspüren, müssen Sie sich innerhalb von fünf Sekunden körperlich bewegen, sonst wird Ihr Gehirn diese Idee zerstören.«[149] Wenn Sie wie ich sind, fallen Ihnen, sobald der Wecker klingelt, sofort fünf gute Gründe ein, weshalb Sie es verdienen, die Schlummertaste zu drücken. Aber wenn Sie einfach aus dem Bett steigen, ohne nachzudenken, bleibt keine Zeit für Einwände oder Verhandlungen.

Also: auf in den Tag, PCOS-Diva!

Morgenmotto

Für die meisten von uns ist das Erste, was wir am Morgen tun, der Griff zum Handy und das Überfliegen von E-Mails und Nachrichten in den sozialen Medien. Dies ist ein angstauslösender Einstieg in den Tag. Bitte sehen Sie mindestens bis zum Frühstück nicht auf Ihr Handy. Sprechen Sie stattdessen, sobald Ihre Füße den Boden berühren, Ihre Absichten für den kommenden Tag aus, Ihr Morgenmotto.

Ihr Morgenmotto sollte einprägsam sein, ein Leitsatz, der Ihr Wegweiser und Ihre Motivation für den Tag sein kann. Es kann Ihr Anker sein, wenn Sie das Gefühl haben wegzudriften, es kann Sie dazu inspirieren, aktiv zu werden, und Ihnen dabei helfen, Hindernisse zu überwinden, durchzuhalten und vorwärtszukommen.

In letzter Zeit benutze ich gern das Morgenmotto von Pam Grout, der Autorin von *Sei dankbar und werde reich*: »Mir wird heute etwas wirklich Großartiges passieren«, in Kombination mit Philipper 4,13: »Alles vermag ich durch den, der mich stärkt.« Ich mag auch »Nimm das Gute auf«, ein wunderbares Motto aus Rick Hansons Buch *Just One Thing*. Diese Mottos helfen mir dabei, meinen Tag mit dem Fokus auf Möglichkeiten und Fülle zu beginnen.

Finden Sie für die kommenden 21 Tage Ihre eigenen Morgenmottos, und notieren Sie sie in Ihrem Tagebuch, bevor Sie mit Tag 1 beginnen. Sie können sich selbst eines ausdenken, eines aus Ihrem liebsten Inspirationsbuch auswählen oder sich im Internet inspirieren lassen. Hier sind einige für den Anfang:

- »Gute Gewohnheiten machen eine PCOS-Diva.«
- »Gib dich dem Ja hin.«
- »Atmen.«
- »Ich glaube, ich kann es.«
- »Gesundheit zuerst.«
- »Versagen gibt es nicht, nur Reaktionen.«
- »Fortschritt statt Perfektion.«

Das »große Warum«

Nehmen Sie sich einen Moment Zeit, um sich Ihres tiefer liegenden Beweggrunds zu besinnen, Ihres »großen Warum«, eine PCOS-Diva werden zu wollen. Sich an Ihr eigentliches Ziel zu erinnern, kann die Entscheidungen des Tages (wie etwa, früher aufzustehen) ein wenig erleichtern.

Dankbarkeit

Beginnen Sie Ihren Morgen mit Dankbarkeit im Herzen, das wird einen positiven Grundton für den Tag setzen. Zählen Sie im Geist Dinge auf, für die Sie gerade dankbar sind. Sie brauchen nicht tiefgründig zu sein. An manchen Tagen bin ich dankbar für die friedvolle morgendliche Ruhe, bevor das Haus wach wird und die Betriebsamkeit des Tages anfängt. Seien Sie dankbar für die Kraft, Entscheidungen zu treffen, die Ihr Leben ändern. Egal ob klein oder groß, beginnen Sie den Tag mit Dankbarkeit.

Morgenelixier

Nach Ihrem Raketenstart aus dem Bett sprechen Sie also Ihr Morgenmotto und verweilen einige Augenblicke bei Ihrem »großen Warum« und Ihrer Dankbarkeit, und dann wird es Zeit für Ihr Morgenelixier. Beginnen Sie den Tag, mindestens eine halbe Stunde vor dem Frühstück, mit einer Tasse warmem Wasser mit Zitrone. So füllen Sie erst mal Ihren Wasservorrat wieder auf; zudem hilft Zitronenwasser dabei, das Verdauungssystem »aufzuwecken« und auf seine Tätigkeit vorzubereiten; im Ergebnis ist der Körper besser imstande, Nährstoffe aufzunehmen, und Blähungen werden reduziert. Und es ist eine schöne Art, Ihrer Leber einen Liebesdienst zu erweisen. Zitronen unterstützen mehr als jedes andere Lebensmittel die Fähigkeit der Leber, Enzyme zu produzieren. Sowohl das Wasser als auch der Zitronensaft helfen ihr dabei, effizienter zu arbeiten und Ihren gesamten Gesundheitszustand zu verbessern. Und schließlich sind Zitronen ein guter Lieferant von Antioxidantien und Elektrolyten wie Kalium, Kalzium und Magnesium.

Für die Bereitung Ihres Morgenelixiers:

- Kochen Sie Wasser.
- Pressen Sie eine viertel bis halbe Zitrone in einen Becher aus.
- Füllen Sie den Becher zur Hälfte mit gefiltertem kaltem Wasser.
- Füllen Sie den Becher mit heißem Wasser auf.

Hier ein paar weitere Zutaten, die Sie je nach Geschmack hinzufügen können:

Cayennepfeffer (eine Prise). Ein bisschen Cayennepfeffer wird Ihnen einen kleinen Aufwachkick verschaffen, und das Capsaicin darin kann Ihren Blutzuckerspiegel regulieren helfen[150]. Studien zeigen, dass Cayennepfeffer die Körpertemperatur erhöht und den Stoffwechsel anregt, den Appetit reduziert und den Fettabbau unterstützt[151].

Frischer Ingwer (1 TL). Ingwer hat entzündungshemmende Bestandteile, die Gingerole, und kann die Blutzucker-Regulation unterstützen[152]. Ich verreibe gern eine kleine Ingwerwurzel, gebe sie in ein Tee-Ei und lasse sie in meinem Zitronenwasser ziehen.

Naturbelassener Apfelessig (1 TL). Ein oder zwei Teelöffel Apfelessig können die Insulinsensitivität verbessern[153]. (Denken Sie daran, mit Ihrem Arzt zu sprechen, bevor Sie Apfelessig benutzen, falls Sie Metformin einnehmen.)

Zimtpulver (¼ TL). Zahlreiche Studien haben ergeben, dass Zimt den Blutzucker und sogar glykiertes Hämoglobin (HbA_{1c}) senken kann[154]. Ich verwende lieber Ceylon- als Cassiazimt, da Letzterer Cumarin enthält, das die Leber schädigen kann. In Ceylonzimt ist kein Cumarin nachweisbar.

Kurkuma (¼ TL). Kurkuma (Gelbwurz) ist ein leuchtend gelb-orangenes Gewürz, das zur Familie der Ingwergewächse gehört. Curcumin, die wirksame Substanz im Kurkuma, kann Entzündungen abschwächen[155].

Kaltgeschleuderter Honig (½ TL). Wenn Sie Süße brauchen, nehmen Sie kaltgeschleuderten Honig aus der Region. Es wurde nachgewiesen, dass er bei Diabetes[156], Schlafproblemen[157], Erkältungen[158] und bei der Wundheilung[159] unterstützend wirken kann.

Inspiration

Über bedeutungsvolle und inspirierende Weisheiten nachzudenken, hat meine Sicht auf das Leben verändert. Es hilft mir dabei, wie eine PCOS-Diva zu denken. Diese kleinen Weisheiten sind für mich wie Perlen der Erkenntnis, die Licht und Hoffnung bringen und oft meine Seele berühren. Sie können ein Gefühl der Hoffnung, Ausdauer und Kraft vermitteln. Manchmal lassen sie mich das Leben aus einer völlig neuen Perspektive sehen. Einen sinnstiftenden Tagesspruch zu lesen und darüber nachzudenken, ist eine kraftvolle Möglichkeit, unser Denken zu verändern; es kann uns helfen, in uns zu erkennen, was wir ändern oder überwinden wollen.

Während das Wasser für Ihr Morgenelixier kocht, nutzen Sie also den Moment, um über Ihren heutigen Spruch nachzudenken. Was bedeutet er für Ihr Leben? Wie können Sie ihn an diesem Tag einsetzen?

Glaubenssätze

Auch positive Glaubenssätze helfen mir dabei, wie eine PCOS-Diva zu denken. Sie helfen mir, einschränkende Vorstellungen, negative Glaubenssätze und selbstzerstörerische Gedanken loszuwerden, die sich in mir und meinem Leben eingenistet haben. Positive Glaubenssätze helfen mir, mir meiner Gedanken bewusst zu werden und innerlich den Schalter umzulegen – von der Stimme, die mir einredet, ich sei nicht gut genug, hin zu Positivität, Dankbarkeit und »Genugsein«. Wir haben im Leben schon so viele negative Aussagen gehört, ob implizit oder explizit; unsere Eltern, Kollegen, Klassenkameraden oder Lehrer sagten, dass wir unfähig, dick, faul, dumm und so weiter seien. Diese negativen Aussagen sind keine »Wahrheiten«, aber sie haben die Macht, an uns kleben zu bleiben. Positive Glaubenssätze können sie wirksam verdrängen, damit wir aufhören, sie zu bekräftigen.

Während der kommenden 21 Tage werde ich Ihnen für jeden Tag einen positiven Glaubenssatz mitgeben. Wenn er bei Ihnen nichts zum Schwingen bringt, notieren Sie sich gern einen anderen.

Jeden Morgen schreiben Sie sich den Spruch des Tages dreimal auf drei einzelne Haftnotizzettel, die Sie an drei Stellen verteilen, an denen Sie im Laufe des Tages vorbeikommen werden. Ich klebe mir gerne einen an den Badezimmerspiegel (den Satz laut auszusprechen, während Sie sich selbst im Spiegel ansehen, ist extrem wirkungsvoll), einen mitten auf mein Lenkrad im Auto und einen an meinen Computerbildschirm.

Überlegen Sie sich die besten Stellen für Ihre Notizzettel. Vielleicht sind Ihre Geldbörse, Ihre Make-up-Tasche oder die Schreibtischschublade diskretere Orte. Es geht darum, dass Sie Stellen finden, an denen Sie dazu angeregt werden, sich den Glaubenssatz selbst vorzusprechen. Tun Sie dies immer dreimal hintereinander, wenn Sie ihn sehen. Wenn Sie sich nicht wohl damit fühlen, die Sprüche für andere sichtbar zu platzieren, stellen Sie Ihren Handywecker auf drei Zeiten am Tag ein, und sprechen Sie dann den Satz. Versuchen Sie, das zum Satz passende Gefühl aufzurufen. Wenn Ihr Glaubenssatz lautet »Ich bin gesund und strahlend«, dann versuchen Sie, sich während des Sprechens gesund und strahlend zu *fühlen*.

Trockenbürsten und Ölmassage

Nehmen Sie sich in den kommenden drei Wochen jeden Morgen drei Minuten Zeit, Ihre neue Naturborstenbürste zu benutzen, um sich trocken abzubürsten, bevor Sie duschen. Üben Sie mit der Bürste festen, aber dennoch sanften Druck auf Ihre Haut aus. Das sollte sich angenehm anfühlen!

Trockenbürsten ist ein ausgezeichneter Akt der Selbstfürsorge. Es energetisiert und macht morgens wach, während wir uns um unseren Körper kümmern und mit ihm Kontakt aufnehmen. Es regt unser Lymphsystem an, regeneriert und belebt und unterstützt die Entgiftung, eine der Hauptaufgaben der Haut. Die Haut zu bürsten, hilft außerdem, verstopfte Poren zu befreien, ihre Nährstoffaufnahme zu erhöhen und die Hautzellenerneuerung anzuregen. Das Nervensystem kann sich regenerieren, und Nervenenden werden stimuliert. Nach dem Trockenbürsten und der Dusche empfehle ich, ein Körperöl einzumassieren (ich schätze biologisches, nicht geröstetes Sesamöl wegen seiner wärmenden Eigenschaften). Sie werden sich ruhig und fokussiert auf den Tag vorbereitet fühlen.

Wer unter einem Ekzem, Akne oder anderen Hautproblemen leidet, sollte vor dem Trockenbürsten medizinischen Rat einholen.

Anleitung zum Trockenbürsten

Bürsten Sie immer zum Herzen hin.

1. Beginnen Sie mit dem rechten Fuß. Bürsten Sie zunächst kreisförmig an der Außenseite aufwärts, dann an der Innenseite, und arbeiten Sie sich bis zum oberen Beinansatz hoch. Wiederholen Sie dies am linken Bein.

2. Lassen Sie den Bauch aus, da das Bürsten hier Übelkeit verursachen kann.

3. Bürsten Sie die rechte Pobacke, dann die linke in großen kreisenden Bewegungen, und enden Sie mit einer aufwärtsstreichenden Bewegung.

4. Bürsten Sie die rechte Hand und den Arm, wie bei den Beinen beschrieben: erst außen, dann innen, von unten nach oben. Wiederholen Sie das am linken Arm.

5. Bürsten Sie die Rippen von oben nach unten bis zur Taille.

6. Bürsten Sie den Rücken vom Nackenbereich an abwärts in horizontalen Bewegungen (oder kreisend, wenn dies zu mühsam ist).

Duschen Sie dann wie gewohnt. Wenn Sie es aushalten (ich kann es nicht), wechseln Sie zwischen warmem und kaltem Wasser ab und enden Sie mit kaltem Wasser, um den Kreislauf gut anzuregen.

Tupfen Sie die Haut sanft mit einem Handtuch ab, sodass sie noch etwas feucht ist. Massieren Sie zum Schluss einige Minuten lang pflegende Öle ein, die rasch einziehen, wie ungeröstetes Sesam-, Kokos- oder Mandelöl. Nachdem Sie die Nervenenden der Haut mit der Bürste und der Dusche angeregt haben, hat das Öl eine beruhigende Wirkung.

Frühstück und morgendliche Nahrungsergänzung

Wenn Sie früher ein Frühstück brauchen, nehmen Sie es vor dem Trockenbürsten und Duschen ein. Frühstücken Sie aber auf jeden Fall. Bedenken Sie, dass Sie bereits seit dem Vorabend fasten und Ihren Blutzucker im Gleichgewicht halten wollen. Nehmen Sie Ihre morgendliche Nahrungsergänzung mit dem Frühstück ein.

Zungenreinigung

Putzen Sie nach dem Frühstück Ihre Zähne und benutzen Sie einen Zungenreiniger. Ich weiß, es klingt ein wenig eklig, aber glauben Sie mir, es hilft gegen Heißhunger und ist gut für die Verdauung, für die Stimulierung der inneren Organe und gegen Mundgeruch. Es ist eine gute Gewohnheit, die die schlechten Gewohnheiten abzulegen hilft. Bemerken Sie, wie es hilft, vor allem bei abendlichem Heißhunger, wenn Sie nach der Abendmahlzeit Ihre Zunge reinigen.

»Diva Daily«

Während des 21-Tage-Programms gibt es täglich eine »Diva-Daily«-Lektion zu den Denk-, Ernährungs- oder Bewegungsprinzipien einer PCOS-Diva. Bitte reservieren Sie sich jeden Tag eine Viertelstunde, um die »Diva-Daily«-Lektion zu lesen und die »Diva-Do«-Aktionen durchzuführen.

»Diva Do«

»Diva-Do«-Aktivitäten sollen Sie dabei unterstützen, wie eine PCOS-Diva zu denken, zu essen und sich wie eine solche zu bewegen. Sie vertiefen und ergänzen die tägliche »Diva-Daily«-Lektion. Vielleicht schaffen Sie nicht die ganze Aktivität in den vorgesehenen 15 Minuten. Das ist in Ordnung. Sie können immer noch später weitermachen. Denken Sie daran: »Fortschritt statt Perfektion«.

Zwischenmahlzeit/Tee

Vielleicht sind Sie der Ansicht, dass Sie keinen Vormittagssnack brauchen, auch weil Ihre neuen Frühstücksgewohnheiten Sie bis zum Mittag durchhalten lassen sollten. Probieren Sie es aus und finden Sie Ihren persönlichen Rhythmus. Lassen Sie diesen Imbiss aus, wenn Sie früh zu Mittag essen.

Nehmen Sie sich zumindest einen Moment Zeit, um sich eine Tasse Tee, ein Glas Wasser oder ein anderes PCOS-Diva-Getränk zu bereiten.

Mittagessen, Nahrungsergänzung, Spaziergang

Wir wollen uns in diesem Programm eine Einstellung angewöhnen, zu der auch Bewegung gehört. In der ersten Woche beginnen Sie mit einem 15-minütigen Spaziergang nach dem Mittagessen (und/oder Abendessen). Dies wird Ihnen genügend Energie für den Nachmittag verschaffen, und ein kurzer Spaziergang nach einer Mahlzeit unterstützt die Verdauung und die Blutzuckersteuerung[160]. Nehmen Sie auch Ihre mittägliche Nahrungsergänzung.

Genießen Sie Ihre Schokolade

Ein bisschen Bitterschokolade am Tag vertreibt den Heißhunger auf Süßes. Erlauben Sie sich während des 21-Tage-Programms täglich, ein wenig gute Bitterschokolade (ein bis zwei Stücke) voll und ganz zu genießen. Dies ist kein süßer Imbiss, es ist achtsamer Genuss. Die Schokolade sollte mindestens 70 Prozent Kakao enthalten. Kakao ist der Nr.-1-Magnesium- und Chromlieferant, was bei Heißhunger wirklich hilft.

Verschlingen Sie die Schokolade nicht einfach, ohne sie zu schmecken. Seien Sie ganz bei der Sache, wenn Sie Ihre Schokolade essen. Versuchen Sie, die Erfahrung mit allen Sinnen auszukosten.

Sehen Sie sich die Schokolade an und bemerken Sie ihre Farbe. *Riechen* Sie ihr ganzes Aroma. *Hören* Sie das Knacken, wenn Sie sie auseinanderbrechen. *Spüren* Sie die Beschaffenheit in Ihren Fingern.

Nachdem Sie gesehen, gerochen und geknackt haben, knabbern Sie ein kleines Stück mit den Vorderzähnen ab und nehmen Sie es in den Mund. Widerstehen Sie der Versuchung, zu kauen und zu essen. Behalten Sie das

Schokoladenstückchen stattdessen an Ihrem Gaumen, und streichen Sie mit der Zunge an seiner Unterseite entlang, um erst wahrzunehmen, wie es schmilzt, und dann, wie es sich anfühlt. Und schließlich *schmecken* Sie die Schokolade.

So genießen wir aufmerksam etwas Luxuriöses und Köstliches. Wir tun das mit ganzem Bewusstsein und freuen uns mit all unseren Sinnen. Das ist achtsamer Genuss.

Zwischenmahlzeit/Tee

Ein Nachmittagsimbiss ist unabdingbar. Die Zeit zwischen 2 und 3 Uhr nachmittags gehört zu den Stunden, an denen es am allerschwierigsten ist, produktiv zu bleiben. Es gibt keinen Zweifel, dass die meisten Menschen so gut wie täglich ein Nachmittagstief befällt. Wir sollten besonders darauf aufpassen, dass unser Blutzucker im Gleichgewicht bleibt und dass wir mit einem kleinen Snack und Wasser oder Tee Energie tanken. Machen Sie unbedingt den Wassercheck: Haben Sie heute schon genug Wasser getrunken? Wenn nicht, füllen Sie jetzt Ihren Wassertank auf, Sie wollen das schließlich nicht zu kurz vor dem Schlafengehen erst nachholen.

Abendessen, Nahrungsergänzung, Spaziergang und Vorbereitung der Mahlzeiten für den nächsten Tag

Jeden Abend bereiten Sie Ihre Mahlzeit zu, essen, gehen eine Runde spazieren und bereiten die Mahlzeiten und Zwischenmahlzeiten für den nächsten Tag vor. Und Sie nehmen Ihre abendlichen Nahrungsergänzungen.

Abendritual

Ich plumpste früher abends vor den Fernseher, mit einer Tüte Chips oder einer Schale Eiscreme, und blieb lange auf, während ich mir Sendungen ansah, die mich nicht wirklich interessierten. Oft war ich zu müde, um mich ins Bett zu schleppen, und schlief auf dem Sofa ein, viel zu spät, und war dann am nächsten Tag entsprechend erschöpft. Der Mangel an gutem Schlaf verstärkte meine PCOS-Symptome.

Um mich um mein PCOS zu kümmern, musste ich dafür sorgen, dass ich morgens aus dem Bett kam *und* dass ich abends zu einem vernünftigen Zeitpunkt entspannt und schlafbereit wieder ins Bett ging. Ich musste meine Gewohnheiten ändern und mir ein neues Abendritual angewöhnen.

Während der kommenden 21 Tage werden wir Ihr persönliches Abendritual zusammenstellen, indem wir eine übersichtliche Routine entwickeln, die es Ihnen erlaubt, runterzukommen und Ihre Gedanken zur Ruhe zu bringen, und die Sie darauf vorbereitet, in den Schlaf hinüberzugleiten. Schaffen Sie Ihr eigenes Ritual, indem Sie die folgenden Bausteine verwenden.

Den Stecker ziehen

Schaffen Sie mehr Raum für Frieden und Positivität in Ihrem Leben, indem Sie um 8 Uhr abends die Medien ausschalten – alle sozialen Medien, Telefone, Fernseher und Computer. Damit reduzieren Sie auch die Menge künstlichen Lichts, der Sie vor dem Schlafengehen ausgesetzt sind. Charles Czeisler, ein führender Schlafexperte und Direktor der Abteilung für Schlafmedizin der Harvard Medical School, sagt, dass, wer vor dem Zubettgehen Zeit an Bildschirmen verbringt, damit seinen Stoffwechsel anregt und die Melatoninausschüttung reduziert. Melatonin ist ein Hormon, das den Schlaf reguliert. Eine jüngere Studie ergab, dass Menschen, die vor dem Schlafengehen auf dem Tablet lasen, geringere Melatoninwerte hatten, eine längere Einschlafzeit benötigten und anschließend weniger erholsamen Tiefschlaf hatten. Am nächsten Morgen fühlten sich die Tabletnutzer schläfriger und weniger ausgeschlafen, selbst nach acht Stunden Schlaf, und ihre innere Uhr verschob sich nach hinten[161].

Am besten verbannen Sie sämtliche Geräte aus Ihrem Schlafzimmer. Wenn Sie sich momentan von Ihrem Handy wecken lassen, besorgen Sie sich bitte einen altmodischen Wecker und benutzen stattdessen diesen. Wenn Sie wirklich vor dem Schlafengehen am Computer arbeiten oder vor dem Schlafen auf Ihr Handy sehen müssen, schalten Sie abends einen Blaufilter oder Nachtmodus ein, eventuell per entsprechender App.

Abendelixier

Ich habe festgestellt, dass es mich von der Speisekammer und vom abendlichen Gemampfe fernhält, an einer Tasse mit etwas Warmem, Wohltuendem zu nippen. Besonders gerne mag ich gewürzte Mandelmilch. Probieren Sie aus, was Ihre liebsten Abendelixiere werden könnten. Viele biologische Teemarken haben Abendtees mit entspannungs- und schlaffördernden Kräutern im Programm.

························Gewürzte Mandelmilch························

Für eine Portion
- 250 ml ungesüßte Mandelmilch
- 1 TL kalt geschleuderter Honig
- ¼ TL Zimtpulver
- 1 Prise Kardamompulver
- 1 Prise geriebene Muskatnuss
- etwas geriebener Ingwer
- ¼ TL reiner Vanilleextrakt
- 1 EL Mandelmus

Erwärmen Sie alle Zutaten in einem kleinen Topf, bis es dampft. In den Mixer gießen und 30 Sekunden lang mixen, dabei die Öffnung an der Oberseite offen lassen, damit Dampf entweichen kann. Es wird schön aufgeschäumt sein wie ein Latte im Café.

....

Kleines Betthupferl

Probieren Sie aus, ob Sie mit einem kleinen Betthupferl gut zurechtkommen. Keiner will mitten in der Nacht aufwachen, weil der Blutzucker zu niedrig ist. An den meisten Abenden, an denen ich vor 10 Uhr ins Bett komme, versuche ich, nach dem Abendessen bis zum Frühstück am nächsten Morgen zu fasten. Wenn ich aber merke, dass mein Blutzucker in den Keller sinkt, esse ich noch eine Kleinigkeit, zum Beispiel ein paar Apfelschnitze mit Nussmus oder 40 g Nussmüsli mit geringem Zuckergehalt in Kokosmilch.

Die Prioritätenliste für morgen (PLM)

Ich habe früher die meiste Zeit, in der ich abends im Bett noch wachlag, darüber nachgedacht, was ich alles am nächsten Morgen würde erledigen müssen. Wenn ich dann aufwachte, lag ich da und dachte an alles, was ich an dem betreffenden Tag zu tun hatte. Das verursachte eine Menge Sorgen und gab mir das Gefühl, überfordert zu sein. Mein Geheimnis für einen ruhigen Schlaf ist, das alles aus dem Kopf zu haben.

Nehmen Sie sich während des Einschlafrituals kurz Zeit, Ihre Erledigungsliste für den nächsten Tag aufzukritzeln. Müssen Sie zur Post? Ein Geburtstagsgeschenk für die Oma besorgen? Einen Zahnarzttermin vereinbaren? Was immer es ist, auf die Liste damit und raus aus Ihrem Kopf. Schreiben Sie dann eine zweite Liste mit fünf Dingen, die Sie morgen auf jeden Fall erledigen werden. Diese kurze Liste ist Ihre PLM. Notieren Sie sie auf einer Karteikarte, und Sie können morgen den Tag in der Gewissheit beginnen, Ihre Prioritäten zu kennen. Vergessen Sie auf der Liste nicht die Selbstfürsorge. Und streichen Sie die erledigten Punkte durch. Fertigge-stellte Aufgaben abzuhaken, hat etwas sehr Befriedigendes.

Magnesium

Magnesium hilft bei der Muskelentspannung, was ein möglicher Grund dafür ist, dass es uns beim Einschlafen unterstützt. Außerdem hilft Magne-sium, GABA-Rezeptoren zu aktivieren, die über alle Gehirnareale und das gesamte Nervensystem verteilt sind. GABA ist ein beruhigend wirkender Neurotransmitter, den das Gehirn braucht, um abzuschalten. Ohne ihn bleiben wir angespannt, und unsere Gedanken rasen weiter, während wir eigentlich herunterfahren sollten, um schlafen zu können. Ohne ausrei-chend Magnesium sind wir nicht imstande, die GABA-Rezeptoren wirk-sam zu aktivieren und GABA wirksam zu nutzen[162]. Magnesium kann auch helfen, Cortisol zu reduzieren, das Sie ansonsten nachts wachhalten kann[163].

Einige Möglichkeiten, etwas abendliches Magnesium zu bekommen:

Magnesium einnehmen. Die Schlafenszeit ist ein hervorragender Mo-ment für die Einnahme Ihrer Magnesium-Nahrungsergänzung. (Ich verrühre einen Teelöffel (300 Milligramm) *PCOS Diva Super Magnesi-um* mit Wasser.)
Ein Detox-Bad mit Bittersalz oder Magnesiumsalz. Nehmen Sie wäh-rend der kommenden 21 Tage mindestens ein Detox-Bad. Bäder mit Bittersalz können Sie über die Haut mit Magnesiumsulfat versorgen. Sie können auch Magnesiumchlorid verwenden.

···········Detox-Bad·············

Für ein Bad

- ½ l Bittersalz
- 125 g Natron
- 10 Tropfen ätherisches Lavendelöl
- 5 Tropfen ätherisches Geranienöl
- 3 Tropfen ätherisches Muskatellersalbeiöl

Magnesiumöl. Magnesiumöl entsteht, indem Magnesiumchloridflocken mit Wasser vermischt werden. Sprühen Sie ein wenig davon auf Ihre Hand und verreiben Sie es auf Ihren Armen und Beinen.

Ätherische Öle

Ätherische Öle helfen Ihnen dabei, sich vor dem Schlafengehen zu entspannen. Ich füge sie gern einem Detox- oder Fußbad bei. Sie können auch einen Raumbedufter verwenden, um Ihr Schlafzimmer während Ihres Abendrituals mit einem Duft zu erfüllen. Verwenden Sie ein Trägeröl, um ätherische Öle zu verdünnen, bevor Sie sie auf die Haut auftragen, da ätherische Öle unverdünnt die Haut reizen können. Ich reibe mir gern ein wenig auf den hinteren Nacken und die Schultern oder auf die Fußsohlen.

Lavendel ist eines der am besten untersuchten Öle und hilft erwiesenermaßen bei leichter Schlaflosigkeit[164].

Bergamotte, die für ihre lindernde Wirkung bei Angst- und Spannungszuständen bekannt ist, ist in Earl-Grey-Tee enthalten (den ich wegen seiner beruhigenden Eigenschaften sehr liebe)[165].

Ylang-Ylang aktiviert die Alphawellen im hinteren Teil des Gehirns, was zu Erholung und tieferem Schlaf führt[166].

Muskatellersalbei ist eines meiner absoluten Lieblingsöle für PCOS. Er kann helfen, den Cortisolspiegel zu senken, und wirkt wie ein natürliches Antidepressivum[167].

Baldrian, Vetiver und römische Kamille haben ebenfalls eine beruhigende Wirkung.

Dehnübungen

Dehnübungen vor dem Zubettgehen sind eine der wirksamsten Methoden, nach einem langen Tag zur Ruhe zu kommen. Sie helfen dabei, Muskelspannung loszulassen, und ermöglichen Ihnen, sich auf Ihren Körper und Ihren Atem zu konzentrieren. Dehnen kann eine aktive Art der Meditation sein und den Geist zur Ruhe kommen lassen. Nehmen Sie fünf verschiedene Dehnungspositionen ein, bevor Sie ins Bett gehen. Siehe YouTube oder Pinterest für Ideen.

Ein Buch lesen

Kindern lesen wir Gutenachtgeschichten vor. Warum nicht selbst ein Buch lesen? Forscher der Universität von Surrey (GB) haben herausgefunden, dass Lesen Stress um gut und gerne 68 Prozent reduziert, vor allem vor dem Schlafengehen[168]. In eine imaginäre Welt einzutauchen, kann eine gute Fluchtmöglichkeit sein und bereitet unser Bewusstsein auf einen Traumzustand vor. Der Trick dabei ist, ein Buch zu finden, das Sie auch weglegen können und das Sie nicht bis 3 Uhr nachts wach hält. Und benutzen Sie kein Lesegerät, das blaues Licht ausstrahlt!

Dankbarkeitsstein

Ein Dankbarkeitsstein ist ein kleiner Stein, den Sie in der Tasche bei sich tragen können, damit er Sie daran erinnert, dankbar zu sein. Ich habe einen glatten ovalen Stein an einem Strand in Maine gefunden. Dieser Strand ist einer meiner Lieblingsplätze, ich empfinde jedes Mal Freude und Dankbarkeit, wenn ich dort bin. Der Stein von dort liegt auf meinem Nachttisch, und jeden Abend vor dem Einschlafen nehme ich den geschmeidigen Stein in die Hand und denke an etwas, für das ich an diesem Tag dankbar bin. Am besten beginnen und beschließen Sie jeden Tag mit Dankbarkeit für die

Vielfalt an Segnungen, die Sie momentan in Ihrem Leben haben. Mehr Dankbarkeit in Ihr Leben zu bringen, wird einen enormen positiven Einfluss auf Ihren Heilungsweg haben und Sie dabei unterstützen, die PCOS-Diva in sich zu befreien.

Schlafmaske und Licht aus um 22 Uhr

Gehen Sie ins Bett und seien Sie schlafbereit, bevor es 22 Uhr schlägt. Der Cortisolspiegel sollte abends absinken, damit Ihr Körper entspannen und regenerieren kann. Wenn Ihr Cortisolspiegel zu hoch bleibt, werden Sie feststellen, dass Sie, obwohl Sie sich den ganzen Tag erschöpft gefühlt haben, abends noch mal aufleben oder auch einen neuen Schwung Cortisol ausschütten, vor allem, wenn Sie nach 22 Uhr noch aufbleiben. Wir wollen den Cortisolspiegel abends herunterfahren, nicht aufdrehen! Gewöhnen Sie Ihren Körper wieder um.

Mein Schlafzimmerfenster geht auf die Straße hinaus, und wenn ich das Fenster für ein bisschen kühle Luft geöffnet haben will, scheint mir die Straßenlaterne direkt ins Gesicht. Seit ich eine Schlafmaske benutze, schlafe ich fester, und inzwischen kann ich auch nicht mehr ohne schlafen. Augen- und Schlafmasken wirken, indem sie die Lichtrezeptoren der Augen abdecken und so dem Körper signalisieren, dass er das schlaffördernde Hormon Melatonin ausschütten soll. Glauben Sie mir und besorgen Sie sich eine Schlafmaske!

Abschließende Gedanken, bevor Sie in die erste Woche gehen

Planen Sie einen Montag als ersten Tag. Dadurch können Sie am Wochenende vorher einkaufen und alles vorbereiten. Vorbereitung ist der Schlüssel zum Erfolg, also beginnen Sie richtig!

Sie werden zunächst möglicherweise Müdigkeit, ein niedriges Energie-niveau, Kopfschmerzen, Unwohlsein und/oder Nasenlaufen bei sich fest-stellen. Dies ist am ehesten während der ersten paar Tage zu erwarten, wenn Ihr Körper sanft entgiftet und sich an die neue Ernährung gewöhnt. Im Laufe der Woche, vor allem um den vierten Tag herum, wird Ihr Ener-gielevel ansteigen.

Vielleicht erleben Sie einen Gefühlsausbruch zu einem unerwarteten Zeitpunkt. Manche der »Diva-Do«-Übungen können unerwartete Emoti-onen auslösen. Sehen Sie Emotionen als Energie in Bewegung. Damit die Emotionen vorbeiziehen und Sie weitermachen können, sollten Sie sie ganz erleben und sich nicht vor ihnen verschließen. Sie können dies erreichen, indem Sie in Ihr Tagebuch schreiben, malen, sich mit einer Freundin oder einem Freund unterhalten oder jede andere Methode anwenden, die für Sie passt. Das Wichtige dabei ist, dass die Emotionen, die auftauchen, durch-lebt werden und diese Energie anschließend weiterziehen kann. Oft reicht es schon aus, Ihre Gefühle wahrzunehmen und anzuerkennen, um sie wie-der loslassen zu können.

An manchen Tagen werden Sie sich schwerer fühlen als sonst, an man-chen leichter, aber am Ende der Woche sollten Sie sich weniger aufgebläht fühlen und vielleicht sogar etwas Gewicht verloren haben. Dieses Pro-gramm ist jedoch nicht einfach zum Abnehmen da, und ich lade Sie ein, Ihre Waage für eine Woche (oder länger) wegzustellen. Lassen Sie sich nicht von einem Gerät diktieren, wie Sie sich selbst wahrnehmen.

Vielleicht haben Sie ein paar Stimmungsschwankungen und Heißhun-gerattacken, weil Ihr Körper dabei ist, sich auf die neue Ernährungsweise einzustellen. Vielleicht fühlen Sie sich auch nicht ganz wohl, unbehaglich oder träge. Keine Sorge, das ist Ihr Körper, der gerade entgiftet. Trinken Sie viel Wasser. Wirklich, am Ende der Woche werden Sie sich hervorragend fühlen.

Gehen Sie mit einer offenen Einstellung in die kommende Woche. Wenn Sie mit einem Nahrungsmittel Bekanntschaft schließen, das Sie noch nie probiert haben, geben Sie ihm eine Chance. Falls Sie es zunächst nicht mögen, versuchen Sie es wieder und wieder. Es hat sich herausgestellt, dass man ein Lebensmittel bis zu neun- oder zehnmal probieren muss, um es zu mögen[169]. Wenn Sie meine Rezepte nicht verwenden wollen, ob aus zeitlichen, finanziellen oder geschmacklichen Gründen, erstellen Sie bitte Ihren eigenen Essensplan, indem Sie vorgehen wie in Kapitel 4, »Essen wie eine PCOS-Diva«, beschrieben, um einfache Gerichte mit möglichst vielen jahreszeitlichen Zutaten zuzubereiten.

Sagen Sie sich immer wieder, dass wir Fortschritt wollen, keine Perfektion. Wenn Sie mal einem Bagel im Pausenraum nicht widerstehen können oder ein extra Glas Wein trinken, machen Sie sich deswegen nicht fertig. Genießen Sie diesen kleinen Luxus. Und machen Sie dann die nächste Entscheidung zu einer, die Sie dabei unterstützt, sich sowohl kurz- als auch langfristig gut zu fühlen.

Kosten Sie Ihre Erfolge aus und belohnen Sie sich. Wenn Sie eine gute Entscheidung getroffen haben, halten Sie einen Augenblick inne, um sich selbst zu gratulieren und Ihren Fortschritt anzuerkennen.

Die wichtigste Vorbereitung, die Sie für die erste Woche treffen können, ist, an Ihrer Einstellung zu arbeiten. Wenn Sie anfangen, wie eine PCOS-Diva zu denken, werden Sie sich auch von selbst wie eine verhalten. Denken Sie daran: *Sie verdienen es, sich gut zu fühlen.* Der 21-Tage-PCOS-Plan ist nur der Anfang dieses Weges, der Sie zu einem guten Leben führt.

Ein letzter Tipp zur Vorbereitung

Verfallen Sie nicht in eine letzte Orgie am Tag (oder in der Woche), bevor Sie mit dem Programm beginnen! Das wäre total unnötig. Kein einziges Lebensmittel wird ganz tabu sein. Es ist nicht so, dass Sie nie wieder den Geschmack von Eis auf der Zunge haben werden.

Kapitel 7
Erste Woche:
Entdecken

Willkommen in der ersten Woche!

Sie haben den ersten Schritt bereits getan und sich vorgenommen, Ihre Lebensweise zu verbessern und mit Ihrem PCOS gut zu leben. Diese Woche wird voller Höhen und Tiefen sein, und Sie werden eine Menge Neues über sich entdecken. Eines Tages werden Sie auf diese Woche zurückblicken und stolz und dankbar sein, dass Sie diesen ersten Teil der Reise gewagt haben. Bestimmt tut es Ihnen Leid, dass Sie nicht schon viel früher angefangen haben. Also, los geht's!

Alles der Reihe nach. Vergessen Sie nicht unseren Leitspruch »Fortschritt statt Perfektion«. Es ist so wichtig, dass Sie sich ab jetzt, für die kommenden 21 Tage und auch danach, diesen einfachen Satz immer wieder vergegenwärtigen. Der 21-Tage-Plan ist ein Idealziel; passen Sie ihn, wenn nötig, an Ihre Situation an. Erfüllen Sie ihn, soweit es Ihnen möglich ist, und seien Sie damit zufrieden. Hier und da wird unvermeidlich etwas schiefgehen. Das ist in Ordnung! Wir streben nach langsamer, nachhaltiger Veränderung.

Wenn es einmal nicht läuft wie geplant, denken Sie daran, dass Sie nur eine Entscheidung von der Rückkehr auf Ihren Weg entfernt sind. Es ist nicht schlimm, wenn Ihr Wecker nicht geklingelt hat und Sie Ihre Morgenroutine verpasst haben. Machen Sie einfach weiter, holen Sie tief Atem und machen Sie Ihre nächste Entscheidung zu einer positiven. Warten Sie nicht bis morgen, um wieder anzufangen. Bald werden Sie entdecken, was Ihr eigener Rhythmus ist und was (nicht) für Sie funktioniert!

Am Wochenende vor der ersten Woche: Fliegender Start

Beginnen Sie das 21-Tage-Programm an einem Montag, um das ganze Wochenende für die Vorbereitung zu haben. Tun Sie am Samstag und Sonntag davor Folgendes:

- Sehen Sie sich den Mahlzeitenplan für die erste Woche an (S. 171ff.). Müssen Sie irgendetwas ergänzen oder anders planen, damit es mit Ihren Zeiten zusammenpasst? Planen Sie Ihre Mahlzeiten für die kommende Woche, indem Sie den Wochenplan und die Tipps zur Essensplanung in Schritt 9 von Kapitel 6 nutzen (S. 139).
- Erstellen Sie auf der Grundlage Ihrer Mahlzeitenplanung eine detaillierte Liste der Lebensmittel, die Sie für die kommende Woche benötigen, vom Frühstück bis zum Abend, einschließlich Zwischenmahlzeiten und Grundnahrungsmitteln. Überprüfen Sie Ihre Vorräte in Kühlschrank und Speisekammer. Was haben Sie zur Hand, und was müssen Sie auf Ihre Einkaufsliste für die nächsten vier Tage schreiben?
- Kaufen Sie die Lebensmittel für die kommenden drei oder vier Tage ein.
- Bereiten und verpacken Sie die Zwischenmahlzeiten für die erste Woche, die sich hierfür eignen, zum Beispiel süß-würzige Kürbiskerne (S. 373) und würzige Kürbis-Eiweiß-Riegel (S. 304).
- Putzen und zerkleinern Sie das Gemüse für die Salate der ersten drei oder vier Tage und verwahren Sie es.
- Machen Sie Hummus (S. 370f.; wenn Sie selbst gemachten essen wollen).
- Bereiten Sie 1–2 Portionen weiße Balsamessig-Vinaigrette zu (S. 363).
- Sehen Sie nach, ob Ihr Selbstversorger-Instrumentarium vollständig ist (vgl. Kapitel 6, Schritt 8, S. 139).
- Lesen Sie den Mahlzeitenplan für die erste Woche (S. 171ff.), um vorbereitet zu sein.
- Wenn Sie den PCOS-Diva-Symptomtest noch nicht gemacht haben, tun Sie das jetzt (S. 385).

Mahlzeitenplan für die erste Woche

Montag, Tag 1

Frühstück	Zwischen-mahlzeit (optional)	Mittagessen	Zwischen-mahlzeit (empfohlen)	Abendessen
Apfelkuchen-Smoothie (S. 289)	50 g Pistazien (mit Schale gewogen)	geschichteter Lunch-Wrap (S. 318) mit Hummus (S. 370)	½ geschnittene Avocado mit Meersalz und Limettensaft und 6 Crackern	Brathähnchen mit Knoblauch (S. 342), geröstetes Wurzelgemüse (S. 351), gerösteter Rosenkohl mit Orange (S. 352), gemischtes Gemüse mit weißer Balsamessig-Vinaigrette (S. 363)

Dienstag, Tag 2

Frühstück	Zwischen-mahlzeit (optional)	Mittagessen	Zwischen-mahlzeit (empfohlen)	Abendessen
Reisku-chen-Früh-stückstoast mit Avocado, Ei und Rauke (S. 301)	1 kleiner Apfel in Stückchen mit 2 EL Sonnenblumenkernmus, garniert mit Hanf- oder Chiasamen	10-Schich-ten-Salat im Glas (S. 312) mit Huhn und weißer Balsamessig-Vinaigrette (S. 363)	80 ml Hummus (S. 370) und Gemüse-crudités	reichhaltiger und cremiger Hühnereintopf (S. 322) und gemischter grüner Salat mit weißer Balsamessig-Vinaigrette (S. 363)

Mittwoch, Tag 3

Frühstück	Zwischen-mahlzeit (optional)	Mittagessen	Zwischen-mahlzeit (empfohlen)	Abendessen
schneller Super-Samen-Hafer-Apfelauflauf im Teigmantel (S. 297)	1 hart gekochtes Ei und Gemüse-crudités	übrig behaltener reichhaltiger und cremiger Hühnereintopf mit weißer Balsamessig-Vinaigrette (S. 363)	50 g süß-würzige Kürbiskerne (S. 373)	vegetarische Tacos (S. 339) mit Apfel- und Aprikosen-Krautsalat mit Ingwer (S. 359)

Donnerstag, Tag 4

Frühstück	Zwischen-mahlzeit (optional)	Mittagessen	Zwischen-mahlzeit (empfohlen)	Abendessen
Schoko-Kirsch-Beeren-Smoothie (S. 290)	50 g süß-würzige Kürbiskerne (S. 373)	10-Schichten-Salat im Glas (S. 312) mit geräucherter Biopute und weißer Balsamessig-Vinaigrette (S. 363)	1 würziger Kürbis-Ei-weiß-Riegel (S. 304)	Linsensuppe (S. 189) und Danis mediterraner Salat (S. 358)

Freitag, Tag 5

Frühstück	Zwischen-mahlzeit (optional)	Mittagessen	Zwischen-mahlzeit (empfohlen)	Abendessen
1 würziger Kürbis-Ei-weiß-Riegel (S. 304)	50 g Pistazien (mit Schale gewogen)	übrig behaltene Linsensuppe und gemischtes Grünzeug mit weißer Balsamessig-Vinaigrette (S. 363)	80 ml Hummus (S. 370) und Gemüse-crudités	Lachs mit Ahornsenf (S. 345), geschlagener Butternuss-Kürbis (S. 353) und Grünzeug mit Knoblauch (S. 353)

Samstag, Tag 6

Frühstück	Zwischen-mahlzeit (optional)	Mittagessen	Zwischen-mahlzeit (empfohlen)	Abendessen
Über-Nacht-Heidelbeer-kuchen-Hafer-grütze (S. 300)	1 kleine Birne in Schnitzen mit 2 EL Sonnenblu-menkernmus, garniert mit Hanf- oder Chiasamen	10-Schich-ten-Salat im Glas (S. 312) mit Lachs und weißer Balsam-essig-Vinai-grette (S. 363)	1 hart gekoch-tes Ei und Gemüse-crudités	AUSWÄRTS ESSEN GEHEN

Sonntag, Tag 7

Frühstück	Zwischen-mahlzeit (optional)	Mittagessen	Zwischen-mahlzeit (empfohlen)	Abendessen
Zitronen-Mohn-Pfannkuchen (S. 309)	50 g süß-würzi-ge Kürbiskerne (S. 373)	10-Schich-ten-Salat im Glas (S. 312) mit geräucher-ter Biopute und weißer Balsam-essig-Vinai-grette (S. 363)	Selleriestäb-chen und 2 EL Cashewmus mit 5 getrock-neten Cran-berrys	Lendensteak vom Weiderind mit Chimichur-ri-Sauce (S. 366), gegrill-ten Blumen-kohlsteaks mit Zwiebeln (S. 357) und süßen Folien-kartoffeln (Grillgemüse in 4 Schritten, S. 356)

Entdecken: Der Plan für die erste Woche

Raketenstart. *Wachen Sie eine Viertelstunde früher auf als sonst.*

- Morgenmotto
- großes Warum
- Dankbarkeit

Morgendliche Besinnung

- Morgenelixier
- Inspiration
- Leitsatz

Dusche

- Trockenbürsten vor dem Duschen
- Ölmassage nach dem Duschen

Frühstück

- Mahlzeit
- Nahrungsergänzung
- Zungenreinigung

Tageslektion

- »Diva Daily«
- »Diva Do«

Zwischenmahlzeit/Tee

- optional: Zwischenmahlzeit
- Trinkpause

Mittagessen

- Mahlzeit
- Nahrungsergänzung
- Spaziergang (Viertelstunde)

Zwischenmahlzeit/Tee

- Zwischenmahlzeit (empfohlen)
- Trinkpause
- Wassercheck (haben Sie heute schon genug Wasser getrunken?)

Abendessen

- Mahlzeit
- Nahrungsergänzung
- Spaziergang (Viertelstunde)
- optional Nachtisch: Schokolade
- Vorbereitung des Essens für den nächsten Tag

Abendritual

- Geräte aus um 20 Uhr
- Abendelixier und/oder Betthupferl (nur falls erforderlich)
- Prioritätenliste für den nächsten Tag
- Magnesium
- Zungenreinigung
- ätherische Öle
- Dehnübungen
- Buch
- Dankbarkeitsstein
- Schlafmaske und Licht aus um 22 Uhr

Essen vorbereiten für Montag, Tag 1

- Zwischenmahlzeiten zubereiten und verpacken.
- Brathähnchen mit Knoblauch vorbereiten (Sie können das Huhn vorher würzen und es bis zum Braten im Kühlschrank aufbewahren).
- Wurzelgemüse für das Rösten putzen und zerkleinern.
- Rosenkohl für das Rösten putzen.
- geschichteten Lunch-Wrap mit Hummus vorbereiten (morgens vor dem Verlassen des Hauses zusammengeben; wenn Sie dies am Vorabend tun, wird es matschig).

Tag 1

Essensplan

Frühstück	Zwischen-mahlzeit (optional)	Mittagessen	Zwischen-mahlzeit (empfohlen)	Abendessen
Apfelkuchen-Smoothie (S. 289)	50 g Pistazien (mit Schale gewogen)	geschichteter Lunch-Wrap (S. 318) mit Hummus (S. 370)	½ geschnittene Avocado mit Meersalz und Limettensaft und 6 Crackern	Brathähnchen mit Knoblauch (S. 342), geröstetes Wurzel-gemüse (S. 351), gerösteter Rosenkohl mit Orange (S. 352), gemischtes Gemüse mit weißer Balsam-essig-Vinaigret-te (S. 363)

Inspiration

»Warten wir nicht auf ideale Umstände, um anfangen zu können. Ein Anfang macht die Umstände von selbst ideal.«
–Alan Cohen

Leitsatz

»Mein Mut ist größer als meine Angst.«

»Diva Daily«

»Wir werden, was wir essen.« Denken Sie einen Moment über diesen Satz nach, und Ihnen wird klar, dass er stimmt. Er beschreibt den Zusammenhang zwischen Nahrung und Gesundheit: Qualität bringt Gutes hervor. Die Nährstoffe in unserer Nahrung bestimmen die Beschaffenheit unserer Zellen und unseres Hormonhaushalts. Wenn die durchschnittliche Frau täglich etwa 300 Milliarden Zellen erneuern muss, liefert unsere Nahrung die Bausteine der Zellen für unseren ständigen Wiederaufbau.

Zu wissen, dass wir sind, was wir essen, reicht nicht aus; wir müssen noch einen Schritt weiter gehen und die Auswirkungen der Nahrungsmittel spüren, für die wir uns entscheiden. Wir müssen mit viel Aufmerksamkeit ein Gespür dafür entwickeln, wie wir uns durch Nahrungsmittel fühlen, sowohl körperlich als auch emotional. Diese eine Erkenntnis kann unser Leben wirklich ändern und uns Macht und Kontrolle verleihen.

Anstatt sich nach der neuesten Modediät oder nach gängigen Ernährungsweisheiten zu richten, *folgen Sie der Weisheit Ihres Körpers*. Hören Sie auf das, was er Ihnen zu sagen hat. So einfach ist es.

»Diva Do«

Notieren Sie sich während des 21-Tage-Programms in Ihrem Tagebuch, wie Sie sich vor und nach jeder Mahlzeit und Zwischenmahlzeit fühlen. Betrachten Sie diese »Diva-Do«-Aufgabe als Datensammlung für ein wissenschaftliches Experiment. Sie experimentieren damit, wie sich Nahrungsmittel auf Ihr Körpergefühl auswirken, und dafür müssen Sie natürlich Daten sammeln. Als gute Forscherin sind Sie dabei objektiv und sammeln die Daten neugierig und ohne Urteil. Wenn Sie ganz vom Programm abweichen und einen Donut zum Frühstück essen, zermürben Sie sich nicht mit Scham, Schuldgefühlen und Bedauern. Beobachten Sie lieber, wie Sie sich nachher fühlen, und notieren Sie das in Ihrem Tagebuch.

Sie werden die gesammelten Daten nutzen, um bessere Entscheidungen über die Nahrung zu treffen, die Sie Ihrem Körper zuführen. Wir sind auf der Suche nach dem Essen, durch das wir uns vital, lebendig, energetisiert, ausgeglichen, zentriert und einfach gut fühlen.

Notieren Sie in Ihrem Tagebuch die Zeit und was Sie essen. Schreiben Sie auf, wie Sie sich körperlich und emotional vor und direkt nach dem Essen sowie weitere zwei Stunden später fühlen. Setzen Sie sich nach dem Essen in Ruhe hin und reflektieren Sie. Notieren Sie, wie Ihr Energieniveau,

Ihre Stimmungen und Ihre körperlichen Symptome vom Essen in Ihrem Körper beeinflusst werden. Körperliches Befinden ist eine physische Reaktion auf die Nahrung.

Körperliche Anzeichen für Ungleichgewicht oder Entzündungen
- Kopfschmerzen
- Bauchschmerzen
- Übelkeit
- Blähungen
- Verstopfung
- Durchfall
- Muskelkrämpfe
- Husten
- Nasenlaufen
- Müdigkeit
- Schlaflosigkeit
- Ruhelosigkeit
- Zittrigkeit
- Muskelschwäche
- Konzentrationsschwierigkeiten
- Benommenheit
- Blässe

Anzeichen dafür, dass der Körper im Gleichgewicht ist
- leuchtende Augen
- Appetit auf die nächste (Zwischen-)Mahlzeit
- Ausdauervermögen
- natürliche Bauchatmung
- gute Verdauung
- viel Energie
- erholsamer Schlaf

- Konzentrationsvermögen
- Reaktionsfähigkeit
- Kraft
- gute Aufmerksamkeitsspanne
- gesunde Gesichtsfarbe

Emotionale Reaktionen können etwas schwieriger festzustellen sein.

Emotionale Anzeichen für Unausgeglichenheit
- Besorgtheit
- Negativität
- Leere- oder Mangelgefühle
- Langeweile
- Angstgefühle
- Ärger
- Traurigkeit
- Depressionen
- geistige Abwesenheit
- Ruhelosigkeit
- Reizbarkeit
- Unruhe
- Hyperaktivität
- Nervosität

Emotionale Anzeichen für Ausgeglichenheit
- Heiterkeit
- Positivität
- Gefühl des Ausgefülltseins und des Reichtums
- Zuversichtlichkeit
- Neugier
- Energie
- Freude am Spiel

- Zufriedenheit
- Begeisterungsfähigkeit
- Konzentrationsvermögen
- Ruhe
- Flexibilität
- Geduld

Es mag zunächst ein wenig merkwürdig erscheinen, sich nach dem Essen physisch oder emotional mit Ihrem Körper in Verbindung zu setzen; vielleicht spüren Sie überhaupt nichts. Das macht nichts; schreiben Sie einfach »OK« oder »gut«. Je mehr Informationen Sie jedoch sammeln, desto besser werden Sie imstande sein, zu verstehen, wie sich Nahrungsmittel auf Ihr Körpergefühl auswirken. Tun Sie, was Sie können, um diesen Prozess flott, leicht und dauerhaft in die nächsten 21 Tage zu integrieren. Wenn es Ihnen leichter fällt, diese Informationen auf dem Laptop oder Handy festzuhalten, tun Sie es gern!

Dieses Experiment dient, wie gesagt, einem informativen Zweck. *Lassen Sie negative Bemerkungen sein.* Wenn negative Gefühle aufkommen oder wenn Sie sich schuldig fühlen, weil Sie etwas »Schlechtes« gegessen haben, denken Sie daran, dass das Notieren dieser Informationen Ihnen dabei helfen wird, den Zusammenhang zwischen dem, was Sie essen, und Ihrer körperlichen und emotionalen Gefühlslage zu erkennen. Am Ende der Woche werden Sie die Informationen auswerten.

Essen vorbereiten für Dienstag, Tag 2

- Zwischenmahlzeiten zubereiten und verpacken.
- 3 Eier hart kochen (eins für das morgige Frühstück und die anderen für Zwischenmahlzeiten in den nächsten Tagen).
- Das restliche Huhn für den reichhaltigen und cremigen Hühnereintopf und den 10-Schichen-Salat im Glas mit Huhn aufbewahren.
- 10-Schichen-Salat im Glas mit Huhn vorbereiten.

- Selbst gemachte Hühnerknochenbrühe für den reichhaltigen und cremigen Hühnereintopf vorbereiten. Ich mache die Brühe gern langsam über Nacht im Schongarer, fülle sie dann am nächsten Morgen ab und bewahre sie im Kühlschrank auf.

Tag 2

Essensplan

Frühstück	Zwischen-mahlzeit (optional)	Mittagessen	Zwischen-mahlzeit (empfohlen)	Abendessen
Reisku-chen-Früh-stückstoast mit Avocado, Ei und Rauke (S. 301)	1 kleiner Apfel in Stückchen mit 2 EL Son-nenblumen-kernmus, gar-niert mit Hanf- oder Chiasamen	10-Schich-ten-Salat im Glas (S. 312) mit Huhn und weißer Balsam-essig-Vinai-grette (S. 363)	80 ml Hummus (S. 370) und Gemüse-Crudités	reichhaltiger und cremiger Hühnereintopf (S. 322) und gemischter grü-ner Salat mit weißer Balsam-essig-Vinaigret-te (S. 363)

Inspiration

»Im Leben geht es nicht um Erwartungen, Hoffnungen und Wünsche; es geht um Tun, Sein und Werden. Es geht um die Entscheidungen, die wir gerade getroffen haben, und um die, die wir bald treffen werden. Es geht darum, was Sie – heute – sagen wollen.«   –Mike Dooley, www.tut.com

Leitsatz

»Ich befreie mich von zerstörerischen Gewohnheiten.«

»Diva Daily«

Es ist an der Zeit, dass Sie sich um Ihre Labortests und -ergebnisse kümmern. Ich habe mich viel zu lange herausgehalten aus dem, was beim Arzt alles gemacht wurde, besonders wenn es um Blutuntersuchungen ging. Ich brachte meine Proben zum Labor, ohne im Geringsten zu verstehen, was da gemacht wurde. Ich wartete einfach, bis die Assistentin mich aufrief und mir sagte, dass alles in Ordnung sei oder dass mein Testosteronspiegel zu hoch sei, und das war mein Beitrag zu den Untersuchungen. Falls Ihnen das bekannt vorkommt: Damit ist es jetzt vorbei. PCOS-Diven wissen, dass Wissen Macht ist. Je mehr wir über unseren Körper und die Besonderheiten von PCOS wissen, desto besser können wir die Signale unseres Körpers interpretieren und sie nutzen, um unser Wohlbefinden zu steigern. Heute werden Sie also damit anfangen, zu verstehen, was medizinisch mit Ihnen gemacht wird und was die Ergebnisse zu bedeuten haben. Auf diese Weise werden Sie aktiv die Kontrolle über Ihr PCOS übernehmen.

»Diva Do«

Heute werden Sie damit anfangen, eine Labormappe anzulegen. Wenn Sie Ihre Laborwerte der letzten drei Jahre nicht schon vorliegen haben, greifen Sie zum Telefon, rufen Sie Ihren Arzt an und bitten Sie darum, dass man Ihnen Ausdrucke Ihrer Laborergebnisse der letzten drei Jahre schickt. Bewahren Sie Kopien sämtlicher Laborwerte in der Mappe auf, die Sie sich während der Vorbereitung ausgesucht haben, zusammen mit allen anderen ärztlichen Aufzeichnungen, die Sie erhalten.

Investieren Sie heute auch ein wenig Zeit, um Labore zu finden, die sich mit PCOS auskennen. Machen Sie sich mit ihren Namen, ihren Aufgaben und mit den relevanten Tests vertraut. Dies sind die Tests, für deren Durchführung Sie sich beim Arztbesuch einsetzen sollten:

Viele Frauen mit PCOS haben eine unerkannte Hyperthyreose und oft eine Hashimoto-Thyreoiditis. Manche Ärzte untersuchen nur die TSH-Werte (TSH ist das die Schilddrüse stimulierende Hormon), was Ihnen kein vollständiges Bild von dem verschafft, was mit Ihrer Schilddrüse los ist. Sie werden um weitere Tests bitten müssen.

Die Mehrheit der Frauen mit PCOS leidet unter Vitamin-D-Mangel, und auch die Vitamin-D-Werte werden nicht von allen Ärzten untersucht.

Den Vitamin-D-Wert zu steigern, kann bewirken, dass Sie sich viel besser fühlen. Und vergessen Sie nicht: Es ist wichtig, in der Arztpraxis eine PCOS-Diva zu sein!

Heften Sie Ihre Testergebnisse in der Mappe ab, sobald Sie sie haben, und bitten Sie ab jetzt immer um Ausdrucke Ihrer Laborwerte für Ihre Mappe. Den Fortschritt zu beobachten, wirkt motivierend. Ich kann zum Beispiel anhand der Entwicklung meiner Laborwerte sehen, dass meine Testosteronwerte (bei einer möglichen Bandbreite zwischen 6 und 86 ng/dl) im Lauf der Zeit von 70 auf 16 gesunken sind! Zu sehen, wie Ihre Laborwerte sich verbessern, ist eine Bestätigung für Sie und Ihren Arzt, der die Laborsprache richtig versteht.

Essen vorbereiten für Mittwoch, Tag 3

- Zwischenmahlzeiten zubereiten und verpacken.
- Den übrig behaltenen reichhaltigen und cremigen Hühnereintopf und gemischten grünen Salat für das Mittagessen verpacken.
- 400 g Kohl und 1 Möhre für den Apfel-und-Aprikosen-Krautsalat mit Ingwer zerkleinern und im Kühlschrank aufbewahren.
- 1 Zucchini, 1 gelben Sommerkürbis, 1 grüne und 1 rote Paprika und 1 Zwiebel in zentimeterdicke Würfel für die vegetarischen Tacos klein schneiden und im Kühlschrank aufbewahren.

Tag 3

Essensplan

Frühstück	Zwischen-mahlzeit (optional)	Mittagessen	Zwischen-mahlzeit (empfohlen)	Abendessen
schneller Super-Samen-Hafer-Apfelauf-lauf im Teig-mantel (S. 297)	1 hart gekoch-tes Ei und Gemüse-crudités	übrig behalte-ner reichhalti-ger und cremiger Hüh-nereintopf mit weißer Balsam-essig-Vinai-grette (S. 363)	50 g süß-würzi-ge Kürbiskerne (S. 373)	vegetarische Tacos (S. 339) mit Ap-fel-und-Apriko-sen-Krautsalat mit Ingwer (S. 359)

Inspiration

»Alte Muster werden wieder aufflackern, wenn Sie neue Lebensweisen ent-decken.«

–Danielle LaPorte

Leitsatz

»Ich schaffe das.«

»Diva Daily«

Vielleicht werden Sie zerstörerische alte Muster nicht einmal bemerken, bis neue Gewohnheiten sie verdrängen, aber heute werden Sie wirklich wach und aufmerksam für alte Muster sein, die sich heimlich wieder einschlei-chen wollen.

Eines der alten Muster, gegen die ich anzukämpfen hatte, war, heim-lich zu essen. In Gesellschaft versagte ich mir alles Leckere; was ich für »verboten« hielt, aß ich im Geheimen und empfand anschließend Scham und Schuld. Zum Beispiel legte ich an der Kasse im Supermarkt oft in letzter Sekunde ein Snickers auf das Förderband. Wenn die Kassiererin fragte, ob sie es mir für meine Handtasche zur Seite legen solle, murmelte ich zustimmend und ergriff den Riegel, ohne Augenkontakt aufzunehmen. Ich aß ihn auf dem Heimweg im Auto in wenigen Happen, versteckte die Verpackung und versuchte, so zu tun, als ob das Ganze nie stattgefunden hätte. Ich aß meistens heimlich, wenn ich mich wütend, traurig oder gestresst fühlte, und das Essen war eine Möglichkeit, meine Gefühle für einen kurzen Augenblick zu betäuben. Der Zucker gab mir einen Kick, wie ein kleiner Muntermacher. Aber das war immer nur von kurzer Dauer, und jedes Mal folgten ein Blutzuckerabsturz und viel Scham, Schuldgefühl und Reue.

Ich glaube, dass mein heimliches Essen von einem Lebensstil der Entbehrung und des Entsagens herrührte. Da ich ständig auf irgendeiner einschränkenden Diät war, rebellierte mein Ego: »Was soll das heißen, ich darf kein Snickers essen?« Als ich mir aber alles gestattete, was ich wollte, beruhigte sich mein Ego, und ich war nicht mehr so heiß auf Snickers. Das Geheimnis lag in der Erlaubnis.

Im Lauf des 21-Tage-Programms werden Sie sich Ihrer alten negativen Gewohnheiten besser bewusst werden, egal ob ernährungs-, einstellungs- oder verhaltensbezogen.

»Diva Do«

Falls Ihnen diese Geschichte vertraut ist und auch Sie eine heimliche Esserin sind, beschließen Sie jetzt, damit aufzuhören. Die Lösung liegt in der Erlaubnis. Erlauben Sie sich selbst, Genuss zu empfinden. PCOS-Diven essen nicht im Verborgenen. Wir wissen, dass Essen die Macht hat, uns zu ernähren, und zwar auf möglichst angenehme Weise – und Sie genießen es beileibe nicht, wenn Sie sich heimlich im Bad verstecken, um dort etwas zu essen. Lassen Sie die Scham darüber los, wie Sie essen, was Sie essen und wie Sie sich dadurch fühlen. Essen ist nichts, wofür Sie sich schämen müssten, und wissen Sie was? Für sich selbst müssen Sie sich auch nicht schämen!

Flackert da ein altes Muster wieder auf? Wie können Sie es unterdrücken oder mithilfe einer neuen Gewohnheit verdrängen? Seien Sie sich Ihrer Auslöser bewusst. Futtern Sie, wenn Sie sich langweilen oder etwas Unangenehmes vor sich herschieben? Haben Sie heute die Schlummertaste des Weckers gedrückt, weil Sie sich nicht für Tag 3 vorbereitet haben? Tun Sie heute zwei Dinge.

Erkennen Sie Ihre alten Muster und Auslöser und notieren Sie sie in Ihrem Tagebuch. Mein Auslöser war ein Einkaufswagen voller »Diät«-Nahrungsmittel, die meinen Körper und meine Seele nicht wirklich nährten. Tiefgefrorene Diätmahlzeiten und zucker- und fettfreier Joghurt waren nicht erfüllend. Vielleicht griff ich auch unbewusst zum Snickers-Riegel, weil ich den Werbespruch »Snickers – und der Hunger ist gegessen« im Hinterkopf hatte.

Schaffen Sie für jedes alte Muster und für jeden alten Auslöser eine neue Gewohnheit und notieren Sie diese auch in Ihrem Tagebuch. Inzwischen achte ich darauf, dass ich, wenn ich einkaufen gehe, etwas besorge, das auf dem PCOS-Behandlungsplan steht und außerdem glücklich macht. Ich kaufe mir jede Woche einen leckeren Schokoladenriegel. Ich sehe mich nicht mehr genötigt, ihn heimlich zu essen oder auf dem Heimweg zu verschlingen. Ich hebe ihn mir lieber für Momente auf, in denen ich ihn bewusst genießen kann.

Es geht darum, dass Sie Ihre Musterauslöser bewusst wahrnehmen. Vielleicht brauchen Sie zur Unterstützung einer neuen Gewohnheit eine Weile den 5 – 4 – 3 – 2 – 1-Raketenstart (bevor Ihr Verstand Sie herausredet). Sie werden sich ernsthaft bemühen müssen, um alte Muster in gesündere umzuprogrammieren. Das Wichtigste ist, dass Sie sich Ausrutscher verzeihen und Ihr Vorgehen anpassen. Vergessen Sie nicht: »Fortschritt statt Perfektion«.

Essen vorbereiten für Donnerstag, Tag 4
- Zwischenmahlzeiten zubereiten und verpacken.
- 10-Schichten-Salat im Glas mit geräuchertem Putenfleisch für das Mittagessen zubereiten.

- Nehmen Sie sich einen Moment Zeit für die Strukturierung der nächsten drei oder vier Tage. Werfen Sie einen Blick auf den Essensplan. Welche Frisch-, Kühlschrank- und Vorratswaren müssen aufgefüllt werden? Schreiben Sie eine Einkaufsliste für den Rest der Woche. Planen Sie den Einkauf für heute Abend oder morgen ein.

Tag 4

Essensplan

Frühstück	Zwischen-mahlzeit (optional)	Mittagessen	Zwischen-mahlzeit (empfohlen)	Abendessen
Schoko-Kirsch-Beeren-Smoothie (S. 290)	50 g süß-würzige Kürbiskerne (S. 373)	10-Schichten-Salat im Glas (S. 312) mit geräucherter Biopute und weißer Balsamessig-Vinaigrette (S. 363)	1 würziger Kürbis-Ei-weiß-Riegel (S. 304)	Linsensuppe (S. 189) und Danis mediterraner Salat (S. 358)

Inspiration

»Es ist an der Zeit, genau diejenige, die Sie sind, und genau den Punkt, an dem Sie in Ihrem Leben gerade sind, zu akzeptieren und zu begrüßen. Lieben Sie sich wirklich selbst und machen Sie sich Ihren großartigen Wert ganz bewusst. Vereinbaren Sie dann verbindlich mit sich, dass Sie ab jetzt jeden Tag, in Ihrem eigenen Tempo, zu Ihrem eigenen Wohl alte Wunden heilen und sich ganz dafür einsetzen werden.«
–Doe Zantamata

Leitsatz

»Ich bin es wert, Großartiges zu erleben.«

»Diva Daily«

Gibt es ein PCOS-Symptom, das zwischen Ihnen und der besten Version Ihrer selbst steht? Für mich war es der Hirsutismus. Der Ärger über den Haarwuchs auf meinem Kinn nahm viel Raum in meinem Kopf ein, den ich sinnvoller hätte verwenden können. Ich kam damit nicht weiter, bis ich mich zu diesem Symptom schlau gemacht und dadurch in die Lage versetzt hatte, aktiv zu werden. Ich entdeckte, dass Laser-Haarentfernung für mich Wunder wirkte, und kaufte mir schließlich einen eigenen Haarentferner. Indem ich dies mit der PCOS-Diva-Lebensweise kombinierte, konnte ich dieses Symptom weitgehend reduzieren, sodass es mich nicht weiter stört. Das wäre nicht möglich gewesen, wenn ich nicht recherchiert und nach Lösungen gesucht hätte.

»Diva Do«

Wissen ist Macht. Handeln hilft Ihnen, sich aus der Opfer- in die Kontrollposition zu begeben. Auf meiner englischsprachigen Website PCOSDiva.com können Sie sich einführend informieren. Nehmen Sie sich heute die Zeit, die Seite zu besuchen, und geben Sie in der Suchzeile ein Symptom als Stichwort ein, das Sie stört. Ist es Haarausfall, Stress, die Fruchtbarkeit, Angstanfälligkeit? Lesen Sie die entsprechenden Quellen. Notieren Sie sich das Symptom in Ihrem Tagebuch, und halten Sie fest, was Sie erfahren haben. Suchen Sie sich von vertrauenswürdigen Quellen weitere Informationen über dieses Symptom und mögliche Lösungen dafür, und beginnen Sie, aktiv zu werden, um eine für Sie hilfreiche Lösung zu finden. Mit Ausdauer und Beharrlichkeit können auch Sie sich ein Leben schaffen, das mehr ist als der tägliche Kampf gegen die PCOS-Symptome.

Essen vorbereiten für Freitag, Tag 5
- Zwischenmahlzeiten zubereiten und verpacken.
- Verpacken Sie die restliche Linsensuppe und den gemischten grünen Salat für das Mittagessen.
- Putzen und zerkleinern Sie das Gemüse für die Zwischenmahlzeiten und Salate der nächsten drei Tage und verwahren Sie es.

Tag 5

Essensplan

Frühstück	Zwischen-mahlzeit (optional)	Mittagessen	Zwischen-mahlzeit (empfohlen)	Abendessen
1 würziger Kürbis-Ei-weiß-Riegel (S. 304)	50 g Pistazien (mit Schale gewogen)	übrig behaltene Linsensuppe und gemisch-tes Grünzeug mit weißer Balsames-sig-Vinaigrette (S. 363)	80 ml Hummus (S. 370) und Gemüse-crudités	Lachs mit Ahorn-Senf (S. 345), ge-schlagener Butternuss-Kür-bis (S. 353) und Grünzeug mit Knoblauch (S. 353)

Inspiration

»Eines der Merkmale besonderer Persönlichkeiten ist, dass sie sich nicht mit anderen vergleichen. Sie vergleichen sich ausschließlich mit sich selbst und mit dem, was sie bisher erreicht haben und was sie künftig erreichen können.«
–Brian Tracy

Leitsatz

»Ich sorge gerne gut für mich.«

»Diva Daily«

Sie haben begonnen, Ihre abendliche Zeit vor dem Bildschirm zu reduzieren. Heute werden Sie einen Schritt weiter gehen und sich die Medien und Nachrichten vornehmen. Die meisten Medien verkaufen Ihnen die Vorstellung, Sie seien nicht gut genug. Sie seien vielmehr nur dann gut genug, wenn Sie die Ewig-jung-Creme, die Perfekter-Körper-Diät oder das tolle Haarprodukt kaufen oder wenn Sie die perfekte Mutter und ein Superstar in Ihrem Job sind. Je mehr Medien Sie sich aussetzen, desto mehr werden

Sie den Geschichten glauben, dass Ihnen etwas fehlt. Die Werbung versucht, Sie davon zu überzeugen, dass genau das angepriesene Produkt Ihnen zu einem perfekten Leben verhilft. So viele Medien kultivieren heutzutage das Gefühl des Mangels und Sich-nicht-richtig-Fühlens.

Die sozialen Medien können genauso toxisch wirken. Die gefilterten Bilder aus dem Leben anderer zu betrachten, kann sogar die selbstsichersten Menschen glauben machen, dass ihr Leben nicht gut genug sei. In digitalen Bildbearbeitungsprogrammen können Sie mit einem Fingerwisch Falten verschwinden lassen, Zähne weißer erscheinen lassen und Weichzeichner einbauen, um so Ihre Bilder zu perfektionieren. Die Leute posten für gewöhnlich nicht, dass ihr Kind der Schule verwiesen wurde und sie ihre Partnerschaft in den Sand gesetzt haben. Man sieht nicht das wirkliche, authentische und manchmal chaotische Leben, nur perfekte Bilder.

Wir PCOS-Diven müssen sehr genau auswählen, welchen Medien wir uns aussetzen. So wie wir unseren Körper mit Lebensmitteln nähren, nähren wir auch unseren Geist mit den Medien. Im Laufe der Zeit habe ich meinen Fernsehkonsum und die sozialen Medien sehr reduziert und durch inspirierende Bücher, Hörbücher und Podcasts ersetzt.

Ich besitze ein großes Regal mit Büchern, die mich beim Verstehen von Ernährung und PCOS weiterbringen. Obwohl diese Bücher wichtig sind, bereichern vor allem auch die anderen inspirierenden Bücher mein Leben und unterstützen mich dabei, den Schaden der Jahre zu beheben, in denen ich Modezeitschriften las und mich mit dem verglich, was ich auf anderer Leute Facebook-Seiten sah.

»Vergleichen ist der Dieb der Freude.«
–Theodore Roosevelt

Schon bald war mir klar, dass ich, wenn ich ein Leben als PCOS-Diva führen wollte, meine Einstellung verbessern musste. Ich fand meine ersten Einstellungsmentoren in Büchern. Die Bücher, die mir wirklich halfen zu wachsen, stammten aus der Feder von Autoren, die Schwierigkeiten überwunden hatten; es waren vor allem Bücher, die konkrete Schritte beschrieben, wie ich meine Lebensqualität verbessern konnte. Außerdem fand ich heraus, dass es wichtig ist, meine Seele mit Nahrung zu versorgen. Bücher mit spirituellen Themen erfüllen mein Bedürfnis nach einem Leben mit mehr Tiefgang. Ich habe immer ein oder zwei Bücher auf dem Nachttisch liegen oder ein Hörbuch in meinem Mobiltelefon.

Ich mag Hörbücher und Podcasts. Ich höre sie mir an, während ich meine Kinder umherfahre, einkaufe, koche und Hausarbeiten erledige.

Halten Sie Ausschau nach Büchern und anderen Medien, die Ihren Geist und Ihre Neugier füttern.

»Diva Do«

Verbringen Sie heute eine Viertelstunde damit, ein Buch zu finden, das Sie aufbaut. Laden Sie sich ein Hörbuch herunter (Tipps finden Sie unter anderem unter https://www.lesen.net/kostenlose-hoerbuecher-hoerspiele) oder suchen Sie in Ihrer Stadtbibliothek. Ich kann Ihnen versprechen: Je mehr Sie es sich zur Gewohnheit machen, inspirierende Bücher zu lesen oder zu hören, desto mehr wird Ihr Bedürfnis danach wachsen und desto reicher wird Ihr Leben.

Am Wochenende vor der zweiten Woche: fliegender Start

Jetzt sollten Sie die zweite Woche planen und vorbereiten. Zusätzlich zu Ihrer täglichen Mahlzeitvorbereitung treffen Sie an diesem Wochenende auch Vorbereitungen für die gesamte zweite Woche.

- Sehen Sie sich den Mahlzeitenplan für die zweite Woche an (S. 202). Müssen Sie irgendetwas ergänzen oder anders planen, damit es mit Ihren Zeiten zusammenpasst? Planen Sie Ihre Mahlzeiten für die kommende Woche, indem Sie den Wochenplan und die Tipps zur Essensplanung in Schritt 9 von Kapitel 6 nutzen (S. 139).

- Erstellen Sie auf der Grundlage Ihrer Mahlzeitenplanung eine detaillierte Liste der Lebensmittel, die Sie für die kommende Woche benötigen, vom Frühstück bis zum Abend, einschließlich Zwischenmahlzeiten und Grundnahrungsmitteln. Überprüfen Sie Ihre Vorräte in Kühlschrank und Speisekammer. Was haben Sie zur Hand und was müssen Sie auf Ihre Einkaufsliste für die nächsten vier Tage schreiben?
- Kaufen Sie die Lebensmittel für die kommenden drei oder vier Tage ein.
- Bereiten und verpacken Sie die Zwischenmahlzeiten für die zweite Woche, die sich hierfür eignen, zum Beispiel das 5-Schichten-Studentenfutter (S. 373).
- Putzen und zerkleinern Sie das Gemüse für die Salate der ersten drei oder vier Tage und verwahren Sie es.
- Bereiten Sie zwei Ladungen Tahin-Dressing zu (S. 364).

Essen vorbereiten für Samstag, Tag 6

- Zwischenmahlzeiten zubereiten und verpacken.
- Bereiten Sie den 10-Schichten-Salat im Glas mit Lachs für das Mittagessen zu.
- Planen Sie, wo Sie am Abend essen gehen möchten. Prüfen Sie auf Restaurant-Webseiten die Speisekarten, um zu sehen, ob das Angebot zum PCOS-Behandlungsplan passt (vgl. auch »Tipps fürs Restaurant« auf S. 88).
- Bereiten Sie die Über-Nacht-Heidelbeerkuchen-Hafergrütze im Schongarer für die Nacht vor. Oder: Bereiten Sie für den nächsten Morgen die Zutaten für den Reiskocher oder den Kochtopf vor.

·············Einige inspirierende Bücher für den Anfang············

The Rhythm of Life von Matthew Kelly
Begin with Yes von Paul Boynton
Firestarter Sessions von Danielle LaPorte
Die Gaben der Unvollkommenheit von Brené Brown
Morgen fange ich an ... warum nicht heute? von Steven Pressfield
Achte Dich selbst! von Patricia Spadaro
Bonjour, Happiness! von Jamie Kat Callan
Beautiful You von Rosie Molinary

Tag 6

Essensplan

Frühstück	Zwischen-mahlzeit (optional)	Mittagessen	Zwischen-mahlzeit (empfohlen)	Abendessen
Über-Nacht-Heidelbeer-kuchen-Hafergrütze (S. 300)	1 kleine Birne in Schnitzen mit 2 EL Son-nenblumen-kernmus, gar-niert mit Hanf- oder Chiasamen	10-Schich-ten-Salat im Glas (S. 312) mit Lachs und weißer Balsam-essig-Vinai-grette (S. 363)	1 hart gekoch-tes Ei und Gemüse-crudités	AUSWÄRTS ESSEN GEHEN

Inspiration
»Die Seele hat die Farbe deiner Gedanken.«
–Marc Aurel

Leitsatz
»Ich ändere meine Gewohnheiten, indem ich meine Gedanken ändere.«

»Diva Daily«
Ihre Sicht aufs Leben von Mangel und Entbehrung zur Fülle hin zu lenken, kann Ihr Leben komplett verändern. Der erste Schritt ist Achtsamkeit.

»Diva Do«
Heute werden Sie Ihre Glaubenssätze inventarisieren. Nehmen Sie dafür Ihr Tagebuch zu Hilfe. Jedes Mal, wenn Sie sich bei einem Glaubenssatz ertappen, der Sie in eine Situation des Mangels oder der Entbehrung versetzt, notieren Sie dies. Zum Beispiel:

»Ich habe Angst, dass ich nicht genügend Geld verdiene, um meine monatlichen Rechnungen zu bezahlen.«

»Es ist nicht fair, dass ich PCOS habe und nicht das essen kann, was ich möchte.«

»Ich wünschte, ich würde aussehen wie Claudia. Sie ist so groß und glamourös.«

»Warum kann ich nicht ein so tolles Leben führen wie Barbara? Sie hat alles: einen tollen Job, einen tollen Mann, jede Menge Urlaub.«

»Ich habe nie genügend Zeit, meine gesunden Mahlzeiten vorzubereiten.«

Lesen Sie auf S. 60 die Liste »Mangel-Denken«. Überlegen Sie, welchen dieser Gedanken Sie heute begegnet sind, und notieren Sie sie.

Wenn Sie einmal damit angefangen haben, diese Mangel- oder Entbehrungsgedanken zu bemerken, können Sie sie auch bewusst umkehren. Formulieren Sie die Gedanken am Ende des heutigen Tages aus dem Gesichtspunkt der Fülle um. Zum Beispiel:

Aus »Ich werde niemals abnehmen« wird »Ich werde mein persönliches Wohlfühlgewicht finden«.

Aus »Ich habe keine Zeit fürs Training« wird »Ich mag es, wie mein Körper sich anfühlt, wenn ich ihn bewege, und ich werde die Zeit dafür finden«.

Aus »Ich werde niemals schön aussehen« wird »Ich strahle Gesundheit aus«.

Aus »Ich habe niemals genügend Geld« wird »Ich habe genügend Geld für das, was ich wirklich brauche«.

Zunächst fühlt es sich vielleicht an, als würden Sie sich selbst belügen, aber die Sache ist, dass Sie sogar dann, wenn Sie nicht an die umformulierten Gedanken glauben, in die Positivität, die Wertschätzung und die Dankbarkeit gehen. Fokussieren Sie, fühlen Sie sich dankbar und würdigen Sie das, was Sie haben. Hegen Sie dieses Gefühl, so oft Sie können, vor allem, wenn Sorgen oder Ängste in Ihnen aufkommen.

Sehen Sie es so: Die eine Straße im Leben ist mit Mangel gepflastert, die andere mit Fülle. An jeder Kurve, in jedem Moment können Sie sich aussuchen, auf welcher Straße Sie gehen wollen. Sie können an jedem Tag Ihres Lebens Freude haben. Es hängt nur von Ihrer Einstellung ab.

Essen vorbereiten für Sonntag, Tag 7

- Zwischenmahlzeiten zubereiten und verpacken.
- 10-Schichten-Salat im Glas und geräuchertes Putenfleisch für das Mittagessen vorbereiten.

Tag 7

Essensplan

Frühstück	Zwischen-mahlzeit (optional)	Mittagessen	Zwischen-mahlzeit (empfohlen)	Abendessen
Zitronen-Mohn-Pfannkuchen (S. 309)	50 g süß-würzige Kürbiskerne (S. 373)	10-Schichten-Salat im Glas (S. 312) mit geräucherter Biopute und weißer Balsamessig-Vinaigrette (S. 363)	Selleriestäbchen und 2 EL Cashewmus mit 5 getrockneten Cranberrys	Lendensteak vom Weiderind mit Chimichurri-Sauce (S. 366), gegrillten Blumenkohlsteaks mit Zwiebeln (S. 357) und süßen Folienkartoffeln (Grillgemüse in 4 Schritten, S. 356)

Inspiration
»Die Blume träumt nicht von der Biene. Sie blüht, und die Biene kommt.«
–Mark Nepo

Leitsatz
»Ich schaffe mir gesunde Gewohnheiten, die meine Ziele unterstützen.«

»Diva Daily«
Ihre PCOS-Diva zu entdecken, bedeutet, achtsamer zu werden. Sie gehen bereits achtsamer und bewusster durch den Tag und schaffen sich neue Gewohnheiten und Rituale. Sie sind auch aufmerksamer bei den Gedanken, mit denen Sie sich beschäftigen, bei der Auswahl der Nahrung, die Sie zu sich nehmen, und dabei, wie Sie sich dadurch fühlen. Jetzt werden Sie lernen, wie Sie achtsam essen.

Sprechen Sie Ihre Dankbarkeit aus. Beginnen Sie Ihre Mahlzeit mit Dankbarkeit, egal, ob Sie ein Tischgebet sprechen oder einfach an alle denken, deren Bemühungen es zu verdanken ist, dass Sie dieses Essen auf dem Tisch stehen haben, von Landwirten über Pflücker und Lkw-Fahrer bis hin zu den Mitarbeitern des Lebensmittelgeschäfts.

Pause. Nehmen Sie sich einen Augenblick Zeit, bevor Sie zu essen beginnen, um die Beschaffenheit, den Anblick und den Geruch Ihres Essens wahrzunehmen und wertzuschätzen. Diese kurze Pause lässt Sie beim Essen mehr bei der Sache sein.

Essen Sie aufmerksam. Schalten Sie Fernseher, Radio, Telefone, Computer und alle anderen ablenkenden Geräte aus. Setzen Sie sich. Essen Sie nicht im Stehen an der Anrichte oder beim Autofahren. Konzentrieren Sie sich auf Ihr Besteck und darauf, dass Sie das Essen zum Mund bringen. Achten Sie dann auf den Geschmack und die Beschaffenheit des Essens, während Sie kauen. Kauen Sie etwas länger als gewöhnlich (etwa 20-mal). Versuchen Sie, zwischen den Happen das Besteck abzulegen. Gönnen Sie sich zwischendurch ab und zu einen achtsamen Atemzug oder sogar einen Schluck Wasser.

Anerkennung. Gedanken, Gefühle und Sinneseindrücke werden sich melden, während Sie essen. Schieben Sie sie nicht fort. Erkennen Sie sie an, und lassen Sie sie dann vorüberziehen wie eine Wolke, die am Himmel vorbeischwebt. Kehren Sie dann zu Ihrer achtsamen Essensweise zurück.

»Diva Do«

Tun Sie heute zwei Dinge.

Achtsam zu essen, nehmen Sie sich bitte für den Rest dieses Programms jeden Tag mindestens bei einer Mahlzeit vor.

Sehen Sie sich Ihre Notizen an, die Sie in Ihrem Tagebuch zu Ihren körperlichen und emotionalen Reaktionen auf Nahrungsmittel gemacht haben. Bemerken Sie irgendwelche Muster? Haben Sie bereits Theorien, die Sie in der nächsten Woche testen wollen? Vielleicht wird Ihnen langsam bewusst, dass ungesundes Essen nicht so köstlich ist, wie Sie dachten, oder dass Sie sich dadurch nicht wirklich gut fühlen. Vielleicht bemerken Sie, wie Essen Ihre Stimmung und Ihr Energieniveau während des Tages beeinflusst. Möglicherweise entdecken Sie, welche Nahrungsmittel Ihnen die meiste Energie für Ihr Training, Ihre Arbeit und Ihre Freizeit geben. Merken Sie, dass Sie die morgendliche Zwischenmahlzeit brauchen? Haben Sie zum Abendessen richtig Hunger? Hatten Sie nachmittags nach der Linsensuppe das Bedürfnis nach einem Nickerchen? Haben Sie im Büro Lust auf Donuts, wenn Sie morgens einen Smoothie hatten, aber nicht, wenn Sie einen Eiweißriegel gegessen haben? Gehen Sie Ihr Tagebuch durch und notieren Sie Ihre Beobachtungen.

Kapitel 8
Zweite Woche:
Leben

Die Lebensgewohnheiten und den -stil zu ändern, ist nicht leicht. Es braucht dazu Entschlossenheit, Ausdauer, Geduld und den Willen durchzuhalten. Ich hoffe, dass Ihnen klar wird, dass es nicht um Perfektion geht. Die wichtigsten Elemente, um dauerhaft positive Veränderungen zu bewirken, sind wohl Liebenswürdigkeit, Wohlwollen und Fehlertoleranz *gegenüber sich selbst.*

Sie haben sich vielleicht schon sorgenvoll gefragt, wie lange Sie es schaffen werden, sich an den Plan zu halten. Vielleicht haben Sie die Erfahrung gemacht, dass Sie noch nie eine Langzeitdiät durchgehalten haben. Denken Sie unbedingt daran, dass alles einen Tag nach dem anderen, einen Schritt nach dem anderen, einen Moment nach dem anderen geschieht. Wenn sich einmal ein Tag nicht wie geplant entwickelt, schenken Sie sich selbst eine Extraportion Toleranz und treffen Sie die nächstbeste Entscheidung in Richtung Ihres Ziels.

Lassen Sie keine negativen Selbstgespräche zu. Wenn Sie merken, dass Sie denken »Ich kann das nicht; ich werde immer dick, unfruchtbar, müde, _____ bleiben; ich bin nicht gut genug«, dann ändern Sie umgehend das Drehbuch. Sagen Sie zu sich selbst (laut!): »Ich *kann* das, ich brauche nur Zeit und Übung. Ich brauche nicht alles auf einmal zu lernen.« Negative Selbstgespräche haben ihre Ursache normalerweise in enttäuschenden Erfahrungen in der Vergangenheit, mit Blitzdiäten, die auf Entbehrung und Entsagung basierten. Der PCOS-Behandlungsplan ist aber keine Modediät, sondern ein wohltuender und pflegender Lebensstil. Der wichtigste Unterschied ist, dass er eine *nachhaltige* Lebensweise ist. Da wir ein ganzes Leben mit PCOS zurechtkommen müssen,

müssen wir, um einen guten Umgang mit PCOS zu entwickeln, lernen, anders zu denken, uns anders zu bewegen und anders zu ernähren. Das braucht Zeit. Seien Sie geduldig und freundlich mit sich. Sie werden feststellen, dass Sie, sobald Sie die Auswirkungen Ihrer guten Entscheidungen spüren, in einen positiven Kreislauf kommen: Eine gute Entscheidung bewirkt, dass Sie sich gut fühlen, also treffen Sie eine weitere gute Entscheidung und so weiter. Sie werden den Schwung dafür finden, sich in Richtung Ihres Ziels zu bewegen und weiterhin, *ein Leben lang, wie eine PCOS-Diva zu leben.*

Allmählich werden Sie hier und da den Lohn für das PCOS-Programm bereits wahrnehmen – leuchtendere Augen, klarere Gedanken, mehr Energie und eine optimistischere Einstellung. Lassen Sie sich davon in die zweite Woche tragen, die »Leben«-Woche.

Während dieser zweiten Woche werden Sie die in der ersten Woche neu angelegten Gewohnheiten festigen und wieder Tagesplänen folgen. Außerdem werden wir herausfinden, wie wir eine innere Haltung finden können, mit deren Hilfe wir mehr Bewegung in den Tagesablauf bekommen. Bewegung ist wichtig, um Stress zu reduzieren, die Stimmung zu verbessern und Ängste und Sorgen zu lindern.

Hoffentlich gehen Sie bereits nach dem Mittag- oder Abendessen (oder beides) eine Viertelstunde spazieren, als Teil Ihrer täglichen Routine, mit der Sie in der ersten Woche angefangen haben. Wie können Sie mehr Bewegung in Ihr Leben hineinbringen? Beginnen Sie damit, eine Viertelstunde früher aufzustehen, um in Ihrem Tagesprogramm Raum für die morgendliche Bewegung zu schaffen. Ich mache gerne den Sonnengruß und springe dann für einige Minuten auf meinem Minitrampolin, um den Kreislauf anzuregen.

Außerdem werden Sie ein wenig Zeit für die tägliche Bonusbewegung finden. Entweder ergänzen Sie den oder die täglichen Spaziergänge um HIIT (hochintensives Intervalltraining) oder Sie machen zehn Minuten Krafttraining oder zehn Minuten Körper-und-Geist-Übungen:

HIIT: Ergänzen Sie den oder die täglichen Spaziergänge um Intervalle. Zum Beispiel:

- 3 Minuten aufwärmen: Gehen Sie in gemächlichem Tempo, um Ihre Gelenke, die Muskeln und das Herz für das Training vorzubereiten.
- 1 Minute Power-Walk: Gehen Sie in strammem Tempo; es sollte schwerfallen, sich zu unterhalten.
- 2 Minuten erholen: Bringen Sie das Schritttempo auf eine gemäßigte Geschwindigkeit zurück, aber etwas zügiger als beim Aufwärmen.
- 1 Minute Power-Walk: Gehen Sie in strammem Tempo.
- 2 Minuten erholen: Bringen Sie das Schritttempo auf eine gemäßigte Geschwindigkeit zurück.
- 1 Minute Power-Walk: Gehen Sie in strammem Tempo.
- 2 Minuten erholen: Bringen Sie das Schritttempo auf eine gemäßigte Geschwindigkeit zurück.
- 3 Minuten abkühlen: Gehen Sie in gemächlichem Tempo.

Krafttraining: Suchen Sie sich im Internet ein zehnminütiges Übungsprogramm mit dem eigenen Körpergewicht. Eine kurze Suche beschert Ihnen Dutzende kostenloser Übungsideen. Nehmen Sie sich Ihr Programm für zwei- bis dreimal pro Woche vor. Reservieren Sie diese Zeit in Ihrem Kalender als Zeit der Selbstfürsorge.

Körper-und-Geist-Bewegung: Machen Sie zehn Minuten lang den Sonnengruß oder einfache Dehnübungen. Auf YouTube und Pinterest finden Sie unzählige Übungsanleitungen. Nehmen Sie sich kurz Zeit, um eine zu finden, die Sie diese Woche machen werden. Planen Sie für die Woche mindestens eine Wiederholung als Selbstfürsorge ein.

Mahlzeitenplan für die zweite Woche

Montag, Tag 8

Frühstück	Zwischen-mahlzeit (optional)	Mittagessen	Zwischen-mahlzeit (empfohlen)	Abendessen
Eiermuffins mit Würstchen und Spargel (S. 302)	80 g frische oder TK-Beeren und 40 g Mandeln	10-Schich-ten-Salat im Glas (S. 312) mit Steak und Tahin-Dressing (S. 364)	50 g süß-würzi-ge Kürbiskerne (S. 373)	Hühnerbrust-streifen in Sesamkruste (S. 343) mit würziger Him-beer-Dipsauce (S. 368), ½ mittelgroßem geröstetem Butternuss-Kür-bis (Röstgemü-se in 6 Schrit-ten, S. 349) und Orangen-Fenchel-Kraut-salat (S. 360)

Dienstag, Tag 9

Frühstück	Zwischen-mahlzeit (optional)	Mittagessen	Zwischen-mahlzeit (empfohlen)	Abendessen
Schoko-Man-del-Erd-beer-Chiapud-ding (S. 294)	1 würziger Kürbis-Ei-weiß-Riegel (S. 304)	10-Schich-ten-Salat im Glas (S. 312) mit Huhn und Tahin-Dressing (S. 364)	1 kleiner Apfel in Schnitzen mit 2 EL Son-nenblumen-kernmus, gar-niert mit Hanf- oder Chiasamen	weißes Hühner-Chili (S. 323) und gemischtes Grünzeug mit Avocado-Limet-ten-Ranch-Dressing (S. 365)

Mittwoch, Tag 10

Frühstück	Zwischen-mahlzeit (optional)	Mittagessen	Zwischen-mahlzeit (empfohlen)	Abendessen
schneller Super-Samen-Hafer-Apfelauf-lauf im Teig-mantel (S. 297)	40 g 5-Schich-ten-Studenten-futter (S. 373)	übrig behalte-nes weißes Hühner-Chili und gemisch-tes Grünzeug mit Avoca-do-Limet-ten-Ranch-Dressing (S. 365)	6 glutenfreie Biocracker und 80 mg Weiße-Boh-nen-mit-Ros-marin-Dip (S. 371)	karibische Lachs-Ananas-Schaschlik (S. 348), Quinoa-Pilaw (S. 355) und gemischtes Grünzeug mit Tahin-Dressing (S. 364)

Donnerstag, Tag 11

Frühstück	Zwischen-mahlzeit (optional)	Mittagessen	Zwischen-mahlzeit (empfohlen)	Abendessen
Pfirsich-Ingwer-Smoothie (S. 289)	50 g süß-würzi-ge Kürbiskerne (S. 373)	10-Schich-ten-Salat im Glas (S. 312) mit Lachs und Tahin-Dressing (S. 364)	1 würziger Kürbis-Ei-weiß-Riegel (S. 304)	grüne Früh-lingssuppe (S. 329), Zitro-nen-Pfef-fer-Hühner-keulen (S. 344) und Gemü-secrudités mit Avocado-Limetten-Ranch-Dressing (S. 365)

Freitag, Tag 12

Frühstück	Zwischen-mahlzeit (optional)	Mittagessen	Zwischen-mahlzeit (empfohlen)	Abendessen
Rührei mit Spinat, Tomate und Basilikum (S. 302)	40 g 5-Schich-ten-Studenten-futter (S. 373)	übrig behaltene grüne Früh-lingssuppe und Zitronen-Pfef-fer-Hühnerkeu-len	6 glutenfreie Biocracker und 80 mg Weiße-Boh-nen-mit-Rosmarin-Dip (S. 371)	Zitrus-Fajitas (S. 340) mit Cashew-Limet-ten-Creme (S. 368) und Brokkoli mit Zitronen-Senf-Sauce (S. 369)

Samstag, Tag 13

Frühstück	Zwischen-mahlzeit (optional)	Mittagessen	Zwischen-mahlzeit (empfohlen)	Abendessen
Apfelku-chen-Smoothie (S. 289)	Selleriestäb-chen und 2 EL Cashewbutter mit 5 getrock-neten Cran-berrys	10-Schich-ten-Salat im Glas (S. 312) mit übrig behaltenen Zitrus-Fajitas, Guacamole und Salsa	40 g 5-Schich-ten-Studenten-futter (S. 373)	AUSWÄRTS ESSEN GEHEN

Sonntag, Tag 14

Frühstück	Zwischen-mahlzeit (optional)	Mittagessen	Zwischen-mahlzeit (empfohlen)	Abendessen
Fruchtscones (S. 307)	40 g 5-Schich-ten-Studenten-futter (S. 373)	geschichteter Lunch-Wrap (S. 318) mi Eier-salat mit Curry (S. 318)	80 g frische oder TK-Beeren und 40 g Man-deln	herzhaftes Hacksteak (S. 332), Wurzelge-müse-Paste (S. 354), gerösteter Spargel (Röst-gemüse in 6 Schritten, S. 349) und Toma-tenscheiben

Leben: Der Plan für die zweite Woche

❏   Bonusbewegung: HIIT nach Spaziergang, 10 Minuten Krafttraining oder 10 Minuten Körper-und-Geist-Bewegung irgendwann während des Tages.

Raketenstart. *Wachen Sie eine Viertelstunde früher auf als sonst.*

❏   Morgenmotto

❏   großes Warum

❏   Dankbarkeit

Morgendliche Besinnung

❏   Morgenelixier

❏   Inspiration

❏   Leitsatz

15 Minuten morgendliche Bewegung

Dusche

❏   Trockenbürsten vor dem Duschen

❏   Ölmassage nach dem Duschen

Frühstück

❏   Mahlzeit

❏   Nahrungsergänzung

❏   Zungenreinigung

Tageslektion

❏   »Diva Daily«

❏   »Diva Do«

❏   Bewegungsmentalität

Zwischenmahlzeit/Tee

❏   optional: Zwischenmahlzeit

❏   Trinkpause

Mittagessen

❏   Mahlzeit

❏   Nahrungsergänzung

Zwischenmahlzeit/Tee

❑   Zwischenmahlzeit

❑   Trinkpause

❑   Wassercheck (haben Sie heute schon genug Wasser getrunken?)

Abendessen

❑   Mahlzeit

❑   Nahrungsergänzung

❑   Spaziergang (Viertelstunde)

❑   optional Nachtisch: Schokolade

Abendritual

❑   Geräte aus um 20 Uhr

❑   Abendelixier und/oder Betthupferl (nur falls erforderlich)

❑   Prioritätenliste für den nächsten Tag

❑   Magnesium

❑   Zungenreinigung

❑   ätherische Öle

❑   Dehnübungen

❑   Buch

❑   Dankbarkeitsstein

❑   Schlafmaske und Licht aus um 22 Uhr

Essen vorbereiten für Montag, Tag 8

- Zwischenmahlzeiten zubereiten und verpacken.
- Bereiten Sie den 10-Schichten-Salat im Glas und das Steak für das Mittagessen zu.
- Putzen Sie ½ mittelgroßen Butternusskürbis und zerhacken Sie ihn in gut 2 cm große Stücke. Bewahren Sie diese bis morgen im Kühlschrank auf. Lesen Sie noch einmal das Rezept für das Röstgemüse in 6 Schritten für eine geschmackvolle Schichtung (zum Beispiel mit Kokosöl, Kürbispasteten-Gewürz oder Ahornsirup) und die Kochanweisungen.

- Zerkleinern Sie den Fenchel und 100 g gehackten Rotkohl und kühlen Sie beides für den Orangen-Fenchel-Krautsalat.
- Bereiten Sie die Eiermuffins mit Würstchen und Spargel vor, und backen Sie sie schon heute, wenn Sie morgen früh wenig Zeit haben. Bewahren Sie zwei für das Frühstück im Kühlschrank auf. Frieren Sie die anderen ein.

Tag 8

Essensplan

Frühstück	Zwischen-mahlzeit (optional)	Mittagessen	Zwischen-mahlzeit (empfohlen)	Abendessen
Eiermuffins mit Würstchen und Spargel (S. 302)	80 g frische oder TK-Beeren und 40 g Mandeln	10-Schichten-Salat im Glas (S. 312) mit Steak und Tahin-Dressing (S. 364)	50 g süß-würzige Kürbiskerne (S. 373)	Hühnerbruststreifen in Sesamkruste (S. 343) mit würziger Himbeer-Dipsauce (S. 368), ½ mittelgroßem geröstetem Butternuss-Kürbis (Röstgemüse in 6 Schritten, S. 349) und Orangen-Fenchel-Krautsalat (S. 360)

Inspiration

»Jede Heilung beginnt damit, sich selbst zu akzeptieren und zu lieben, mit allen Schwächen.«

–Bryant McGill

Leitsatz
»Ich bin gesund und strahle.«

»Diva Daily«

Ich erhielt mit Mitte zwanzig den Weight-Watchers-Status auf Lebenszeit, aber um ehrlich zu sein, waren das Weight-Watchers-Punktesystem und meine perfektionistischen Neigungen nicht gut miteinander vereinbar. Wenn ich es vermasselte und vor Ende der Woche mein Punktekontingent bereits überschritten hatte, machte ich mich selbst fertig und erzählte mir, ich würde am Montag wieder neu anfangen, auch wenn es erst Mittwoch war. Dann ließ ich alles laufen bis zum Neuanfang (in meinen Augen) am Montag, an dem alles wieder von vorne begann. Der PCOS-21-Tage-Behandlungsplan ist bewusst anders. Es gibt weder Maßeinheiten noch Kalorien, die gezählt werden müssten, oder Punkte, die angesammelt werden. Auch wenn Sie sich mal danebenbenehmen oder sich einen Fehler leisten – *Sie sind immer, immer, nur eine Entscheidung davon entfernt, auf den Weg zurückzugelangen.*

Jeder patzt mal. Wir sind alle nicht perfekt. Wir tun Dinge, die wir nicht absichtlich wollen. Das entscheidende Konzept, das Sie hier bekommen, ist, nett zu sich zu sein und sich selbst vergeben zu dürfen. Sie verdienen Vergebung. Sie würden bestimmt Ihrem Kind verzeihen, also warum nicht auch sich selbst?

Anstatt Schuld- und Schamgefühle zu empfinden, sehen Sie es als eine Gelegenheit zu wachsen. Auch wenn es wichtig ist, Fehler anzuerkennen und aus ihnen zu lernen – genauso wichtig ist es, gnädig mit sich zu sein. Wenn letzte Woche etwas nicht so gelaufen ist, wie Sie gewollt hätten, überlegen Sie sich, wie Sie sich besser vorbereiten und dem Erfolg den Weg ebnen können. Vielleicht sollten Sie dafür sorgen, dass Sie immer einen Snack im Auto haben, oder Ihren Morgenmantel und Ihre Hausschuhe abends neben dem Bett platzieren, damit Sie es gemütlicher haben, wenn Sie am Morgen Ihren Raketenstart machen. Wie können Sie den Erfolg besser planen?

»Diva Do«

Denken Sie über die Entdeckungswoche nach. Wenn ich Klientinnen be-
gleite, antworten die meisten auf meine Frage »Wie war Ihre Woche?« mit
allem, was nicht gut gelaufen ist. Statt bei dem zu verweilen, was nicht
funktioniert hat, erkennen Sie lieber an, was *gut* funktioniert. Was lief gut
letzte Woche? Was haben Sie bereits gewonnen? Oder, wie ich es gerne zu
Beginn meiner Coachings formuliere: »Was gibt's Neues und Gutes?« Notieren Sie die Antworten in Ihrem Tagebuch.

Konzentrieren Sie sich nun auf die kommende Woche. Denken Sie daran, wie wunderbar Sie alles schaffen können. Vergegenwärtigen Sie sich Ihr
»großes Warum« und schreiben Sie drei Ziele für die nächste Woche auf.

Bewegungsmentalität

Sich zu bewegen, hat viele körperliche Vorteile, einschließlich Gewichtsverlust, verbesserter Stoffwechselwerte und erhöhter Fruchtbarkeit, aber
es kann Wochen oder Monate dauern, bis die Ergebnisse sich zeigen. Konzentrieren Sie sich nicht nur auf den körperlichen Nutzen, sondern darauf,
wie Bewegung dabei hilft, Ihre Stimmung zu verbessern. Wenn ich schlecht
drauf bin, erinnert mich mein Mann daran, dass ich ins Studio oder auf
einen Spaziergang hinausgehen kann. Manchmal muss er mir buchstäblich
die Schlüssel in die Hand drücken und mich ins Auto setzen oder mir meine Schuhe reichen und mich zur Tür hinausschieben. Aber er hat Recht:
Wenn ich mich zehn Minuten bewegt habe, hellt sich meine Stimmung auf.

Beobachten Sie heute Ihren Gemütszustand, bevor und nachdem Sie sich
bewegt haben. Beurteilen Sie beide Male auf einer Skala von 1 bis 10, wie Sie
sich fühlen. Erlauben Sie dieser Verbesserung (und ich verspreche Ihnen, Ihr
Gemütszustand wird sich verbessern), sich nachhaltig zu stabilisieren.

Essen vorbereiten für Dienstag, Tag 9

- Zwischenmahlzeiten vorbereiten und verpacken.
- Schoko-Mandel-Erdbeer-Chiapudding zubereiten und für das Frühstück im Kühlschrank aufbewahren.
- 10-Schichten-Salat im Glas mit Huhn für das Mittagessen zubereiten.
- Huhn für weißes Hühner-Chili kochen.
- Avocado-Limetten-Ranch-Dressing zubereiten.

Tag 9

Essensplan

Frühstück	Zwischen-mahlzeit (optional)	Mittagessen	Zwischen-mahlzeit (empfohlen)	Abendessen
Schoko-Mandel-Erd-beer-Chia-pudding (S. 294)	1 würziger Kürbis-Eiweiß-Riegel (S. 304)	10-Schich-ten-Salat im Glas (S. 312) mit Huhn und Tahin-Dressing (S. 364)	1 kleiner Apfel in Schnitzen mit 2 EL Son-nenblumen-kernmus, gar-niert mit Hanf- oder Chiasamen	weißes Hühner-Chili (S. 323) und gemischtes Grünzeug mit Avocado-Limetten-Ranch-Dressing (S. 365)

Inspiration

»Sei für andere da, aber lass dich selbst niemals stehen.«
–Dodinsky

Leitsatz

»Ich verdiene es, mich um mich selbst zu kümmern.«

»Diva Daily«

Ich habe gelernt, dass ich, wenn ich mürrisch, reizbar und erschöpft bin, mehr »Süße« in meinem Leben brauche. Ähnlich weiß ich: Wenn ich

Schmacht auf Zucker habe und dies nicht an einem physischen Blutzucker-Ungleichgewicht liegt, brauche ich ebenfalls mehr »Süßes«.

Viele von uns plagen sich damit herum, dass sie Essen einsetzen, um einen Hunger aus anderen Lebensbereichen zu stillen. Wir brauchen Nahrung in vielen verschiedenen Formen. Wir alle haben ein Bedürfnis nach Liebe, Freundschaft, Lachen, Bewegung, Kreativität, Zielen, Spiritualität, sinnvoller Arbeit, Entspannung und Schönheit. Wir müssen unser ganzes Sein nähren, sonst sind wir am Ende vollgegessen, ohne dass unser Hunger wirklich gestillt worden wäre.

Statt automatisch nach etwas Süßem zu greifen, wenn ich von Heißhunger heimgesucht werde, frage ich mich inzwischen: »Wonach hungere ich wirklich?« Normalerweise finde ich die Antwort dann auf meiner »Süßes«-Liste, einer Notfallliste aller Dinge, die mich glücklich, erfüllt, froh und wieder energiegeladen machen. Diese Liste habe ich immer dabei, und sie bietet mir Möglichkeiten, Süße und Nahrung ohne Lebensmittel zu finden.

Ich versuche, mir für jeden Tag etwas von der »Süßes«-Liste in den Kalender zu schreiben. Natürlich läuft so ein Tag nicht immer wie geplant, vor allem, wenn man drei Kinder hat, aber es ist ein Schritt in die richtige Richtung, mich selbst zumindest in meine Planung einzuschließen.

Amys »Süßigkeiten«-Liste

Diese Liste hat mich nicht nur von dem vielen Zucker weggebracht, sie hat mich auch dabei unterstützt, mich glücklicher, zufriedener, geerdeter und ausgeglichener zu fühlen.

- Ein Detox-Bad nehmen.
- Ein halbstündiges Nickerchen machen.
- Mit meiner Tochter etwas malen.
- Mit meinen Söhnen Korbball spielen.
- Mit meinem Mann ausgehen.
- Mit einer Freundin Kaffee trinken.

- Zum Wochenmarkt gehen.
- Zur Akupunktur-Behandlung gehen.
- Den Timer auf 15 Minuten stellen und eine Schublade im Schrank entrümpeln.
- »Aufgeschobener Kaffee«: Für den nächsten Kunden nach mir als Überraschung für einen Unbekannten schon mal den Kaffee im Voraus zahlen.

....

Mir ist klar geworden, dass Selbstfürsorge unverzichtbar ist, wenn ich ein Leben als PCOS-Diva führen möchte. Ich weiß, dass, wenn ich nicht so für mich sorge, dies schließlich in einem emotionalen Schimpf- und Weinanfall münden wird. Ich bin eine bessere Partnerin, Mutter und Freundin, wenn ich mich um mich selbst kümmere. *Je mehr ich mir selbst gebe, desto mehr kann ich anderen geben.*

»Diva Do«

Erstellen Sie Ihre eigene »Süßigkeiten«-Liste und planen Sie drei der Punkte in Ihrem Kalender für die nächste Woche ein. Versuchen Sie nicht, sich Ihre Süßigkeiten bis zum Abend aufzuheben (außer vielleicht einem entspannenden Bad), wenn Sie zu müde sind, sich zu bewegen, und Ihr Gehirn nicht mehr arbeitet. Kümmern Sie sich zuerst um sich selbst; falls erforderlich, pausieren Sie während des Tages. Diese Zeit ist nicht die Belohnung für gutes Betragen und sollte nicht zur Bedingung haben, dass Sie etwas »richtig« gemacht haben. Selbstfürsorge ist ein wichtiger Bestandteil des guten Lebens als PCOS-Diva.

Bewegungsmentalität

Finden Sie Ihr »großes Warum«, um Ihren Körper zu bewegen. Falls es darin bestehen sollte, dass Sie durch Sport attraktiver aussehen möchten, um anderen zu gefallen, graben Sie tiefer.

Als Teenager und Twen war meine Motivation für das Trainieren, den Umfang dessen zu reduzieren, was ich für meinen dicken Hintern hielt. In der Mittelstufe hörte ich einen 17-Jährigen sagen: »Sie könnte ja süß sein, wenn sie nicht diesen dicken Hintern hätte.« Dieser Junge hat mein »großes Warum« für die nächsten zehn Jahre geprägt. Ich rannte Kilometer auf dem Laufband oder der Straße, um mir buchstäblich den Hintern abzulaufen. Ich verlor alle Freude an der Bewegung. Schließlich akzeptierte ich mein rundes Hinterteil. Das zu fördern, was Gott mir mitgegeben hat, wurde sogar zum Anreiz, Barre-Training zu genießen. Viele der Übungen sind dazu da, das anzuheben und in Form zu bringen, was die Trainer als das »Gesäß« bezeichnen.

Aber mein »großes Warum« für das Bewegen ist nicht mehr, im Badeanzug eine gute Figur zu machen, sondern, mir die Energie und die einfache, stabile und positive Stimmung zu verschaffen, durch die ich die beste Version meiner selbst sein kann, für mich, meine Familie und meine Aufgaben als PCOS-Diva. Das »große Warum« verhilft mir zu einer dauerhafteren und freudvolleren *Bewegungsmentalität.*

Nehmen Sie sich heute Zeit dafür, darüber nachzudenken, warum Bewegung Teil Ihres Lebens sein sollte. Um Ihre Fruchtbarkeit zu verbessern? Um mit Ihren Kindern Fangen spielen zu können, ohne das Gefühl zu haben, dass Sie gleich in Ohnmacht fallen? Um sich stark zu fühlen? Notieren Sie sich Ihr »großes Warum«, um weiterhin voranzukommen.

Essen vorbereiten für Mittwoch, Tag 10

* Weiße-Bohnen-mit-Rosmarin-Dip zubereiten.
* Zwischenmahlzeiten zubereiten und verpacken.
* Packen Sie das restliche weiße Hühner-Chili und den gemischten grünen Salat für das Mittagessen ein.

Tag 10

Essensplan

Frühstück	Zwischen-mahlzeit (optional)	Mittagessen	Zwischen-mahlzeit (empfohlen)	Abendessen
schneller Super-Samen-Hafer-Apfelauflauf im Teigmantel (S. 297)	40 g 5-Schichten-Studentenfutter (S. 373)	übrig behaltenes weißes Hühner-Chili und gemischtes Grünzeug mit Avocado-Limetten-Ranch-Dressing (S. 365)	6 glutenfreie Biocracker und 80 mg Weiße-Bohnen-mit-Rosmarin-Dip (S. 371)	karibischer Lachs-Ananas-Schaschlik (S. 348), Quinoa-Pilaw (S. 355) und gemischtes Grünzeug mit Tahin-Dressing (S. 364)

Inspiration
»Wenn du die Windrichtung nicht ändern kannst, passe deine Segel an.«
–H. Jackson Brown, Jr.

Leitsatz
»Ich bin stärker als meine negativen Gedanken.«

»Diva Daily«
Wenn Sie PCOS haben, kann es leicht passieren, dass Sie sich mit allem beschäftigen, was Sie Ihrer Meinung nach nicht sind: nicht fruchtbar genug, nicht weiblich genug, nicht schlank genug – einfach insgesamt nicht genug. Wir verbrauchen unsere mentale Kraft oft für das, was uns fehlt, aber ich möchte, dass Sie sich klarmachen, dass Sie mehr sind als das, was Ihnen fehlt. Wenn Sie einmal von der Beschäftigung mit dem, was Sie *nicht* sind, dazu umgeschwenkt sind, zu feiern, was Sie *sind*, können Sie eine wirkliche innere Entwicklung einleiten.

Zu feiern, wer Sie sind, was Sie einzigartig macht, was Ihre Stärken und Begabungen sind, beginnt mit Bewusstmachung. Es war schwierig für mich, meine Talente zu benennen. Ich war so darauf fixiert, was ich alles an mir vermisste, dass ich wirklich nicht wusste, was mich einzigartig machte. Ich musste mir klar machen, was ich der Welt zu bieten hatte, und meine Begabungen nutzen. Als ich einmal damit begonnen hatte, wurde mein Leben viel freudvoller. Klar, PCOS ist ein Teil von Ihnen, und wenn Sie dafür eine Akzeptanz erreichen könnten (und, wie wir in Kapitel 10 sehen werden, sogar eine Dankbarkeit), wird Ihnen der Weg leichter fallen.

»Diva Do«

Drei Tests halfen mir dabei, meine einzigartigen Charakterzüge und Stärken zu entdecken. Der erste ist der 16-Typen-Persönlichkeitstest nach Jung, der im Internet bei Humanmetrics gratis zugänglich ist (derzeit auf Englisch und Spanisch). Er basiert auf der nach C. G. Jung entwickelten Persönlichkeitstypen-Theorie von K. Briggs und I. Myers. (Bitte beachten Sie, dass dies nicht der offizielle Myers-Briggs-Typenindikator ist, der auch von zertifizierten MBTI-Fachleuten eingesetzt wird. Zum MBTI ist ebenfalls, auch auf Deutsch, einiges im Internet zu finden.)

Ich bin ein INFJ-Typ. Als ich begann, mich näher mit meinen INFJ-Persönlichkeitsmerkmalen zu beschäftigen, entdeckte ich, dass dieser Persönlichkeitstyp sehr selten ist und auf weniger als ein Prozent der Bevölkerung zutrifft. Ich hatte immer gedacht, dass meine Wesenszüge und Eigenschaften wie die der anderen seien und dass wir sie nur unterschiedlich einsetzten. Es gibt aber einzigartige Begabungen. Ich hatte meine Stärken für selbstverständlich gehalten. Inzwischen habe ich gelernt, all das zu feiern, was ich bin: kreativ, einfühlsam, inspirierend, entscheidungsfreudig, zielstrebig, leidenschaftlich und hilfsbereit[170.] Machen Sie den Test, und sehen Sie, was Sie über sich herausfinden können.

Auch vom VIA-Charakterstärken-Test halte ich viel. Das ist ein kostenloser, einfacher Fragebogen, der weniger als eine Viertelstunde erfordert und eine Fülle an Informationen bietet, die Ihnen dabei helfen, Ihre wesentlichen Charaktermerkmale zu verstehen. Er wurde unter der Leitung von Dr. Martin Seligman entwickelt, dem Vater der »Positiven Psychologie« und Autor von *Der Glücks-Faktor* und *Wie wir aufblühen*. Meine wichtigsten drei Charakterstärken sind Lernfreude, soziale Intelligenz und Spiritualität.

Wenn ich meine Begabungen nutze, beispielsweise um dieses Buch zu schreiben, bin ich ganz im Flow. Das Zeitgefühl verschwindet. Es ist, als würde ich nur eine Viertelstunde arbeiten, und wenn ich aufsehe, sind drei Stunden vergangen. Wie der Mythologe Joseph Campbell gesagt hätte: Ich folge meinem Glück. Wenn ich meine Stärken nutze, bin ich glücklich, habe weniger Stress und mehr Lebenskraft und bin zufriedener mit meinem Leben. Wenn Sie dasselbe tun, wird es Ihnen ebenso ergehen.

Drittens schätze ich den »How to Fascinate«-(»Wie man fasziniert«-)-Persönlichkeitstest von Sally Hogshead. Er ermittelt, wie andere Sie günstigenfalls wahrnehmen, als Möglichkeit, Ihre einzigartigen Stärken und Talente herauszufinden. Nachdem Sie 28 kurze Fragen beantwortet haben, offenbart der Test Ihre verborgenen Begabungen und Ihren Persönlichkeits-Archetypus. Auf der Website steht: »Sie haben Ihre besten Seiten vielleicht bisher gar nicht gesehen. Jetzt können Sie es.« Ich habe diesen Test mit meinem Mann und meinen Kindern gemacht, und es ist schon fast unheimlich, wie genau die Ergebnisse zutreffen. Sie bestätigten, was ich schon vorher für ihre Begabungen gehalten hatte, und es half ihnen, sie selbst zu erkennen. Gemäß »How to Fascinate« bin ich eine »weise Eule«: beobachtend, sicher, gelassen, logisch und nuanciert. Ich achte auf Einzelheiten und gehe Probleme systematisch an, um die beste Lösung zu finden. Es tut gut, zu wissen, was mich auszeichnet, und dieses Wissen hilft mir dabei, meine Stärken und Begabungen zu nutzen.

Ich empfehle Ihnen, Folgendes zu tun:
1. Machen Sie online den Persönlichkeitstest nach Jung (Englisch: www.humanmetrics.com) und erfahren Sie mehr über die 16 Persönlichkeitstypen (Englisch: www.16personalities.com).

2. Machen Sie den VIA-Charakterstärken-Test (Englisch: www.via-character.org).

3. Machen Sie den »Wie man fasziniert«-Persönlichkeitstest (Englisch: www.howtofascinate.com).

4. Nehmen Sie sich heute Zeit dafür, Ihre einzigartigen Begabungen zu erkennen und zu feiern.

Bewegungsmentalität

Was hindert Sie daran, aus dem Haus zu gehen und Ihren Körper so zu bewegen, dass es sich gut anfühlt? Für eine Menge Frauen ist es die Befürchtung, gesehen und beurteilt zu werden. Meine Klientin Vicky beispielsweise hat mir erzählt, dass sie gerne schwimmt. Als ich sie fragte, weshalb sie das nicht regelmäßig tut, dachte ich, dass die Antwort sein würde, dass sie kein Schwimmbad in der Nähe hat, aber stattdessen sagte sie: »Ich müsste einen Badeanzug anziehen!« Ja, das stimmt. Es zeigte sich, dass Vicky deshalb keinen Badeanzug anziehen wollte, weil sie dachte, dass im Schwimmbad alle sie anstarren und über sie urteilen würden. Als Außenstehende war für mich leicht zu erkennen, dass ihre Angst, gemustert und negativ beurteilt zu werden, ein negativer Glaubenssatz war, der sie von dem abhielt, was sie wollte.

Identifizieren Sie heute Ihre negativen Glaubenssätze in Bezug auf körperliche Bewegung. Je länger wir an solchen Glaubenssätzen festhalten, desto tiefer verwurzeln sie sich in unserem Kopf; es wirkt, als ob sie »die Wahrheit« wären, sie sind es aber nicht. Vielleicht brauchen Sie eine Freundin oder Ihren Partner oder Ihre Partnerin, um Ihre negativen Glaubenssätze aufzudecken.

Erstellen Sie eine Liste Ihrer negativen Glaubenssätze zum Thema Bewegung. Welche negativen Glaubenssätze halten Sie davon ab, Ihren Körper in einer Weise zu bewegen, die Sie mögen und von der Sie sich gut fühlen? Ist es, weil Sie glauben, dass andere Menschen Sie negativ beurteilen werden? Oder weil Sie sich verletzen könnten? Oder weil Sie einfach keine Zeit und kein Geld haben? Notieren Sie alle Glaubenssätze in Ihrem Tagebuch.

Wie haben diese negativen Glaubenssätze Sie daran gehindert, Fülle und Lebensfreude zu erfahren? Meine Klientin Vicky machte sich klar, dass ihr Ausgangspunkt des Mangels sie daran hinderte, zu tun, was sie wollte, und dass er ihr Gefühl des Mangels und des Nichtgenügens nährte. *Stellen Sie sich zu jedem negativen Glaubenssatz folgende drei Fragen:*

1. Woher kommt dieser Glaubenssatz?
2. Welche Beweise habe ich, dass der Glaubenssatz stimmt? Welche realen Umstände gab es innerhalb des letzten Jahres, die den Wahrheitsgehalt meines negativen Glaubenssatzes bestätigen?
3. Könnte dieser Glaubenssatz vielleicht unsinnig wirken, wenn ich ihn mit den Augen einer Außenstehenden betrachtete?

Vielleicht lassen Sie sich von Ihrem Partner oder einer Freundin bei der Beantwortung der dritten Frage helfen. Oft können wir darüber lachen, wie verrückt negative Glaubenssätze sind, wenn sie von außen betrachtet werden. In anderen Fällen sitzen sie so tief, dass es Zeit und Ausdauer braucht, bis wir sie hinter uns lassen können.

Neutralisieren Sie den negativen Glaubenssatz mithilfe positiver Visualisierung. Visualisieren Sie ein positives Ergebnis. Vicky zum Beispiel visualisierte, wie sie mit hoch erhobenem Kopf und aufrechtem Rücken zum Schwimmbecken schritt, mit einem Lächeln auf dem Gesicht, auf der gesamten Strecke daran denkend, wie gut es sich anfühlen würde, im Wasser zu sein und zu schwimmen. Verbringen auch Sie einige Zeit damit, sich Ihr positives Ergebnis auszumalen.

Nach dieser Übung konnte Vicky ihren negativen Glaubenssatz hinter sich lassen. Statt sich damit zu beschäftigen, was sie daran hinderte, ihren Körper auf eine Weise zu bewegen, die sie mochte und durch die sie sich gut fühlte, konzentrierte sie sich auf ihr »großes Warum«, und das war, ihr Wohlbefinden zu steigern, um ihrem Sohn eine bessere Mutter sein zu können. Ihr wurde bewusst, dass das, was sie einmal für die Wahrheit gehalten hatte, nichts als ein Trugbild gewesen war. Ihr wurde auch bewusst, dass sie, wenn sie nicht an ihrem negativen Glaubenssatz festhielte, ihr Leben nach ihren eigenen Vorstellungen leben könnte. Sie war frei, ein erfülltes Leben zu führen. Sie war frei, das zu tun, was ihr wichtig war. Stellen Sie sich vor, was Sie erreichen können und wie großartig Sie sich fühlen werden, wenn Sie Ihre negativen Glaubenssätze abgelegt haben.

Essen vorbereiten für Donnerstag, Tag 11

- Zwischenmahlzeiten zubereiten und verpacken.
- Bereiten Sie den 10-Schichten-Salat im Glas mit Lachs für das Mittagessen zu.
- Marinieren Sie die Zitronen-Pfeffer-Hühnerkeulen über Nacht.
- Nehmen Sie sich einen Moment Zeit für die Strukturierung der nächsten drei oder vier Tage. Werfen Sie einen Blick auf den Essensplan. Welche Frisch-, Kühlschrank- und Vorratswaren müssen aufgefüllt werden? Schreiben Sie eine Einkaufsliste für den Rest der Woche. Planen Sie den Einkauf für heute Abend oder morgen ein.

Tag 11

Essensplan

Frühstück	Zwischen- mahlzeit (optional)	Mittagessen	Zwischen- mahlzeit (empfohlen)	Abendessen
Pfirsich-Ing-wer-Smoothie (S. 289)	50 g süß-würzi-ge Kürbiskerne (S. 373)	10-Schich-ten-Salat im Glas (S. 312) mit Lachs und Tahin-Dressing (S. 364)	1 würziger Kürbis-Ei-weiß-Riegel (S. 304)	grüne Früh-lingssuppe (S. 329), Zitronen-Pfeffer-Hühner-keulen (S. 344) und Gemüse-crudités mit Avocado-Limetten-Ranch-Dressing (S. 365)

Inspiration

»Eines Tages begriff sie endlich, dass im Leben immer wieder Unerwartetes geschehen würde. Und damit wurde ihr auch klar, dass die einzige mögliche Kontrolle war, selbst zu entscheiden, wie sie damit umging. Also beschloss sie, mithilfe von Mut, Humor und Eleganz zu überleben. Sie war die Königin ihres eigenen Lebens, und sie hatte die Wahl.«
–Kathy Kinney, Queenofyourownlife.com

Leitsatz

»Ich darf Nein zu anderen und Ja zu mir selbst sagen.«

»Diva Daily«

Für viele von uns ist es ein ständiger Kampf, auch mal Nein zu anderen zu sagen. Wenn wir eine Bitte ablehnen, befürchten wir, dass wir unhöflich oder egoistisch wirken könnten. So schwer es Ihnen fallen wird, es ist jedoch für Ihr Wohlergehen unbedingt erforderlich, Nein zu sagen, wenn Sie dies wollen oder müssen. Es ist in Ordnung, egoistisch zu wirken, wenn es um Ihre Gesundheit geht.

Nein zu sagen ist schwierig, besonders wenn wir es gern allen recht machen wollen und Angst haben, andere zu enttäuschen oder zu verletzen. Also sagen wir oft Ja zu anderen, auf unsere eigenen Kosten. Wir können viel zu viel Zeit und Energie darauf verwenden, andere bei Laune zu halten. Dabei sind wir nicht für irgendjemandes Reaktionen verantwortlich, und es ist viel besser, sich beim Neinsagen unwohl zu fühlen, als verärgert Ja zu sagen. Damit es uns gut gehen kann, müssen wir Raum in unserem Leben schaffen, der im Zeichen von Selbstfürsorge, Freude und Genuss steht. Dennoch wird das Leben oft mit so vielen Verpflichtungen und verbindlichen Zusagen gefüllt sein, dass es schwerfällt, Zeit für uns selbst und unsere Erholung unterzubringen.

Wenn ich diese Zeiten nicht einplane, werde ich frustriert und gestresst, und mir bleibt kein Raum dafür, zu den wirklich wichtigen Dingen Ja zu sagen. Mir hilft es, mir mein Wohlbefinden und meine Zufriedenheit auf einem Spektrum vorzustellen. Je mehr ich mich Dingen widme, die ich lieber nicht tun würde, desto weiter entferne ich mich von meiner Vision, wie eine PCOS-Diva zu leben. Ich mag den Gedanken von Katrina Kenison, einer meiner Lieblingsautorinnen, die diese Idee wunderbar in Worte fasst: »Alleinsein ist Urlaub für die Seele; eine Gelegenheit, davon zu verschnaufen, etwas für andere zu tun, und stattdessen uns selbst zu überraschen und zu erfreuen.«

»Diva Do«

Sagen Sie heute Ja zu dem, was Ihre Seele glücklich macht. Sagen Sie Ja zu dem, was Ihnen Freude macht, Ihnen guttut, sich positiv auf Ihre Gesundheit auswirkt oder Ihrem Leben Bedeutung verleiht. Das Leben ist ohnehin schon zu voll mit Dingen, bei denen wir nicht entscheiden können, ob wir Ja oder Nein sagen – also müssen wir zusehen, dass unsere ganze restliche Zeit zählt. Fangen Sie damit an, öfter Ja zu sich selbst zu sagen und Ihre Entscheidungen seltener zu bereuen. Grenzen zu setzen, verleiht uns nicht nur mehr Kraft; es ist unerlässlich für Ihre Gesundheit, für Ihre Weiterentwicklung und dafür, dass Sie Ihre Energie dorthin lenken können, wo sie Ihnen wirklich wichtig ist.

Bewegungsmentalität

Jede Form der Bewegung mit dem Ziel, sich selbst »fertigzumachen«, ist schädigend. Aus Zwang, übertriebenem Wetteifer oder mangelndem Selbstbewusstsein heraus zu trainieren, ist ein Zeichen für eine unentspannte, unausgewogene Bewegungsmentalität. Dabei ist es gleich, ob das Training aus Yoga, Laufen oder Tanzen besteht.

Ich ging früher laufen, um mich dafür zu strafen, dass ich einen Körper hatte, der nicht mit mir zusammenarbeitete, und der dicker war, als ich wollte. Ich ging nicht aus Freude an der Bewegung laufen. Inzwischen liebe ich es, an warmen Sommertagen laufen zu gehen. Es macht mir Spaß und erfüllt mich, weil ich mir selbst gestatte, es in einer Weise zu tun, die mir guttut. Ich erlaube mir selbst, mein Tempo zu verlangsamen und den Lauf zu unterbrechen. Ich höre dabei fröhliche Musik und bin mir der Schönheit der Natur bewusst. Statt auf mein Lauftempo zu achten, meine letzte gelaufene Zeit übertreffen zu wollen oder den Kalorienverbrauch zu zählen, richte ich mich auf alle Sinneswahrnehmungen und auf all das, wofür ich dankbar bin. Diese Gefühle des Glücks und der Dankbarkeit treiben mich an. Es ist ein ganz anderes Bewegungserlebnis, als auf dem Laufband zu rennen, um Kalorien zu verbrennen.

Wann haben Sie sich das letzte Mal nach einem Training besser gefühlt als vorher, psychisch und körperlich? Wann fühlten Sie sich das letzte Mal ausgeglichen, erfüllt und glücklich, nachdem Sie Ihren Körper bewegt haben? Es ist in Ordnung, wenn das in Ihrer Kindheit war. Versuchen Sie, sich daran zu erinnern, was Sie damals taten. Was immer es war, bringen Sie mehr von dieser Art Bewegung in Ihr Leben. Vielleicht fällt das, was Ihnen gefällt, in die Kategorien HIIT, Krafttraining oder Körper-und-Geist-Training. Wenn ja: wunderbar. Aber selbst wenn nicht, lassen Sie sich dadurch nicht vom Bewegen abhalten. Beginnen Sie, Ihre Einstellung zu ändern – machen Sie sich klar, dass Bewegung keine lästige Pflicht ist, die Sie ein paarmal in der Woche abarbeiten. Bewegung ist ein Lebensstil, bei dem Sie so viel wie möglich aktiv sind, weil es sich gut anfühlt.

Essen vorbereiten für Freitag, Tag 12
- Zwischenmahlzeiten zubereiten und verpacken.
- Verpacken Sie die übrig gebliebene grüne Frühlingssuppe und die Zitronen-Pfeffer-Hühnerkeulen für das Mittagessen.
- Marinieren Sie über Nacht Huhn oder Steak für die Zitrus-Fajitas.
- Weichen Sie die Cashews für die Cashew-Limetten-Creme über Nacht ein.
- Putzen und zerkleinern Sie das Gemüse für die Zwischenmahlzeiten und Salate der nächsten drei Tage und verwahren Sie es.

Tag 12

Essensplan

Frühstück	Zwischen-mahlzeit (optional)	Mittagessen	Zwischen-mahlzeit (empfohlen)	Abendessen
Rührei mit Spinat, Tomate und Basilikum (S. 302)	40 g 5-Schich-ten-Studenten-futter (S. 373)	übrig behalte-ne grüne Früh-lingssuppe und Zitronen-Pfeffer-Hühner-keulen	6 glutenfreie Biocracker und 80 mg Weiße-Boh-nen-mit-Rosmarin-Dip (S. 371)	Zitrus-Fajitas (S. 340) mit Cashew-Limet-ten-Creme (S. 368) und Brokkoli mit Zitronen-Senf-Sauce (S. 369)

Inspiration
»Auch die kleinsten Veränderungen im Alltag können enorme Wellenwir-kungen auslösen, die unsere Vorstellung dessen, was möglich ist, ausdeh-nen.«
–Charles F. Glassman

Leitsatz
»Fülle fließt mit Leichtigkeit in mein Leben hinein.«

»Diva Daily«
Das einfache Ritual der nachmittäglichen Teestunde – sich einen Tee aus-zuwählen, ihn zuzubereiten, an ihm zu nippen, ihn zu genießen – kann Sie über das Chaos des Lebens hinausheben. Die Auszeit mit einer Tasse Tee ermöglicht eine Pause an einem hektischen Tag, schafft die Gelegenheit, sich seiner Segnungen bewusst zu werden, und schenkt neue Energie, so-dass Sie den Rest des Tages wieder mit mehr Energie, Konzentration und Ausgeglichenheit angehen können.

Zusätzlich zu den gesundheitlichen Vorteilen des Tees, die wir bereits in Kapitel 4 besprochen haben, zeigen Untersuchungen, dass selbst kurze Entspannungsphasen den Cortisolspiegel und die Herzfrequenz senken und uns weniger unruhig und gestresst machen. Eine Doppelblindstudie, bei der die Hälfte der Versuchspersonen für sechs Wochen Tee in ihren Tagesablauf einbaute, ergab, dass diejenigen, die Tee getrunken hatten, einen signifikant niedrigeren Cortisolspiegel und einen höheren Entspannungsgrad aufwiesen[171].

»Diva Do«

Hoffentlich genießen Sie bereits jeden Nachmittag eine Tasse heißen Tee zu Ihrer Zwischenmahlzeit, wie im Plan vorgesehen. Lassen Sie uns heute diese Gewohnheit ausbauen, um eine Art Teeritual für Sie zu entwickeln. Sie werden Ihren Tee auf eine sehr achtsame Weise zubereiten, trinken und genießen, ähnlich wie Sie schon Ihre Schokolade essen. Sehen Sie Ihren nachmittäglichen Tee als eine Gelegenheit für pure Selbstfürsorge und Stressreduktion. Wenn Sie ein altes Teeservice in der Vitrine oder auf dem Dachboden stehen haben, ist jetzt der Augenblick, es hervorzuholen und sinnvoll zu nutzen. Falls Sie keine schöne kleine Teekanne und eine besondere Tasse haben, sollten Sie sich etwas gönnen und diese bald besorgen. Wenn Sie in einem Büro arbeiten, können Sie sich für dort einen eigenen Teevorrat und ein Tee-Ei zulegen. Bringen Sie Ihre Lieblingstasse zur Arbeit mit.

Entspannung beginnt mit der Wahl des Tees. Spüren Sie nach: Welcher Tee ist heute das Richtige? Vielleicht erfrischende Minze, orientalisch gewürzter schwarzer Chai, ein blumiger Oolong oder adstringierender Matcha?

Ich bin ein bisschen zu einem Teesnob geworden. Die Zeiten, in denen ich im Supermarkt zu einer Schachtel Teebeutel griff, sind vorbei. Obwohl Teebeutel bequem sind, wird kommerziell hergestellter Tee mit Maschinen geerntet, die alte und junge Blätter und sogar kleine Zweige der Pflanzen abpflücken. Ein anderes Problem mit kommerziell hergestelltem, in Beuteln abgefülltem Tee ist, dass die Teebeutel mit Chlor gebleicht sind, welches beim Ziehenlassen in den Tee gelangen kann. Das Chlor bewirkt zudem eine kürzere Lebenszeit des Tees in Teebeuteln, nämlich etwa sechs Monate. Loser Tee hält sich bei richtiger Lagerung bis zu anderthalb Jahre.

Bei den meisten losen Teesorten werden nur die beiden oberen Blätter und die Knospen verwendet und von Hand gepflückt. Diese jungen Teile der Pflanze enthalten die meisten Antioxidantien; je länger die Blätter am Busch bleiben, desto geringer sind ihre gesundheitsfördernden Eigenschaften. Es ist etwas Besonderes, eine Packung losen Blatt-Tee zu öffnen, den Duft der Blätter einzuatmen und ihn in eine schöne Dose umzufüllen. Probieren Sie verschiedene Tees aus. Entdecken Sie, wie sie sich auf Ihr Körpergefühl auswirken, und finden Sie heraus, welche sowohl Ihrem Geschmack als auch Ihrer Stimmung entgegenkommen. Ich liebe eine Tasse Matcha am Morgen, Earl Grey am Nachmittag und Kamille vor dem Schlafengehen.

Geben Sie die Teeblätter in die Kanne, 1 TL pro Tasse.

Füllen Sie Wasser in einen Wasserkocher oder Kessel und erhitzen Sie es. Wenn Sie ganz pingelig sind, nehmen Sie Wasser zwischen 75 und 90 °C, also noch unter dem Siedepunkt. Die Teeblätter sollten nicht verbrühen.

Wenn das Wasser fertig ist, *gießen Sie das Wasser über den Tee, als würden Sie eine Pflanze gießen*, und lassen Sie ihn 3–5 Minuten ziehen. Der Tee wird bitterer, je länger er zieht.

Der wirkungsvollste Teil des Rituals ist die Geduld. Sie müssen darauf warten, dass das Wasser die richtige Temperatur hat. Sie müssen darauf warten, dass der Tee gezogen hat. Sie können den Prozess nicht beschleunigen. Es dauert so lange, wie es dauert. Dies sind die achtsamen Momente, die mich über den Tag verteilt erden. Ich versuche nicht, noch schnell eine Mail zu schreiben oder die Spülmaschine auszuräumen. Ich nehme mir diese Momente einfach ganz für mich. Ich sehe aus dem Fenster und betrachte eine Blume in voller Blüte oder eine eifrige Biene. Ich denke an die Segnungen des Tages. Ich atme den Duft des Tees ein.

Trinken Sie den Tee in kleinen Schlucken und genießen Sie das warme, volle Aroma. Heißer Tee kann nicht hastig getrunken werden, also erlauben Sie sich, zu verlangsamen und diese Momente ganz für sich zu genießen. Dies ist eine schöne Art, sich den Umständen hinzugeben. Hinterher werden Sie sich garantiert ruhig und friedlich fühlen.

Bewegungsmentalität

Als junge Erwachsene ging ich ein ganzes Jahr lang jeden Tag laufen, ohne einen einzigen Tag auszulassen – ob es nun regnete, schneite oder Eisregen gab, sogar wenn ich krank oder müde war. Ich dachte, dass ich, wenn ich damit aufhören würde, niemals wieder würde weitermachen können. Ich hatte eine »Alles-oder-nichts«-Mentalität, wenn es um Bewegung ging, und schließlich führte das zu einer Schienbeinentzündung, einer Nebennierenschwäche und letztlich zum Burn-Out. Ich dachte, das Einzige, was zählte, sei mein täglicher 8-Kilometer-Lauf. Als ich aufgrund eines Ermüdungsbruchs gezwungen war, zu pausieren, tat ich für viele Monate gar nichts. Ich fand, die einzige sinnvolle Art, mich zu bewegen, sei laufen zu gehen – energisch und schnell, mit klopfendem Herzen, rotem Gesicht und schweißtriefend. Wenn ich das nicht erreichte, war alles andere egal. Aber als meine Stimmung den Bach hinunterging und Erschöpfung sich breitmachte, wurde mir klar, dass ich, wenn ich nicht laufen konnte, andere Arten finden musste, in Bewegung zu bleiben. Ich wollte nicht länger den Optimalzustand als den Feind dessen sehen, was gut genug war.

Schon bald war ich überrascht, zu merken, dass jede Minute zählte, in der ich meinen Körper bewegte[172]. Er fühlte sich gut an, und ich verlor an Gewicht, als ich vom Laufen langer Strecken zu Yoga, Walking, Gärtnern und Pilates überging.

Es ist wichtig, sich darauf zu besinnen, dass *jede* Art der Bewegung Ihr Leben verbessert und eine gute Veränderung ist. Wenn Sie gar nichts tun, ist *etwas* zu tun der erste wichtige Schritt ins Leben einer PCOS-Diva. Seien Sie zufrieden damit, dass *etwas* immer besser als *gar nichts* ist.

Es wird Tage geben, an denen Sie Ihr gesamtes Bewegungspensum durchziehen können. An anderen Tagen wird Ihre einzige Bewegung der viertelstündige Spaziergang nach dem Mittagessen sein, was jedoch viel besser ist als gar kein Spaziergang. Letztendlich ist jeder kleine Schritt ein Triumph. Er ist eine weitere positive Entscheidung, die Sie zu der beständig größer werdenden Menge Ihrer positiven Entscheidungen hinzuzählen können.

Und schließlich: Bitte, bitte fangen Sie nicht mit der Unsitte an, Ihre Bewegungsentscheidungen und Gewohnheiten mit denen anderer zu vergleichen. Nur weil Ihre Freundin an einem Schlammrennen teilnimmt, bedeutet das nicht, dass es auch für Sie das Richtige wäre.

Am Wochenende vor der dritten Woche: fliegender Start

Bald beginnt die Woche des Gedeihens! Jetzt sollten Sie die dritte Woche planen und vorbereiten. Zusätzlich zu Ihrer täglichen Mahlzeitenvorbereitung treffen Sie an diesem Wochenende auch Vorbereitungen für die gesamte dritte Woche. Während der ersten und zweiten Woche hatte ich die Mahlzeiten und Rezepte vorgeschlagen. Nun sind Sie bereit, selbst loszulegen und das Gelernte anzuwenden.

Für die dritte Woche erstellen Sie Ihren eigenen Mahlzeitenplan. Seien Sie sich dessen bewusst, dass die Essensplanung ein Akt der Selbstfürsorge ist. Reservieren Sie sich für heute oder morgen ein wenig Zeit dafür. Nutzen Sie die Tipps zur Essensplanung in Schritt 9 von Kapitel 6 (S. 139). Weitere Rezepte für Frühstück, Mittag- und Abendessen sowie mehr Ideen für Zwischenmahlzeiten und süße Snacks finden sich in Kapitel 11 (S. 373). Und natürlich ist das Internet ein unerschöpflicher Quell für Rezeptideen (einschließlich meiner Jahreszeiten-Essenspläne und Rezepte auf PCOSDiva.com), genauso Ihre örtliche Bibliothek oder der Buchladen. Manchmal nehme ich mir in meinem Buchladen eine Tasse Tee, blättere durch die Bücher und Magazine, um mich inspirieren zu lassen, und mache meinen Mahlzeitenplan, während ich diese Entspannungszeit genieße.

Denken Sie bei Ihrer Planung daran, dass die Rezepte (oder Ihre Varianten davon) kein Gluten, kein verarbeitetes Soja und wenig oder keine Molkereiprodukte enthalten sollten, dafür aber gesunde Fette, *viel* Gemüse und gesundes Eiweiß. Nutzen Sie die PCOS-Diva-Ernährungsscheibe als Wegweiser.

Stellen Sie irgendwann in den nächsten beiden Tagen Ihren Mahlzeitenplan und Ihre Einkaufsliste fertig, und planen Sie Zeit dafür ein, einkaufen zu gehen und sich auf die kommende Woche des Gedeihens vorzubereiten. Sehen Sie sich auch Ihren Terminkalender für die nächste Woche an und tragen Sie die Zeit für Bewegung ein wie Arzttermine. Je mehr Sie vorbereiten, planen und festlegen, desto erfolgreicher und entspannter wird Ihre Woche.

- Erstellen Sie den Mahlzeitenplan für die dritte Woche und nutzen Sie dafür die Tipps zur Essensplanung in Schritt 9 von Kapitel 6 (S. 139).

- Fertigen Sie auf der Grundlage Ihrer Mahlzeitenplanung eine detaillierte Liste der Lebensmittel an, die Sie für die kommende Woche benötigen, vom Frühstück bis zum Abend, einschließlich Zwischenmahlzeiten und Grundnahrungsmittel. Überprüfen Sie Ihre Vorräte in Kühlschrank und Speisekammer. Was haben Sie zur Hand und was müssen Sie auf Ihre Einkaufsliste für die nächsten vier Tage schreiben?

- Kaufen Sie die Lebensmittel für die kommenden drei oder vier Tage ein.

- Bereiten und verpacken Sie die Zwischenmahlzeiten für die dritte Woche zu, die sich hierfür eignen.

- Putzen und zerkleinern Sie das Gemüse für die Salate der ersten drei oder vier Tage und verwahren Sie es.

- Bereiten Sie ein oder zwei Ladungen Salatdressing zu.

- Denken Sie über Ihre abendlichen Mahlzeitvorbereitungen nach. Was können Sie tun, um sich das Vorbereiten der Mahlzeiten während der Woche noch zu erleichtern? Bereiten und verpacken Sie am Vorabend zumindest die Zwischenmahlzeiten und das Mittagessen.

Essen vorbereiten für Samstag, Tag 13

- Zwischenmahlzeiten bereiten und verpacken.
- Bereiten Sie den 10-Schichten-Salat im Glas mit den Zitrus-Fajitas für das Mittagessen zu.
- Planen Sie, wo Sie am Abend essen gehen möchten. Prüfen Sie auf Restaurant-Webseiten die Speisekarten, um zu sehen, ob das Angebot zum PCOS-Behandlungsplan passt (vgl. auch »Tipps fürs Restaurant« auf S. 88).

Tag 13

Essensplan

Frühstück	Zwischen-mahlzeit (optional)	Mittagessen	Zwischen-mahlzeit (empfohlen)	Abendessen
Apfelku-chen-Smoothie (S. 289)	Selleriestäb-chen und 2 EL Cashewbutter mit 5 getrock-neten Cran-berrys	10-Schich-ten-Salat im Glas (S. 312) mit übrig be-haltenen Zi-trus-Fajitas, Guacamole und Salsa	40 g 5-Schich-ten-Studenten-futter (S. 373)	AUSWÄRTS ESSEN GEHEN

Inspiration

»Genuss ist kein Zeichen des Versagens; er ist eine Gelegenheit, reine Freude zu erfahren.«

–Terri Trespicio

Leitsatz

»Ich verdiene Genuss.«

»Diva Daily«

Versuchen Sie, Nahrungsmittel als Medizin zu sehen, und essen Sie möglichst vollwertig, da dies Ihren Körper mit der Nahrung und den Nährstoffen versorgt, die er für seine Gesundheit benötigt. Gleichwohl, vergessen wir nicht, dass das Dasein einer PCOS-Diva nichts mit Entbehrung und Entsagung zu tun hat. Wenn Sie sich selbst eine Speise versagen, die Sie unbedingt essen wollen, besteht das Risiko, dass Sie genau das Essen in sich hineinstopfen, das Sie sich versagt hatten. Entbehrung und Entsagung bringen ein gestörtes Essverhalten mit sich, und ein »Alles-oder-nichts«-Denken lässt uns nur allzu oft entgleisen. Sehen Sie diese Genüsse als Lebensmittel, die nicht auf dem täglichen PCOS-Behandlungsplan stehen; wenn wir sie nie wieder erfahren dürften, würde dem Leben etwas fehlen. Ich könnte mir kein Leben ohne das Putendressing meiner Großmutter in den Ferien vorstellen, ohne Schokoladeneis am Strand oder ein Stück frisch gebackenen Apfelkuchen nach einem Nachmittag der Apfelernte. Erlauben auch Sie sich gelegentlich, einige Happen von etwas zu genießen, auf das Sie wirklich Lust haben, auch wenn es nicht auf dem PCOS-Behandlungsplan steht – ohne Schuld-, Scham- oder Reuegefühle.

»Diva Do«

Essen Sie etwas »Luxuriöses« mit Genuss und ohne Schuldgefühle. Hier sind einige Orientierungshilfen:

Kennen und vermeiden Sie Ihr »Spiralen-Essen«. Spiralen-Essen ist die Art Lebensmittel, die Sie gar nicht aufhören können zu essen, wobei es keine Genugtuung schenkt, sie zu essen. Kartoffelchips sind für mich ein Spiralen-Essen. Eine Handvoll reicht nie aus, und ich fühle mich niemals gesättigt, selbst wenn ich die ganze Tüte leeresse. Wählen Sie kein Spiralen-Essen zum Genießen aus. Verbannen Sie solche Lebensmittel sogar ganz aus Ihrer Wohnung.

Betrachten Sie Genuss nicht als eine Belohnung. Genuss ist keine Belohnung für »gutes Betragen« an den anderen Tagen der Woche. Genuss hat seinen rechtmäßigen Platz in der PCOS-Diva-Lebensweise.

Legen Sie einen Tag für einen solchen Genuss fest. So wie viele andere Dinge im Leben einer PCOS-Diva sollte auch dieser Genuss geplant werden. Dies kann Sie von dem Gefühl befreien, dass Sie schuldig sind oder schummeln, und es erlaubt Ihnen, den Genuss achtsam und freudig zu zelebrieren. Außerdem können Sie sich so auf etwas freuen, und weil Sie es geplant haben, haben Sie die Kontrolle. Das kann bedeuten, dass Sie dieses Vergnügen ein bisschen hinauszögern, was eine gute Sache ist. Es hilft Ihnen herauszufinden, wonach Sie sich wirklich sehnen. Der Sonntag ist ein Tag, für den ich gerne einen derartigen Genuss einplane. Ich bereite oft etwas Köstliches als Nachtisch vor, meistens nach einem der PCOS-Diva-Rezepte.

Stellen Sie sicher, dass Ihr Genuss es wert ist. Wenn Sie wirklich einen Chocolate-Chip-Keks möchten, nehmen Sie nicht die aus dem Supermarkt, die voller Konservierungsstoffe sind. Backen Sie Ihre eigenen Kekse, damit Sie die Qualität der Zutaten kennen; versuchen Sie mal meine Chocolate-Chip-Cookies (S. 381). Gönnen Sie sich ein oder zwei Kekse und teilen Sie dann den Rest mit anderen.

Seien Sie achtsam, während Sie Ihrem Genuss frönen. Lassen Sie sich Zeit, setzen Sie sich hin und vermeiden Sie Ablenkung. Konzentrieren Sie all Ihre Aufmerksamkeit auf das, was Sie tun, und auf das Essen, dass Sie zu sich nehmen. Nehmen Sie den Geruch, das Aussehen, die Beschaffenheit und den Geschmack wahr und den Klang, wenn Sie abbeißen. Kosten Sie jeden Happen aus.

Beachten Sie das Gesetz des abnehmenden Ertrags. Dies ist ein ökonomisches Prinzip, nach dem es einen Punkt gibt, an dem das Niveau der erzielten Erträge oder des Gewinns sinkt, und zwar in dem Maße, wie die Investition des Geldes oder der Energie ansteigt. Ich möchte Sie ermutigen, Ihre Genüsse mit diesem Prinzip im Hinterkopf anzugehen. Ich habe herausgefunden, dass nach drei Bissen eines leckeren Nachtischs wie zum Beispiel eines mehlfreien Schokoladenkuchens, der Genuss beginnt abzunehmen. Dann lege ich meine Gabel auf den Teller, esse nicht weiter und bin zufrieden. Es fühlt sich nicht an, als würde mir etwas genommen. Ich habe die Kontrolle, und das fühlt sich gut an. Ich kann ohne Schuldgefühle weiter vorwärtsgehen, in aller Zufriedenheit.

Halten Sie Ihren Genuss fest. Notieren Sie die Erfahrung in Ihrem Essenstagebuch. Schreiben Sie auf, wie Sie sich gefühlt haben, während Sie diese Sache aßen. Und tun Sie dies auch zwei Stunden nach dem Genuss. Wie geht es Ihrer Energie im Vergleich zu vor dem Genuss? Wie ist Ihre Stimmung? Ihre Konzentrationsfähigkeit? Ist Ihre Nase verstopft, haben Sie Gelenkschmerzen, Verdauungsschwierigkeiten oder andere körperliche Beschwerden? Sie könnten zu dem Schluss kommen, dass der Genuss bestimmter Speisen den Ärger nicht wert ist. Immer wieder trifft nach meiner Erfahrung der Spruch zu: »Nichts schmeckt so gut, wie sich ein gutes Gefühl anfühlt.« So denke ich inzwischen auch über Crème brûlée. So sehr ich sie liebe, die Blähungen und die Magenbeschwerden hinterher sind es mir einfach nicht wert.

Bewegungsmentalität

Es gibt unvermeidlich auch Tage, an denen ich mich einfach nicht bewegen möchte, oder an denen ich finde, dass ich zu viel zu tun habe, um meine Zeit mit Bewegung zu verbringen. Widerstand kommt auf, und ich gerate wieder in die »Alles-oder-nichts«-Mentalität. Die folgenden Widerstandsknacker helfen mir, in Bewegung zu bleiben:

Geben Sie sich zehn Minuten. Sich aufzuraffen, ist meistens die größte Hürde. Aber wenn Sie einmal die fünf Minuten geschafft haben, um sich vorzubereiten (geeignete Kleidung anziehen, die Schuhe zubinden …), und dann die ersten fünf Minuten Ihres Trainings, werden Sie höchstwahrscheinlich weitermachen wollen. Wenn Sie also beim Gedanken an das Trainieren Widerwillen verspüren, sagen Sie sich, dass Sie ja nur zehn

Minuten brauchen – das ist nichts! –, bereiten Sie sich dann vor und beginnen Sie.

Schlafen Sie in Ihren Trainingsklamotten. Wenn Sie diese beim Klingeln des Weckers bereits anhaben, brauchen Sie nur noch Ihre Füße auf den Boden zu setzen, und Sie sind nur noch einen Schritt vom Binden Ihrer Schuhe entfernt. Schon geht es los.

Setzen Sie Geld ein. Ich plane mein Barre-Training für die kommende Woche immer mit der App meines Fitnessstudios ein. Diese Verantwortung hält mich buchstäblich bei der Stange und treibt mich zum Kurs, denn wenn ich ihn weniger als drei Stunden im Voraus absage, muss ich dem Studio 15 Dollar zahlen. In den bisher zwei Jahren meiner Mitgliedschaft ist das erst einmal vorgekommen. Wer möchte schon 15 Dollar verlieren? Zahlen Sie Ihre Trainings- oder Kursbeiträge im Voraus, oder finden Sie eine andere Möglichkeit, Geld einzusetzen.

Belohnen Sie sich. Stellen Sie sich Belohnungen für das Erreichen kurzfristiger Ziele in Aussicht. Gönnen Sie sich etwas Besonderes von Ihrer »Süßigkeiten«-Liste.

Gehen Sie in eine Gruppe. Meine 50-minütigen Barre-Kurse gehen wie im Flug vorbei, durch die anregende Musik, neue Übungen, das Gruppengefühl und die Kameradschaft. In einer Gruppe mit lauter hart arbeitenden Menschen zu sein, die sich gegenseitig unterstützen, hilft mir, mich mehr anzustrengen und mehr schaffen zu wollen, als es alleine zu Hause der Fall wäre. Ich fühle mich mit den Frauen und Trainern in meinem Studio verbunden, und dadurch komme ich immer wieder. Und: Wenn ich einmal da bin, gibt es mir Energie.

Finden Sie eine Gefährtin. Trainingspartner bieten eine kraftvolle Kombination aus Unterstützung, Verantwortungsgefühl, Motivation und, manchmal, gesunder Konkurrenz. Wenn Sie jemanden haben, der darauf wartet, mit Ihnen zu trainieren, ist es viel schwieriger, eine Ausrede zu finden und nicht hinzugehen.

Tun Sie etwas, das Sie lieben. Da ich wirklich gerne Zumba mache, will ich den Kurs nicht verpassen, selbst wenn er früh am Morgen stattfindet. Es würde mir viel schwerer fallen, für einen Spinning-Kurs aufzustehen, weil mir das keinen Spaß macht.

Nutzen Sie die Technik. Eröffnen Sie mit Freunden eine Facebook-Gruppe, benutzen Sie eine App, um Ihre Bewegungen festzuhalten, oder werden Sie Mitglied einer Online-Community, um die Herausforderung und das Verantwortungsgefühl aufrechtzuerhalten.

Essen vorbereiten für Sonntag, Tag 14

- Zwischenmahlzeiten zubereiten und verpacken.
- Überlegen Sie, was Sie als »Genuss der Woche« haben wollen. Planen Sie ein, dafür zu backen oder zu kochen, falls erforderlich.
- Bereiten Sie den geschichteten Lunch-Wrap und Eiersalat mit Curry für das Mittagessen vor (geben Sie alles erst morgens zusammen; wenn Sie dies am Vorabend tun, wird es matschig).

Tag 14

Essensplan

Frühstück	Zwischen-mahlzeit (optional)	Mittagessen	Zwischen-mahlzeit (empfohlen)	Abendessen
Fruchtscones (S. 307)	40 g 5-Schich-ten-Studenten-futter (S. 373)	geschichteter Lunch-Wrap (S. 318) und Eiersalat mit Curry (S. 318)	80 g frische oder TK-Beeren und 40 g Mandeln	herzhaftes Hacksteak (S. 332), Wurzelgemüse-paste (S. 354), gerösteter Spargel (Röstgemüse in 6 Schritten, S. 349) und Tomatenscheiben

Inspiration
»Beginnen Sie den Tag nicht mit den Scherben von gestern. Jeden Morgen, an dem wir aufwachen, beginnt der erste Tag unseres restlichen Lebens.«
–Anonym

Leitsatz
»Ich atme Chancen ein und Angst aus.«

»Diva Daily«
Die meisten Frauen mit PCOS, mit denen ich gearbeitet habe, auch ich selbst, leben mit einem gewissen Grad chronischer Angst. Wir machen uns Sorgen. Wir übernehmen die Gefühle und die Energien anderer Menschen. Die auf PCOS spezialisierte Ärztin Dr. Nancy Dunne half mir dabei, diese Sorgen und Ängste in »Wachsamkeit« umzuwandeln. In meinem PCOS-Podcast sagt sie: »Ich würde eher sagen, wir sind geistig wach, und unsere Nervensysteme sind ein bisschen aktiver. Unser Sympathikus ist etwas reaktionsfreudiger, wenn wir erhöhte Androgenwerte haben, und in unserer heutigen Kultur kann das zu chronischer Ängstlichkeit, Schlaflosigkeit und schließlich Depressionen führen. Es kann aber auch zur anderen Seite umschlagen und uns die Vorteile einer genauen Wahrnehmung und die Motivation für eine Veränderung verschaffen.«

Vor Jahren lernte ich die Arbeit der Psychologin und Autorin Dr. Elaine N. Aron kennen, die viele Studien und Bücher über Hochsensibilität veröffentlicht hat, unter anderem *Sind Sie hochsensibel?*. Sie hat hierzu auch einen Selbsttest entwickelt (den Sie heute als »Diva Do« machen werden). Nach ihrer Einschätzung sind 15–20 Prozent der Menschen mit einem Nervensystem ausgestattet, das Eindrücke besonders intensiv verarbeitet. Sie machen sich tiefgründige Gedanken. Sie empfinden tief (körperlich und emotional). Sie sind leicht überreizt. Dr. Aron hat festgestellt, dass Menschen mit aktiveren Nervensystemen hochsensible Personen sind (HSP), und sie ist davon überzeugt, dass diese Menschen genetisch dazu veranlagt

sind, wachsamer und empathischer zu sein[173]. Dr. Aron hat dieses Phäno-
men umfassend untersucht und mithilfe von MRT-Aufnahmen des Gehirns
herausgefunden, dass hochsensible Personen Geräusche, Gefühle und sogar die Anwesenheit anderer Menschen intensiver als durchschnittlich
wahrnehmen.

Ich habe versucht, meinem Mann zu beschreiben, wie ich mich fühle,
wenn ich von Lärm, Emotionen, zu vielen Punkten auf meiner Erledigungsliste und der negativen Energie anderer Menschen überflutet bin. Die einzige Art, auf die er es versteht, ist, sich mich als einen Computer vorzustellen, der so viele Informationen verarbeitet, dass er hängen bleibt. Wie
dieser Computer muss ich zwischendurch wieder aufladen, indem ich ein
Mittagsschläfchen mache, zur Akupunktur gehe, ein Bad nehme, in der
Natur spazieren gehe oder auf andere Weise für mich sorge. Wenn ich einmal für eine Weile mein System heruntergefahren habe, bin ich wiederhergestellt und kann effizienter arbeiten.

Ich sehe die geistige Wachsamkeit oder Hochsensibilität nicht mehr als
eine Einschränkung. Sie ist eine Bereicherung, solange ich weiß, wie ich
mich selbst unterstützen kann. Hochsensibel zu sein, ist ein Charakterzug
wahrhaft lebendiger und einfühlsamer Menschen.

»Diva Do«

Machen Sie einen Test zur Hochsensibilität, zum Beispiel Dr. Arons »Highly
Sensitive Person Test« auf hsperson.com (auf Englisch). Herauszufinden,
dass ich zu diesen Menschen gehöre, war für mich ein echtes Aha-Erlebnis.
*Selbsterkenntnis ist ein wichtiger Teil des Lebens als PCOS-Diva, weil sie
Ihnen hilft einzuschätzen, was Sie für eine bessere Selbstfürsorge wirklich
brauchen.* Wenn Sie hochsensibel sind, werden viele der »Diva-Daily«-Lek-
tionen Sie dabei unterstützen, mit Ihrem wachsameren und sensibleren
Nervensystem zurechtzukommen. Erfolgreiche hochsensible PCOS-Diven
pflegen Gewohnheiten, die ihnen wirklich guttun.

Bewegungsmentalität

Planung ist das Zauberwort in allen Bereichen des PCOS-Diva-Lebensstils. Ihre Mahlzeiten, Ihre Einkaufslisten und Ihre körperliche Bewegung zu planen, verleiht Ihnen Schwung und Nachhaltigkeit und stellt die Weichen für Erfolge. Während der dritten Woche werden Sie Ihren eigenen Bewegungsplan erstellen. Lassen Sie uns also jetzt die Hausaufgaben machen, die Ihnen diesen Prozess erleichtern. Heute werden Sie an Ihrem Bewegungsmenü arbeiten.

Machen Sie sich eine Liste mit verschiedenen Möglichkeiten, Ihren Körper für unterschiedlich lange Zeiträume zu bewegen. Beschreiben Sie Ihre Auswahl wie auf der Speisekarte eines gehobenen Restaurants:

- Vorspeise: eine Bewegungseinheit von höchstens fünf Minuten
- Hauptgericht: längeres Ausdauertraining
- Nachtisch: kurzes und wirklich angenehmes Training

Den meisten Menschen ist nicht klar, dass es nicht der »anstrengende« Teil des Trainings ist, der sie abschreckt; es ist die Langeweile, die sie während der Aktivität befällt. Falls Ihnen dies bekannt vorkommt, versuchen Sie sich klarzumachen, welche Art der Bewegung Sie als Mädchen gerne ausgeübt haben. Haben Sie getanzt, Gymnastik gemacht oder Basketball gespielt? Sich an diese Aktivitäten zu erinnern, wird bei Ihrem Körper die Erinnerungen daran wachrufen, wie er sich gerne bewegt. Denken Sie daran, wenn Sie Ihr Bewegungsmenü zusammenstellen. Planen Sie außerdem Aktivitäten ein, die Sie gerne einmal ausprobieren würden, wie Zumba oder Hot Yoga.

Hier sind einige Vorschläge, aus denen Sie für Ihr Bewegungsmenü auswählen können:

Vorspeisen
- zum Lieblingslied tanzen
- 90 Sekunden Unterarmstütz
- 15 Liegestütze
- 30 Kniebeugen
- 10 Burpees

Hauptgerichte
- 25 Minuten schnell gehen
- HIIT-Zirkel
- 60 Minuten wandern
- 50 Minuten Trainingsgruppe
- 40 Minuten Rad fahren
- 30 Minuten Zumba
- 25 Minuten Trampolin springen, während im Hintergrund die Lieblingsserie läuft

Nachspeisen
- 10 Minuten regenerierendes Yoga
- eine Runde um den Block
- Faszienrolle benutzen
- 10 Minuten Dehnübungen
- 10 Minuten mit den Kindern Basketball spielen
- den Hund ausführen

Kapitel 9
Dritte Woche:
Gedeihen

Sie sind einzigartig und schön, und Sie verdienen es, sich wohlzufühlen und zu *gedeihen*. Sie bewegen sich, essen und, am wichtigsten, denken inzwischen wie eine PCOS-Diva. Jetzt werden Sie sich auch wie eine PCOS-Diva weiterentwickeln, beständig aufblühen und über den Kummer und den ständigen Kampf mit PCOS hinauswachsen, um Ihr Leben ganz zu leben und die Welt an Ihren einzigartigen Begabungen teilhaben zu lassen.

In den letzten beiden Wochen sind Sie schon sehr weit gekommen. Sie haben sehr gute Entscheidungen getroffen, und dadurch fühlen Sie sich besser. Lehnen Sie sich einen Augenblick zurück, um dabei zu verweilen und die neuen Gewohnheiten zu feiern, die Sie in Ihren Tagesablauf eingebaut haben wie zum Beispiel Zitronenwasser zu trinken und sich morgens trocken abzubürsten. Würdigen Sie auch, wie all diese kleinen Gewohnheiten zusammen eine neue, gesunde Lebensweise bilden, eine gesündere Version Ihrer selbst. Feiern Sie die Gelegenheiten, bei denen Sie lieber einen Smoothie getrunken haben, als einen Pausen-Donut zu essen, bei denen Sie im Restaurant lieber ein PCOS-Diva-freundliches Essen bestellt haben als etwas Ungesundes, oder bei denen Sie nach dem Mittagessen spazieren gegangen sind, statt drinnen zu bleiben und Facebook-Beiträge zu lesen. Feiern Sie die Rückkehr Ihrer Energie und Ihr verbessertes Wohlbefinden.

Während der dritten Woche werden Sie auf den Lektionen der vergangenen beiden Wochen aufbauen. Sie werden Ihren Tagesablauf wie gewohnt strukturieren und einen wichtigen weiteren Baustein der Selbstfürsorge einführen: Meditation. Sie werden diese Woche 5–10 Minuten früher aufstehen, um in Ihrem Tagesablauf Raum für einen morgendlichen

Moment der Meditation zu schaffen. Ich sage gern, dass ich meinen Tag mit M&Ms beginne: Motorik und Meditation.

Früher dachte ich, Meditation sei etwas für Yogis und Hippies, aber ich habe festgestellt, dass sie eine wirklich einfache Art ist, achtsamer, zentrierter und weniger ängstlich zu werden. Wichtiger noch: Sie hilft mir, mit Stress umzugehen. *Stress ist der Auslöser für die meisten Arztbesuche, und er löst die drei häufigsten PCOS-Symptome aus: Insulinresistenz und Hyperinsulinismus, hormonelles Ungleichgewicht und chronische Entzündungen.* Forschungsergebnisse zeigen, dass andauernder Stress das Hormon Cortisol freisetzt, das die Zellfunktionen hemmt und außerdem zahlreiche emotionale und körperliche Beschwerden mit auslöst. Das Alarmierendste für Frauen mit PCOS ist, dass Cortisol den Blutzucker (Glukose) erhöht sowie die Reaktionsfähigkeit des Immunsystems, des Verdauungssystems und die Fortpflanzungsfähigkeit beeinträchtigt[174].

Meditation ist aber nicht nur zur Stressreduzierung gut. Studien weisen darauf hin, dass Menschen, die ein Zusammenwirken von Körper und Geist aktiv betreiben (mit Yoga, Tai-Chi und Ähnlichem), selbst bis in ihre Gene davon profitieren. Solche Aktivitäten hemmen offensichtlich die Gene, die mit Entzündungen in Zusammenhang gebracht werden. Die nationalen Gesundheitsinstitute der USA sind auch der Auffassung, dass Meditation bei zu hohem Blutdruck, beim Reizdarmsyndrom und bei Colitis lindernd wirken kann. Außerdem verringert sie möglicherweise Ängstlichkeit, Depressionen und Schmerzen, wirkt stimmungsaufhellend, hebt das Selbstwertgefühl und hilft sogar bei Schlaflosigkeit[175]. Aus all diesen und weiteren Gründen werden wir Meditation zu einem Teil unseres Tagesablaufs machen.

Sie können sie so gut wie immer und überall anwenden, um sich selbst zu zentrieren und um durch belastende Situationen zu gelangen. Sie müssen nicht unbedingt in einem ruhigen Raum bei einem Yogalehrer sein. Sie können auch am Schreibtisch meditieren oder im Zug, unter der Dusche, beim Spazierengehen, in einem Raum voller schreiender Kinder. Verbringen Sie einfach 1–2 Minuten nur damit, sich auf Ihren Atem zu konzentrieren.

Es gibt viele Arten der Meditation, und keine Methode ist für jeden geeignet. Die beste Methode ist diejenige, die für Sie funktioniert. Sie werden diese Woche während unserer Meditationsmomente sieben verschiedene Richtungen kennenlernen, um herauszufinden, welche davon Ihnen gefallen und am besten für Sie geeignet sind. Vielleicht können Sie sich nicht vorstellen, mit der typischen Yoga-Handhaltung auf einem Meditationskissen zu sitzen und »Om« zu chanten. Das ist in Ordnung, denn es gibt jede Menge andere Arten, zu meditieren und einen Nutzen daraus zu ziehen.

Obwohl die »Woche des Gedeihens« die letzte Woche des 21-Tage-Programms ist, ist sie nicht das Ziel Ihrer Reise. Als PCOS-Diva zu gedeihen, ist ein Weg des beständigen Wachstums. Dieser Weg ist nicht immer gerade und auch nicht immer unbeschwerlich, es wird Richtungsänderungen und Kehrtwenden geben, aber Sie werden die Erträge Ihres Wachstums immer wieder ernten. Von jetzt an werden Sie jeden Tag danach streben, in Richtung einer gesünderen, glücklicheren und vollständigeren Version Ihrer selbst zu wachsen.

Sie kennen vielleicht die Weisheit von Konfuzius: »Gib einem Menschen einen Fisch, und er hat einen Tag lang zu essen. Lehre ihn zu fischen, und er hat sein Leben lang zu essen.« Diese Woche lernen Sie sozusagen zu fischen. Sie werden Rezepte auswählen und Ihren eigenen Essensplan erstellen. Unterschätzen Sie bitte nicht die Macht der Planung. Machen Sie Ihren Essensplan und die Einkaufsliste und gehen Sie einkaufen. Planen Sie auch Ihre Bewegung und Ihre Selbstfürsorge in die Woche ein. Tragen Sie sich all dies in Ihren Kalender ein und behandeln Sie es wie einen Arzttermin. Es ist genauso wichtig!

Sie können dies nun schaffen. Sie wissen genug. Setzen Sie immer einen Fuß vor den anderen und gehen Sie vorwärts.

Gedeihen: Der Plan für die dritte Woche

❏ Bonusbewegung: HIIT nach Spaziergang, 10 Minuten Krafttraining oder 10 Minuten Körper-und-Geist-Bewegung irgendwann während des Tages.

Raketenstart: *Stehen Sie eine Viertelstunde früher auf als letzte Woche.*

❏ Morgenmotto
❏ großes Warum
❏ Dankbarkeit

Morgendliche Besinnung

❏ Morgenelixier
❏ Inspiration
❏ Leitsatz
❏ 15 Minuten morgendliche Bewegung
❏ Meditationsmoment

Dusche

❏ Trockenbürsten vor dem Duschen
❏ Ölmassage nach dem Duschen

Frühstück

❏ Mahlzeit
❏ Nahrungsergänzung
❏ Zungenreinigung

Tageslektion

❏ »Diva Daily«
❏ »Diva Do«
❏ Zwischenmahlzeit/Tee
❏ optional: Zwischenmahlzeit
❏ Trinkpause

Mittagessen

❏ Mahlzeit
❏ Nahrungsergänzung
❏ Spaziergang (Viertelstunde)

Zwischenmahlzeit/Tee
- ❏ Zwischenmahlzeit
- ❏ Trinkpause
- ❏ Wassercheck (haben Sie heute schon genug Wasser getrunken?)

Abendessen
- ❏ Mahlzeit
- ❏ Nahrungsergänzung
- ❏ Spaziergang (Viertelstunde)
- ❏ optional Nachtisch: Schokolade
- ❏ Vorbereitung des Essens für den nächsten Tag

Abendritual
- ❏ Geräte aus um 20 Uhr
- ❏ Abendelixier und/oder Betthupferl (nur falls erforderlich)
- ❏ Prioritätenliste für den nächsten Tag
- ❏ Magnesium
- ❏ Zungenreinigung
- ❏ ätherische Öle
- ❏ Dehnübungen
- ❏ Buch
- ❏ Dankbarkeitsstein
- ❏ Schlafmaske und Licht aus um 22 Uhr

Tag 15

Inspiration

»Sie bringen den Menschen in Ihrer Umgebung bei, wie sie Sie behandeln sollen. Das lernen sie, indem sie beobachten, wie Sie sich selbst behandeln.«

–Kimberley Jones

Leitsatz
»Ich ziehe positive Energie an wie ein Magnet.«

Meditations-Moment
Sie arbeiten bereits daran, eine *Bewegungs*-Mentalität zu entwickeln, aber genauso werden Sie eine *Meditations*-Mentalität entwickeln. Halten Sie Ausschau nach Gelegenheiten, bei denen Sie normalerweise vielleicht beim Negativen verweilen oder Angst und Sorgen verspüren, und nutzen Sie sie stattdessen für einen achtsamen Meditationsmoment.

Meditation ist beim Umgang mit Stress von unschätzbarem Wert. Sie haben erfahren, wie ungünstig sich Stress auf PCOS auswirkt. Wir können Stressauslöser nicht immer aus unserem Leben verbannen, aber wir können dem Stress auf gesündere Weise begegnen. *Atempausen* sind ein wunderbares Hilfsmittel. Wir nehmen täglich 25.000 Atemzüge, aber ich würde wetten, dass viele von uns kaum mehr als ein paarmal am Tag tief durchatmen, selbst wenn sie gerade überhaupt nicht gestresst sind.

Der Atem ist eine automatische Körperfunktion, die vom vegetativen Nervensystem gesteuert wird. Dieses hat zwei Hauptkomponenten: den Sympathikus und den Parasympathikus. Der Sympathikus ist das »Fight-or-Flight«-System, er steuert den »Kampf-oder-Flucht«-Instinkt. Er rüstet den Körper für plötzlichen Stress, indem er Körperfunktionen wie den Herzschlag, die Nebennieren und den Atem reguliert. Der Parasympathikus sorgt für die »Rest-and-Digest«-Funktionen des Körpers: Er unterstützt seine Ruhefunktionen und hilft dem Verdauungssystem, effizienter Nährstoffe aus der Nahrung zu gewinnen.

Wenn wir im Alltag unter Stress stehen, überarbeitet oder überstimuliert sind, befinden wir uns in einem chronischen »Kampf-oder-Flucht«-Modus. Unser Atem wird kurz, scharf, flach und schnell; vielleicht atmen wir kaum wirklich. Das macht uns ängstlich, nervös und unruhig. Wir können jedoch bewusst daran arbeiten, den Körper in den parasympathischen Ruhe-und-Verdauungsmodus zu bringen, einfach mithilfe des Atems. Die Technik ist simpel, aber sehr wirkungsvoll. Langsames, tiefes Atmen kann uns unmittelbar emotional und körperlich beruhigen.

Stellen Sie Ihren Handyalarm heute auf drei einzelne 1-Minuten-Atempausen ein.

Atempause

1. Stellen Sie den Timer auf eine Minute ein, damit Sie sich auf das Atmen konzentrieren können, während die Zeit sich um sich selbst kümmert.
2. Legen Sie Ihre linke Hand auf den oberen Brustbereich und die rechte Hand auf Ihren Bauch, auf die Stelle direkt unter den Rippen.
3. Atmen Sie langsam und kräftig durch die Nase ein, direkt nach unten in den Bauch, sodass Ihre Hand leicht nach außen gedrückt wird. Wenn Ihre linke Hand sich bewegt, ist Ihr Atem zu flach: Dies ist die Brustatmung, während wir Bauchatmung anwenden wollen. Lassen Sie die Luft Ihre Lungen komplett füllen. Immer wenn Sie glauben, dass Sie nicht weiter einatmen können, versuchen Sie, noch ein kleines bisschen Luft nachzulegen.
4. Halten Sie für einen Moment den Atem an.
5. Beginnen Sie, durch die Nase auszuatmen, indem Sie die Luft aus dem Bauch drücken und die Bauchdecke in Richtung der Wirbelsäule ziehen. Atmen Sie sämtliche Luft aus der Lunge aus.
6. Nehmen Sie einen weiteren vollen, tiefen Atemzug durch die Nase, halten Sie bei voller Lunge inne und atmen Sie vollständig wieder aus. Versuchen Sie dabei, doppelt so lange auszuatmen, wie Sie einatmen, und atmen Sie vollständig aus. Wenn Sie ein- und ausatmen, sollte Ihre linke Hand ruhen, und nur Ihre rechte Hand sollte sich auf und ab bewegen.
7. Fahren Sie auf diese Weise fort, bis die Minute um ist.

Ich mag die folgenden Hilfsmittel, die mich bei meinen Atempausen unterstützen:

- *Spire:* Dieser Atem-Tracker-Clip in Form eines kleinen, glatten Steins überwacht Ihren Atem und Ihre Fitness. Sie bringen ihn an Ihrem BH oder am Hosen- oder Rockbund an, wo er Ihre Atemmuster misst. Dabei erkennt er, wann Ihr Atem auf eine angespannte Gemütsverfassung schließen lässt, und er vibriert, wenn er mehrere Minuten angespannter Atmung ermittelt hat. Das Gerät sendet ein Signal an Ihr Smartphone, um Sie an Ihre Atmung zu erinnern. Es unterbricht den Kreislauf von Anspannung und Beklemmung und erinnert Sie daran, eine Atempause einzulegen. Dieses Gerät hat mir dabei geholfen, mir meiner Atmung bewusst zu werden, und dadurch bin ich den ganzen Tag weniger besorgt, ruhiger und zentrierter.

- *»Inner Balance Monitor«:* Ein Monitor für die innere Ausgeglichenheit. Der »Inner Balance Sensor« von HeartMath misst nicht den Atem, sondern den Herzschlag. Dabei wird ein kleines Messgerät an Ihrem Ohrläppchen befestigt und mit einer Smartphone-App verbunden. Sie können dann die App dazu nutzen, Ihre Atmung mit Ihrem Herzschlag zu synchronisieren.

- *Meditations-Apps:* Obwohl nicht eigens für die Atmung entworfen, gibt es zahllose Apps, die durch viele Arten der Meditation führen können. Vielen erleichtert dies die Meditation, da es der Meditierenden die Verantwortung fürs Timing und die Planung abnimmt und es ihr so ermöglicht, sich ganz der Erfahrung hinzugeben. 7Mind und Zenify sind Apps, die auch in deutscher Sprache verfügbar sind. Meine persönlichen Favoriten sind TheMindfulnessApp.com, Headspace.com und Calm.com.

- Während dieser Woche werden Sie Meditationsmomente haben, in denen Sie sich auf die Atmung konzentrieren. Bitte probieren Sie die oben beschriebenen Techniken aus. Atempausen helfen nicht nur dabei, Stress zu bewältigen, sie machen auch achtsam. Sich auf den Atem zu konzentrieren, verankert im Hier und Jetzt. Wir können weder in der Vergangenheit noch in der Zukunft atmen, das geht nur im Jetzt. Ihre Aufmerksamkeit auf den Atem zu richten, ermöglicht es Ihrem Geist, sich im Augenblick zu fokussieren.

»Diva Daily«

Umgeben Sie sich mit Menschen, die Ihnen wünschen, dass es Ihnen gut geht. *Sie verdienen es, Ihre Zeit mit Menschen zu verbringen, die Ihnen guttun.* Investieren Sie in Beziehungen, die Ihnen Kraft geben. Verbringen Sie Zeit mit Menschen, die darauf aus sind, das Beste in sich hervorzubringen, die sich dankbar in Richtung ihrer Ziele bewegen, während sie sich weiterentwickeln, besser werden und ihr Potenzial ausschöpfen. Es heißt, dass man die Summe der fünf Personen ist, mit denen man die meiste Zeit verbringt. Sorgen Sie dafür, dass dies konstruktive Menschen sind!

Halten Sie sich von negativen Menschen fern. Das sind Leute, die Negatives in ihrem eigenen Leben und dem Leben anderer genießen und das Positive ignorieren. Sie stellen die Probleme überspitzt dar, mit denen sie sich gerade konfrontiert sehen, und bei ihnen sieht eine unangenehme Situation viel schlimmer aus, als sie ist. Es ist anstrengend, sich in der Nähe negativer Menschen aufzuhalten. Ihre Energie wirkt erschöpfend, anstatt zu stärken. Sie können nicht gedeihen, wenn Sie von negativen Menschen umgeben sind.

»Diva Do«

Nehmen Sie sich Ihr Tagebuch, und schreiben Sie die Namen aller Menschen in Ihrem Leben auf, mit denen Sie täglich, wöchentlich und monatlich zu tun haben. Notieren Sie neben jedem Namen, welche Art von »S« die betreffende Person ist. »Saugt« sie Ihre Energie ab? Fühlen Sie sich erschöpft, wenn Sie Zeit mit ihr verbringen? »Sabotiert« sie Sie und versucht, Sie mit glutengeladenen Süßigkeiten von einem Leben als PCOS-Diva abzuhalten? Oder »stützt« sie Sie? »Streckt« sie das Gute in Ihnen, damit Sie Ihre Ziele erreichen und gedeihen können, damit Sie die beste Version Ihrer selbst werden? Mit letzteren Menschen sollten Sie mehr Zeit verbringen!

Ziehen Sie dann Grenzen in Bezug auf diejenigen Menschen, die »saugen« und »sabotieren«. Falls Sie hochsensibel sind, spüren Sie deutlich die negativen Auswirkungen dieser Menschen, und Sie sollten besondere Schutzmaßnahmen ergreifen. Ziehen Sie Grenzen und üben Sie, Nein zu sagen, wenn Sie keine Zeit mit ihnen verbringen wollen, weil Sie wissen, dass Sie sich hinterher zerschlagen, erschöpft oder überwältigt fühlen werden. Trainieren Sie diese Woche achtsam Ihren »Nein«-Muskel bei den Menschen, die Sie daran hindern, zu gedeihen.

Tag 16

Inspiration
»Ausgeglichenheit findet man nicht. Man führt sie herbei.«
–Jana Kingsford

Leitsatz
»Ich genieße einen ausgeglichenen Lebensstil.«

Meditationsmoment
Ich nutze die 5–10 Minuten unter der Dusche als Gelegenheit, nicht nur meinen Körper zu reinigen, sondern auch meinen Geist und meine Seele. Ich spüle meine Ängste, Sorgen und Probleme in den Abfluss. Wie bei der Bürstenmassage sind Achtsamkeit und Meditation unter der Dusche ausgezeichnete Möglichkeiten, uns mit unserem Körper wohler zu fühlen, im Jetzt und ohne Urteil. Genießen Sie, welche einfache und achtsame Freude eine Dusche sein kann.

Die Zeit, die Sie unter der Dusche verbringen, ist die perfekte Gelegenheit für einen Meditationsmoment. Sie sind allein und abseits der Ablenkungen des Lebens, wenn auch nur für einige Minuten, und einige Minuten sind alles, was Sie für eine *Duschmeditation* brauchen.

Duschmeditation

1. Legen Sie Ihr Handtuch, Ihre Körperöle und alles andere, was Sie nach der Dusche brauchen, bereit.

2. Nehmen Sie sich vor, nicht nur Ihren Körper, sondern auch Ihren Geist und Ihre Seele zu reinigen.

3. Spüren Sie, wie das Wasser Ihre Haut berührt. Nehmen Sie sich einen Moment Zeit, für das warme, fließende Wasser dankbar zu sein.

4. Schließen Sie, während das Wasser auf sie herunterfließt, die Augen und konzentrieren Sie sich auf Ihren Atem. Atmen Sie ein, und fühlen Sie den reinigenden, warmen Dampf, der in Ihre Nase strömt. Atmen Sie aus und lassen Sie Ihre negativen Gedanken, Stress, Anspannung und Gefühle der Überforderung los. Stellen Sie sich vor, dass diese Gedanken sich im Wasser auflösen und durch den Abfluss verschwinden. Nehmen Sie sechs weitere solcher Atemzüge.

5. Setzen Sie den Duschvorgang fort. Riechen Sie, während Sie sich waschen, bewusst den Duft der Seife, und hören Sie, wie das Wasser fließt. Spüren Sie intensiv die Seife an Ihrer Haut, fühlen Sie, wie Ihre Finger das Shampoo in Ihre Kopfhaut einmassieren. Seien Sie, während Sie Ihren ganzen Körper abreiben, dankbar für das, was er für Sie tut und Ihnen ermöglicht.

6. Nehmen Sie nach dem Waschen ein paar tiefere Atemzüge und konzentrieren Sie sich auf die Wahrnehmung des Wassers, bevor Sie es ausschalten. Sie sollten sich zentrierter, ruhiger, verjüngt und bereit für den Tag fühlen.

»Diva Daily«

Um gedeihen zu können, müssen wir uns besser selbst wahrnehmen können und Zeit für Selbstreflexion reservieren. Eine wichtige Frage ist: »Wo in meinem Leben brauche ich mehr Gleichgewicht?« Welche Bereiche Ihres Lebens brauchen mehr Aufmerksamkeit, damit Sie aufblühen können? Als Coach nutze ich gerne mein PCOS-Diva-Rad des Gedeihens, um den Klientinnen bei der Suche behilflich zu sein, in welchen Bereichen ihres Lebens sie für mehr Ausgeglichenheit sorgen sollten. Es ist nicht als Bewertung dessen gedacht, was Sie geleistet oder erreicht haben. Es soll eine Momentaufnahme bieten. Das Rad bildet ab, wie ausgeglichen Ihr Leben in diesem Moment gerade ist.

Das PCOS-Diva-Rad des Gedeihens (S. 252) ist in zehn Bereiche unterteilt, von denen jeder eine Skala von 0 im Zentrum bis 10 am äußeren Rand aufweist. Niedrige Ziffern stehen für wenig Ausgeglichenheit im betreffenden Bereich, höhere zeigen mehr Ausgeglichenheit an. Markieren Sie auf der Skala jedes Bereichs mit einem Punkt Ihre Einschätzung. Wenn Sie alle Bereiche des Rades beurteilt haben, verbinden Sie die Punkte miteinander zu einem »inneren Rad«. Auf diese Weise machen Sie sichtbar, welcher Bereich Ihres Lebens gerade welche Gewichtung erfährt. Es ist unwahrscheinlich, dass alle Bereiche in Ihrem Leben eine perfekte 10 abgeben, Sie also beim Verbinden Ihrer Punkte ein perfekt gerundetes Rad erhalten. Jede wird ein inneres Rad erhalten, das irgendwo eiert. Sie werden feststellen, dass, je runder und ausbalancierter Ihr Rad ist, desto leichter die Reise fällt. Desto besser können Sie gedeihen und in Ihrem Leben vorankommen. Wenn Ihr »inneres Rad« sich an einem Fahrrad befände, wie holprig wäre Ihre Fahrt?

»Diva Do«

Nehmen Sie sich ein paar Minuten Zeit, um Ihr PCOS-Diva-Rad des Gedeihens auszufüllen. Verbinden Sie die Punkte und sehen Sie sich das Ergebnis an. Welche Bereiche haben die niedrigsten Ergebnisse? In welchen Lebensbereichen brauchen Sie mehr Ausgeglichenheit? Denken Sie daran: Das Ziel ist nicht eine perfekte 10 in jedem Bereich. Das Ziel ist, dass Ihr Kreis ein Rad darstellt. Konzentrieren Sie sich auf den Bereich, den Sie am niedrigsten eingestuft haben. Was können Sie heute tun, um einen Punkt aufzusteigen? Notieren Sie die Idee, und nehmen Sie sich vor, sie noch vor dem Abend in Angriff zu nehmen. Machen Sie diese Übung einmal im Monat. Es tut gut, den Fortschritt zu sehen.

Tag 17

Inspiration
»Die meisten Schatten des Lebens werden verursacht, weil man sich selbst in der Sonne steht.«
–Ralph Waldo Emerson

Leitsatz
»Ich liebe mich so, wie ich bin.«

Meditationsmoment
Geh-Meditation ist eine meiner Lieblingsarten, mich zu zentrieren und Stress und Unruhe zu besänftigen. Die Wiederholung der Bewegung hilft mir dabei, im Jetzt zu sein und meinen Geist zu beruhigen. Er folgt dem Gehrhythmus, anstatt sich in meinen Gedanken zu verlieren. Diese Art des Spaziergangs wird Ihren Tag zum Guten hin verändern.

Geh-Meditation
1. Bestimmen Sie eine Route. Ein Weg durch die Natur wäre am besten.
2. Hören Sie sich keine Musik an und stellen Sie Ihren Handyempfang auf Vibration. Sie wollen jetzt nur das Geräusch Ihres Atems und die feinen Töne der Natur um sich herum hören.
3. Beginnen Sie, sich in Übereinstimmung mit Ihrem Atem zu bewegen. Werden Sie sich Ihrer Atmung bewusst. Versuchen Sie, für drei Schritte ein- und auch für drei Schritte auszuatmen. Achten Sie darauf, dass die Ein- und die Ausatmung gleich lang sind.

4. Nehmen Sie Ihre Bewegung wahr. Konzentrieren Sie sich auf die Erfahrung des Gehens, das Gefühl in Ihren Füßen und Beinen, Ihre schwingenden Arme, Ihren ganzen Körper, der sich bewegt. Achten Sie darauf, wie der einzelne Fuß mit dem Boden in Berührung kommt. Hören Sie den Rhythmus, in dem Ihre Füße auf dem Boden aufkommen.

5. Versuchen Sie, nicht umherzuschauen, sondern blicken Sie gezielt nach vorn.

6. Um diese Meditation noch zu vertiefen: Konzentrieren Sie sich auf Ihre Segnungen, und denken Sie an alles, wofür Sie dankbar sind, zum Beispiel für Ihre Beziehungen, für Ihren Körper und für vermeintlich selbstverständliche Fähigkeiten wie die, gehen zu können.

Das PCOS-Diva-Rad des Gedeihens

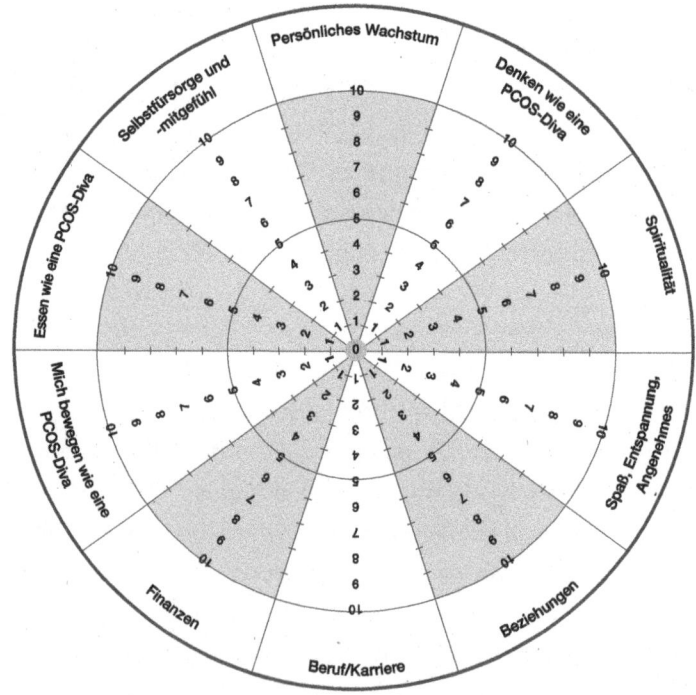

Spiritualität

- Ich bin mit etwas verbunden, das größer ist als ich selbst.
- Ich nehme mir Zeit für spirituelle Übungen.
- Ich vergebe anderen und mir selbst.
- Ich nehme mir Zeit, um meinen Geist mit Meditation, Innenschau, Lesen und Besinnung zu nähren.
- Ich übe mich in Dankbarkeit.
- Ich verbringe Zeit in der Natur.

Denken wie eine PCOS-Diva

- Ich strebe nach Fortschritt, nicht nach Perfektion.
- Ich übernehme lieber selbst die Kontrolle, als eine Opferhaltung einzunehmen.
- Ich arbeite mit meinem Körper zusammen und höre auf seine Signale.
- Ich gehe eher von der Fülle als vom Mangel aus.
- Ich bin authentisch.
- Ich bin gut genug.

Selbstfürsorge und Mitgefühl für mich selbst

- Meine inneren Dialoge sind eher positiv als negativ.
- Ich gönne mir selbst »Süßigkeiten«.
- Ich betreibe intensive Selbstfürsorge.
- Ich schätze mich selbst.
- Ich gehe wohlwollend mit mir selbst um.
- Ich plane Zeit für mich selbst ein.

Persönliches Wachstum

- Ich kenne meine einzigartigen Stärken und Begabungen.
- Ich nutze meine Kreativität.
- Ich lasse andere an meinen Talenten teilhaben.
- Ich lerne ständig Neues.
- Ich genieße neue Gelegenheiten des Wachstums.
- Ich wachse und gedeihe als Persönlichkeit.

Essen wie eine PCOS-Diva

- Ich stehe selbst in der Küche.
- Ich bin eine PCOS-Diva, wenn ich auswärts esse.
- Ich plane meine Mahlzeiten und schreibe Einkaufslisten.
- Ich betrachte Nahrung als Medizin.
- Ich nehme Nahrungsergänzungsmittel.
- Ich esse frisches, saisonales Obst und Gemüse.

Mich bewegen wie eine PCOS-Diva

- Ich bewege meinen Körper so, dass es sich gut anfühlt.
- Ich bin nicht jedes Mal erschöpft, wenn ich meine Lieblingssportart ausgeübt habe.
- Ich bewege mich jeden Tag.
- Ich kombiniere jede Woche HIIT, Krafttraining und Körper-und-Geist-Übungen.
- Ich bekomme ausreichend Schlaf.
- Ich bewege mich, weil ich meinen Körper liebe, nicht, um mich zu strafen.

Finanzen

- Ich verdiene genügend Geld.
- Ich lebe unter meinen Verhältnissen.
- Ich habe das Geld und die Hilfsmittel, um meine Ziele verfolgen zu können.
- Ich spare für die Zukunft.
- Ich plane finanzielle Freiheit.
- Ich bin dankbar für alles, was ich habe.

Beruf/Karriere

- Ich bin glücklich in meinem Beruf.
- Mein Beruf ist mit der PCOS-Lebensweise kompatibel.
- Ich habe Raum für Wachstum.
- Mein Beruf ist mit meinen Begabungen und Stärken kompatibel.
- Mein Beruf ist persönlich und finanziell befriedigend.
- Meine Arbeit erfüllt mich.

Beziehungen

- Ich verbringe Zeit mit den Menschen, die mich »fördern und fordern«.
- Ich setze Grenzen bei negativen Menschen, die meine Energie ab-»saugen« und meinen Erfolg sabotieren.
- Ich pflege Freundschaften mit positiven und unterstützenden Menschen.
- Ich bin mit meinem sozialen Umfeld zufrieden.
- Ich bin authentisch.
- Ich sage Nein, wenn es sein muss.

Spaß, Entspannung, Angenehmes

- Ich habe oft Spaß.
- Ich genieße Sport oder andere Hobbys.
- Ich genieße achtsam, wenn ich esse.
- Ich nehme mir Zeit für Ruhe und Erholung.
- Ich finde Möglichkeiten, meine Kreativität auszudrücken.
- Ich erlaube mir selbst, Genuss zu erfahren.

»Diva Daily«

In meinen härtesten Zeiten mit PCOS hatte ich jedes Gefühl dafür verloren, wie mein Äußeres und meine Kleidung mein Inneres widerspiegelten. Ich hatte acht Jahre in der Geschäftswelt verbracht und an den meisten Tagen Businesskleidung getragen. Als mein erstes Kind geboren war, »blieb ich zu Hause«. Aus der aufstrebenden Geschäftsführerin wurde eine »Schluffi-Mutti«, die meistens in Jogginghosen und den abgetragenen T-Shirts ihres Mannes unterwegs war. Als »Schluffi-Mutti« war ich nicht der Ansicht, dass ich es wert sei, Zeit und Geld zu investieren, um mich hübsch zu kleiden. Das ging einige Jahre lang so. Es ist kein Zufall, dass auch meine Gesundheit in dieser Zeit einen Sinkflug machte. Je gleichgültiger mir mein Äußeres war, desto gleichgültiger war mir auch, was ich aß oder wie ich sonst für mich sorgte. Ich fühlte mich gefangen an einem Ort des Mangels, hatte weder Zeit, Geld noch Energie, um mich um mich selbst zu kümmern, und meine Gesundheit geriet in eine Abwärtsspirale.

Eine Maßnahme, die diese Abwärtsspirale zu unterbrechen half, war, mich wieder um mein Äußeres zu kümmern. Als ich dies tat, hörte das Selbstmitleid auf, und es ging wieder vorwärts und aufwärts. Es kam seltener vor, dass ich mich schlecht ernährte, dass ich es vermied, fotografiert zu werden, und dass ich Spiegeln aus dem Weg ging und sozialen Einladungen fernblieb. Ich begann aufzublühen.

Meinen persönlichen Stil über die Kleidung wiederzuentdecken und auszudrücken, half mir auch beim Wiederentdecken meines Selbstbewusstseins und meiner persönlichen Kraft. Ich fing an, mich der Welt anders zu zeigen, selbstsicher und stark. Ich war besser in meinem Körper zu Hause und behandelte ihn sorgsamer. Ich hörte auf, mich mit anderen zu vergleichen. Ich betonte meine schönen Seiten und fand heraus, was am besten zu mir und meinem Körpertyp passte. Mir wurde klar, dass eine übertrieben kritische Einstellung meinem Körper gegenüber mich daran hinderte, mich schön zu fühlen. Indem ich mich anders kleidete, verbesserte sich das Verhältnis zu meinem Körper. Mehr Selbstliebe erzeugt mehr Selbstfürsorge, und Selbstfürsorge ist unverzichtbar, um gedeihen zu können.

»Diva Do«

Kleiden Sie sich Ihrem PCOS-Diva-Stil entsprechend? Falls nicht, lassen Sie uns jetzt Ihren persönlichen Stil entdecken. Dieser ist Ausdruck dessen, was Sie ausmacht. Er ist Ihre eigene Marke, die mitteilt, wer Sie sind, ohne ein Wort zu sagen. Wie möchten Sie sich selbst zeigen? Perfekt auszusehen, ist nicht das eigentliche Ziel, es geht darum, sich gut zu fühlen. Kleider können bewirken, dass wir uns gut fühlen. Finden Sie heraus, wodurch *Sie* sich gut fühlen.

Suchen Sie sich Inspirationen. Machen Sie sich Ihr eigenes »Look-Book«. Ich finde, die einfachste Art, dies zu tun, ist, sich ein Pinterest-Board einzurichten. Vertrauen Sie auf Ihr Bauchgefühl, und speichern Sie Bilder, die Sie ansprechen, und Outfits, die Ihnen gefallen. Sie brauchen sich nicht festzulegen. Pinnen Sie einfach weiter. Je mehr Sie Ihrem Gefühl folgen, desto schneller werden Sie vorankommen. Nach einer Weile werden Sie bei sich selbst gewisse Trends feststellen. Sehen Sie sich Ihre bevorzugte Farbpalette an. Welche Stoffe mögen Sie? Stellen Sie für jede Jahreszeit ein Board zusammen. Wenn Sie das Brainstorming für Ihr Stil-Board abgeschlossen haben, machen Sie sich an das Layout und werfen Sie alles wieder heraus, was Sie nicht wirklich mögen. Benutzen Sie Ihr »Look-Book« beim Einkaufen als Referenz.

Tun Sie weg, was Sie nicht mehr anziehen. Wir alle haben diese eine Hose im Schrank hängen, die wir immer noch behalten, denn vielleicht können wir uns ja irgendwann doch wieder in sie hineinquetschen. Wir wollen jedoch wertschätzen, wer wir in diesem Moment sind. Verabschieden Sie sich von den »Eines-Tages-vielleicht«-Teilen. Geben Sie alles weg, was nicht passt. Und wenn Sie sich einfach nicht davon trennen können, lagern Sie es woanders als in Ihrem Kleiderschrank. Sortieren Sie als Nächstes alles aus, was Ihnen nicht gefällt, was Sie seit über einem Jahr nicht mehr getragen haben und was Sie nicht gern anziehen. Fragen

Sie sich schließlich: »Passt dieses Kleidungsstück zu dem persönlichen Stil, den ich gerade für mich entwickle? Verträgt es sich mit der PCOS-Diva, die ich gerade werde?« Wenn die Antwort Ja lautet, behalten Sie das Stück.

Fragen Sie Leute, die sich auskennen. Vertrauen Sie Experten, denn sie wissen, was sie tun. Ich verlasse mich inzwischen auf meine Lieblingsboutiquen und die kostenfreie professionelle Stilberatung, die viele Geschäfte anbieten, damit ich Kleidung finden kann, die zu meinem persönlichen Stil passt. Ein persönlicher Stil braucht nicht teuer zu sein. Sehen Sie die heruntergesetzten Sachen durch. Ich zeige der Stylistin normalerweise mein jüngstes »Look-Book«, und sie hilft mir dabei, Kleidung in meiner Preisklasse auszuwählen, in der ich mich wohlfühle. Ich habe außerdem entdeckt, dass persönliche Einkaufsberatung, die auch online angeboten wird, meine Zeit und meine Nerven schont, für mich Kleidung findet, die mir wirklich gefällt, und mir hilft, meinen persönlichen Stil zu entwickeln.

Was ich Ihnen wirklich wünsche, ist, dass Sie sich so schön *fühlen*, wie Sie *sind*. Im Ergebnis sollte alles in Ihrem Schrank ...

- ... Ihnen gut passen. Hüten Sie sich vor der Falle, sich in die kleinstmögliche Größe quetschen zu wollen. Sie sind schön in genau der Größe, die Ihnen passt.
- ... oft getragen werden.
- ... bequem sein und sich gut anfühlen.
- ... widerspiegeln, wie Sie sich der Welt zeigen wollen.

Tag 18

Inspiration

»Was Sie festhalten, hält Sie fest. Ist es liebevoll, freundlich und fühlen Sie sich dadurch energiegeladen? Gibt es Ihnen ein positives Selbstgefühl? Wenn nicht, sortieren Sie es aus.«

–Anna Pereira

Leitsatz

»Mein Leben ist schön und gut organisiert.«

Meditationsmoment

Ich liebe frische Blumen. Jede Woche gönne ich mir als Teil meiner »Süßigkeiten«-Genüsse frische Schnittblumen, die ich in einer Vase arrangiere und auf meiner Kücheninsel aufstelle. Sie heben meine Stimmung, und ihr Anblick kann meine gereizten Nerven beruhigen und mich fokussiert in einen arbeitsreichen Tag gehen lassen. Blumen zu betrachten, ist der einfachste Meditationsmoment, den man sich vorstellen kann.

Eine Blume betrachten

1. Wählen Sie eine Blume aus, die nur eine Blüte hat und Sie anspricht.
2. Setzen Sie sich auf einen Stuhl, von dem aus Sie die Blume etwa 40 Zentimeter entfernt vor sich haben. Sie können sie in der Hand halten oder in einer Langhalsvase aufstellen.
3. Entspannen Sie Ihre Gesichtsmuskulatur. Betrachten Sie die Blume mit sanftem, entspanntem Blick. Lassen Sie Ihren Blick nicht abschweifen.
4. Machen Sie, während Sie schauen, eine Atempause wie bei Tag 15 beschrieben, und atmen Sie langsam und tief ein.
5. Fixieren Sie die Blume für mindestens 15 – 20 Sekunden. Steigern Sie mit der Zeit auf fünf Minuten und länger.

6. Wenn Ihre Aufmerksamkeit sich von der Blume entfernt, registrieren Sie einfach, dass dies passiert ist, und fixieren Sie wieder die Blume. Wenn Gedanken auftauchen, nehmen Sie sie wahr und richten Sie Ihre Aufmerksamkeit dann wieder behutsam auf die Blume vor Ihnen.

7. Rufen Sie, bevor Sie die Meditation beenden, Gefühle der Dankbarkeit für die heilsamen und ästhetischen Eigenschaften der Blume auf, und danken Sie ihr für ihre Schönheit und ihre positive Ausstrahlung.

8. Schließen Sie zum Schluss für etwa eine Minute die Augen. Sehen Sie innerlich noch immer das Bild der Blume vor sich oder können ihre Anwesenheit spüren?

9. Seien Sie während dieser Meditation nicht überrascht, wenn Sie zu gähnen beginnen, selbst wenn Sie nicht müde sind, oder wenn Ihre Augen tränen. Beides ist ein Zeichen für sich lösende Anspannung.

»Diva Daily«

Unser Leben zu entrümpeln, hilft uns dabei, eine klarere Vorstellung davon zu bekommen, wer wir sind und was wir wirklich wollen. Materieller Plunder, alles, was wir nicht mehr brauchen oder was unorganisiert ist, lenkt uns ab und lähmt uns, sodass wir nicht mit dem nächsten Kapitel unseres Lebens weitermachen können. Unordnung verursacht Stress. Sie raubt uns Energie, und wir empfinden Gefühle innerer Unruhe, Überwältigung, Erschöpfung und sogar Depression. Untersuchungen haben ergeben, dass Gerümpel uns sogar veranlassen kann, zu viel zu essen[176]!

Krempel sammelt sich schleichend an. Es beginnt mit einem Stapel hier und einer Krimskrams-Schublade da, bis es zu einer Ablenkung wird, einer Barriere im wahrsten Sinne des Wortes. Eine Studie zu organisiertem und unorganisiertem Leben am neurowissenschaftlichen Institut der Universität Princeton ergab, dass, wer seine Fähigkeiten optimal nutzen möchte, Gerümpel aus seinem häuslichen sowie seinem Arbeitsumfeld entfernen sollte. Sein Heim zu entrümpeln und zu organisieren, kann dabei unterstützen, weniger reizbar, produktiver und weniger abgelenkt zu sein. Krimskrams vermindert die Konzentration und die Fähigkeit, Informationen zu verarbeiten[177].

Entrümpeln hilft uns, gut zu leben – emotional, spirituell und mental. Es reduziert Stress, macht das Leben einfacher, setzt Energien frei, die unter Dingen begraben waren, die unserer Vergangenheit angehörten, und schafft Raum für neue Möglichkeiten. Für Besuch räumen wir auf. Warum sollten wir uns selbst nicht wie solch hohen Besuch behandeln? Entrümpeln ist ein Akt der Selbstfürsorge. Sie verdienen es. Sie sind es wert, in einer schönen, sauberen und aufgeräumten Umgebung zu leben.

»Diva Do«

Konzentrieren Sie sich auf eine Einheit in Ihrer Wohnung, die Sie aufräumen möchten. Wenn Sie sich Ihre Küche bisher noch nicht vorgenommen hatten, beginnen Sie mit einer Küchenschublade oder einem -schrank. Schätzen Sie, wie lange Sie für diese Aufgabe brauchen werden, und stellen Sie eine Eieruhr. Eine begrenzte Zeit zur Verfügung zu haben, wird Ihnen helfen, konzentriert zu bleiben. Wenn Sie sich nicht sicher sind, beginnen Sie mit 15 Minuten. Achten Sie darauf, wie Sie sich fühlen, wenn Sie die unorganisierte, vollgestopfte Schublade sehen. Verspüren Sie innere Unruhe? Fühlt es sich an, als könnten Ihre Energien nicht richtig fließen?

Es ist an der Zeit auszusortieren, was zu alt ist, nicht mehr benötigt wird oder nicht mehr zu Ihnen passt. Leeren Sie die Schublade ganz und machen Sie drei Haufen:

1. Wegwerfen.
2. Verschenken.
3. Behalten. Aber nur, was Sie wirklich brauchen oder haben wollen.

Wenn es Ihnen schwerfällt, Sachen wegzuwerfen oder wegzugeben, fordern Sie sich selbst heraus, mindestens drei Dinge zu finden, die Sie aus dieser Einheit entfernen. Reinigen Sie die Schublade oder den Küchenschrank, entfernen Sie Staub und Flecken und sortieren Sie die zurückbehaltenen Dinge ordentlich wieder ein.

Wenn Sie das kurze Entrümpelungsprojekt beendet haben, nehmen Sie sich einen Moment Zeit, um in sich zu gehen. Wie fühlen Sie sich? Leichter, freier? Ruhiger? Energiegeladener? Falls Sie noch Schwung übrig haben, machen Sie weiter. Nehmen Sie sich die nächste Einheit vor, aber beenden Sie diese in einem Durchgang. Vielleicht möchten Sie in den kommenden 21 Tagen täglich so mit Schubladen, Schränken und anderen Bereichen in Ihrer Wohnung verfahren.

Tag 19

Inspiration
»Die Dinge, für die Sie sich begeistern, sind kein Zufall. Sie sind Ihre Berufung.« –Fabienne Fredrickson

Leitsatz
»Wenn ich kreativ bin, fühle ich mich lebendig.«

Meditationsmoment
Ausmalen kann eine Form der Meditation sein, die gleichzeitig Ihre Kreativität anspricht. Dr. Joel Pearson, Neurowissenschaftler an der University of New South Wales (Australien), ist davon überzeugt, dass die Konzentration auf das Ausmalen eines Bildes es erleichtern kann, negative Gedanken und innere Bilder durch positive zu ersetzen[178]. Eine Studie von 2005 bestätigte dies, indem sie nachwies, dass das Ausmalen von Mandalas einen meditativen Zustand herbeiführen kann, der sich bei Menschen, die an

Angstzuständen leiden, günstig auswirkt[179]. Indem ich mich auf eine einzige, beruhigende und kreative Tätigkeit konzentriere, hilft mir eine *Ausmal-Meditation* dabei, das Chaos des Alltags auszuschalten.

Geben Sie sich eine Viertelstunde. Drucken Sie ein Ausmalbild aus (es gibt unzählige im Internet), nehmen Sie sich ein paar Buntstifte, legen Sie entspannende Musik auf und malen Sie los.

»Diva Daily«

Durch meine persönlichen Erfahrungen und als Coach vieler Frauen mit PCOS habe ich einen überraschenden gemeinsamen Nenner bei Frauen gefunden, die mit ihren Symptomen kämpfen: Sie haben den Zugang zu ihren kreativen Ausdrucksmöglichkeiten verloren. Wenn ich mein Leben betrachte, fällt mir auf, dass ich in den Zeiten, in denen es mir gut ging, kreativ war. Als es mir zu College-Zeiten langsam besser ging, war ich nicht nur dazu übergegangen, kreativer zu kochen, zu essen und zu trainieren; ich war auch mit meiner Kreativität verbunden. Ich hatte mein Kunstgeschichte-Studium abgeschlossen und musste zwei Semester praktische Kunst belegen. Ich bin keine Künstlerin, aber mich im Atelier zu verlieren, mit Leinwand und Farbe kreativ zu sein, war eine Möglichkeit, achtsam zu sein, und es reduzierte wirksam Stress. Wenn ich meine kreative Ader pflege, blühe ich auf.

Wenn wie den Kontakt zu unserer kreativen Kraft verlieren, können unsere PCOS-Symptome stärker werden. Studien zeigen, dass Kunsttherapie und kreative Tätigkeit Sorgen, Stress und Stimmungsschwankungen vermindern können[180]. Verbinden Sie sich wieder mit Ihrer kreativen Kraft, und Sie werden sich besser fühlen als vorher, ganz sicher.

»Diva Do«

Wissen Sie noch, wie es als Kind war, zu basteln oder zu malen? Wie ich haben Sie sich wahrscheinlich in dem Moment selbst vergessen, in dem Sie mit Fingerfarben malten, kneteten oder zeichneten. Sie waren im »Flow«. Ihre Sinne waren geschärft, und Sie waren ganz im Moment, ohne Zeitempfinden. Im Flow wird die äußere Welt ausgeblendet, und wir sind mit Hingabe bei dem, was wir gerade erleben. Wir sind total lebendig. Ich nenne das Gedeihen.

Aber traurigerweise hören wir, wenn wir heranwachsen, oft damit auf, schöpferisch tätig zu sein, und verlieren diesen Zustand des Flows. Wir verlieren den Kontakt mit unserer Kreativität. Ab jetzt sollten Sie Ihre kreativen Energien wieder beanspruchen. Das können Sie auf allerlei Arten angehen: tanzen, Theater spielen, Musik machen, schreiben, basteln, ein Sammelalbum anlegen, ausmalen, quilten, fotografieren, kochen und noch einiges mehr. Welche Kunstform spricht Sie an? Denken Sie an das letzte Mal, als Sie ganz im Hier und Jetzt aufgegangen sind. Was haben Sie gemacht?

Nehmen Sie sich vor, sich bis zum Ende dieser Woche auf die eine oder andere Weise schöpferisch zu betätigen. Schenken Sie sich einen ordentlichen Zeitrahmen für Kreativität und fügen Sie vielleicht Ihrer »Süßigkeiten«-Liste kreative Tätigkeiten hinzu. Probieren Sie künstlerische Felder aus, ohne dabei allzu selbstkritisch zu sein. Behandeln Sie sich, als wären Sie ein Kind. Sie würden die kreativen Erzeugnisse eines Kindes niemals kritisieren. Perfektionismus ist der Kreativitätskiller. Bemerken Sie, wenn Sie anfangen, Ihr kreatives Projekt aus einer Perspektive von »Das ist nicht gut genug« oder »Ich mache das nicht richtig« zu beurteilen. Kreativität ist auch kein linearer Vorgang. Sie brauchen kein Ziel zu haben. Fangen Sie einfach mit dem Spaß an. Genießen Sie den Prozess. Sie verdienen es, Spaß zu haben und sich innerlich etwas Gutes zu tun.

Tag 20

Inspiration
»Ein Moment des Mitgefühls für sich selbst kann Ihren ganzen Tag verändern. Eine Serie solcher Momente kann die Richtung Ihres Lebens verändern.«
–Christopher K. Germer

Leitsatz
»Ich behandle mich selbst mit Güte.«

Meditationsmoment
Eine meiner liebsten Arten, Pause zu machen und zu meditieren, stammt aus einer *Metta*-Meditation oder *Loving-Kindness*-Meditation. *Metta* bedeutet »Freundlichkeit« auf Pali, der Sprache des buddhistischen Kanons. Diese Art der Meditation verstärkt erwiesenermaßen positive Emotionen, vermindert negative[181] und hilft dabei, Selbstkritik zu reduzieren[182].

Schenken Sie sich fünf Minuten Freundlichkeit. Wenn Sie diese Meditation oft machen, werden Sie garantiert mehr Mitgefühl für sich selbst empfinden.

Liebevoll-wohlwollende Meditation

1. Machen Sie es sich in einem Stuhl bequem und stellen Sie beide Füße auf den Boden. Ich lege meine Hände gern in Gebetshaltung vor mein Herz. Schließen Sie die Augen und beginnen Sie mit vier Wiederholungen des quadratischen Atems: einatmen, dabei bis vier zählen, genauso lange den Atem einhalten, ausatmen, dabei wieder bis vier zählen, genauso lange warten, dann alles wiederholen, bis Sie dies viermal gemacht haben. Fokussieren Sie ein Gefühl der Liebe und des Wohlwollens gegenüber sich selbst. Stellen Sie sich vor, dass Ihr Herz ein warmes, glühendes Licht ausstrahlt. Entlassen Sie alle negativen Gefühle der Selbstverurteilung und des Selbsthasses aus Ihrer Aufmerksamkeit.

2. Während Sie weiterhin tief atmen, denken Sie an und bitten Sie um das Gute und Liebevolle, von dem Sie sich in Ihrem Leben mehr wünschen, und verbinden Sie sich währenddessen bewusst mit diesen positiven Gefühlen. Erweitern Sie Güte und Wohlwollen auf sich selbst. Sagen Sie:

Möge ich glücklich sein.
Möge ich gesund sein.
Möge ich in Sicherheit sein.
Möge ich gesegnet sein.

3. Richten Sie Ihre Aufmerksamkeit auf den Teil in Ihnen, der sich verstimmt oder abgetrennt fühlt, und sagen Sie sich viermal: »Möge dieser Teil von mir mit Wohlwollen gefüllt sein«. Sagen Sie dann viermal: »Möge mein ganzer Körper mit Wohlwollen gefüllt sein.«

4. Wiederholen Sie dann eine ganze weitere Runde des quadratischen Atems und sagen Sie: »Möge ich glücklich sein, möge ich gesund sein, möge ich in Sicherheit sein, möge ich gesegnet sein.« Öffnen Sie langsam Ihre Augen und kommen Sie aus der Meditation heraus.

»Diva Daily«

Wie können wir gedeihen, wenn wir uns selbst nicht freundlich behandeln? Wenn Selbstliebe Ihnen jetzt noch zu hoch gegriffen erscheint, beginnen Sie mit Mitgefühl gegenüber sich selbst. Denken Sie an das letzte Mal, als Sie einen Fehler machten oder etwas danebenging, auch wenn es nur etwas Geringfügiges war. Was haben Sie zu sich selbst gesagt? »Ich werde niemals Erfolg haben«, »Bei mir geht alles schief«, »Ich bin eine Versagerin« oder »Ich werde niemals gut genug sein«? Würden Sie jemals so über jemanden sprechen, der Ihnen wirklich wichtig ist? Wenn Sie alle Beschimpfungen aufnehmen würden, die Sie sich jeden Tag von sich selbst anhören müssen, wären Sie entsetzt. Wenn sich diese Gedanken Tag für Tag in unser inneres Erleben einweben, beginnt unser Wirklichkeitsempfinden, sich unter dem Einfluss dieser Gedanken zu formen. Sie sind so viel mehr, als diese alten negativen Gedankenmuster Ihnen gestatten, zu glauben. Seien Sie nicht so hart mit sich selbst. Denken Sie mal hierüber nach: Die längste Beziehung, die Sie je mit jemandem haben werden, ist die mit sich selbst. Gestalten Sie sie positiv.

Sie dürfen Fehler machen. Bemühen Sie sich wirklich, sich selbst freundlich zu behandeln und so viel Mitgefühl, Gnade und Sanftheit sich selbst gegenüber zu erweisen, wie Sie es gegenüber einem Kind oder einer guten Freundin tun würden. Begrüßen Sie Ihre Unvollkommenheiten, und trauen Sie sich, verletzlich zu sein. Sehen Sie Missgeschicke als eine Lernerfahrung oder eine Möglichkeit, zu wachsen, anstatt sich selbst zu bestrafen. Lernen Sie Ihre Lektionen, damit Sie sich im Leben weiterentwickeln können. Nehmen Sie sich selbst und alle Lebenslagen nicht zu ernst. Manchmal braucht man einen Fehler einfach nur auszubürsten und über ihn zu lachen. Sie werden überrascht sein, wohin etwas Mitgefühl für sich selbst Sie bringen kann.

»Diva Do«

Nehmen Sie sich heute zehn Minuten, um sich hinzusetzen und sich selbst einen ermutigenden Brief zu schreiben. Denken Sie an alles, was Sie in den letzten 20 Tagen geschafft haben. Feuern Sie sich selbst an und schwelgen Sie in Ihren Erfolgen. Die Freuden und Siege des Lebens zu feiern, wird das Gute länger andauern und das Negative weniger wichtig erscheinen lassen. Wenn Sie merken, dass perfektionistische Neigungen auftauchen oder wenn Ihr negativer innerer Kommentator sich hören lässt, und wenn Sie sich fühlen, als wären Sie nicht gut genug, nutzen Sie dies als Gelegenheit, ein bisschen Barmherzigkeit gegenüber sich selbst zu üben.

Denken Sie an eine Situation während der letzten drei Wochen, in der Sie sich »nicht gut genug« fühlten. Beschreiben Sie, wie Sie sich währenddessen vorkamen. Empfanden Sie Scham, Wut, Schuld, Schande? Merken Sie sich diese Situation, und fügen Sie Ihrem Ermutigungsbrief ein wenig Mitgefühl, Verständnis und Akzeptanz für den Teil in Ihnen hinzu, der Ihnen in der betreffenden Situation fehlerhaft vorkam.

Vermeiden Sie es, sich selbst zu verurteilen, und schreiben Sie, als würden Sie einem lieben Freund raten, den Sie bedingungslos lieben. Fragen Sie sich, was Sie künftig tun können, um diesen negativen Aspekt zu verbessern. Konzentrieren Sie sich darauf, wie eine kleine Veränderung oder ein positiver Schritt nach vorn Sie sich besser, glücklicher und gesünder fühlen lassen kann, und vermeiden Sie es, über sich selbst zu urteilen.

Lesen Sie diesen Brief dann und wann (besonders in herausfordernden Zeiten) als Erinnerung, mehr Mitgefühl für sich selbst zu hegen.

Tag 21

Inspiration

»Wir wünschen und beten oft, dass Berge von Schwierigkeiten verschwinden mögen, während wir eigentlich dafür beten sollten, dass wir den Mut haben, sie zu besteigen.«
–Anonym

Leitsatz

»Ich bin mutig.«

Meditationsmoment

Die *Emotional Freedom Technique (EFT)*, auch als »Tapping« oder »Klopfen« bekannt, ist eine Methode, die mein Stressniveau und meine Lebensqualität erheblich verbessert hat, und die mir dabei half, mich mehr zu trauen und meine Ängste und Sorgen zu verringern. EFT wurde 1993 von Gary Craig entwickelt. Dabei werden nach bestimmten Regeln die Endpunkte von Energiemeridianen geklopft oder massiert, worauf der Körper mit einer Beruhigung reagiert.

Vielleicht fragen Sie sich, wie das Klopfen auf »Energiemeridianen« sich in Bezug auf Ängste und das Gesamtempfinden auswirken kann. Wenn man darüber nachdenkt, unterscheidet unser Körper sich nicht sehr von dem unserer jagenden und sammelnden Vorfahren. Wenn wir uns bedroht fühlen oder Gefahr wittern, wird der Teil des Gehirns aktiv, der Amygdala genannt wird, und wir kommen in den »Fight-or-Flight«-Modus. In dieser

Hirnregion wird die Stressreaktion ausgelöst. Von einem Moment auf den anderen reagiert unser Körper auf eine wahrgenommene Bedrohung, indem der Pulsschlag erhöht und Adrenalin durch den Körper gepumpt wird. Die Muskelspannung erhöht sich, und der Körper ist bereit, zu kämpfen oder zu fliehen.

Das Problem in der heutigen Zeit ist, dass unsere Amygdala nicht zwischen einer wirklichen und einer nur vermeintlich lebensbedrohlichen Situation unterscheiden kann. Eine hitzige Diskussion mit Ihrem Chef kann also die gleichen körperlichen Reaktionen hervorrufen, wie wenn unsere Vorfahren einem wilden Tier gegenüberstanden. Das Klopfen der Meridianendpunkte sendet dem Körper eine beruhigende Rückmeldung, und die Amygdala stellt fest, dass wir in Sicherheit sind. Auch die Wissenschaft unterstützt dies: Forschungen an der medizinischen Fakultät der Universität Harvard im letzten Jahrzehnt haben ergeben, dass eine Stimulation ausgewählter Akupressurpunkte auf Meridianen die Aktivität der Amygdala vermindert[183].

Das Klopfen, während man sich eine Stress verursachende Situation vorstellt oder darüber spricht, kann sogar diesem Stress entgegenwirken und die Reaktion hierauf neu programmieren. Wenn Sie auf Ihren Stressfaktor fokussieren und dabei auf die Energiemeridianendpunkte oder Akupressurpunkte klopfen, werden Sie bemerken, dass Sie dabei den gleichen Gedanken haben können, aber diesmal ohne die körperliche Angstreaktion. Dies ermöglicht Ihnen, jeden beliebigen Stressfaktor oder negativen Gedanken, der Sie belastet, einfach loszulassen und durch einen viel ermutigenderen Gedanken zu ersetzen.

Klopfen kann zunächst merkwürdig erscheinen und erfordert vielleicht etwas Übung. Als Erstes sollte man die Endpunkte der Meridiane kennenlernen, die Klopfpunkte.

Karatepunkt: an der äußeren weichen Handkante unter dem kleinen Finger

Augenbrauenpunkt: am Ansatz der Augenbraue am inneren Rand der Augenhöhle

Seite des Auges: auf dem äußeren Knochen der Augenhöhle (nicht weiter hinten auf der Schläfe)

Jochbein: in der Mitte des Knochens direkt unter dem Auge

Unter der Nase: zwischen Nase und Oberlippe

Kinn: nicht die Kinnspitze, sondern die Mulde zwischen Unterlippe und Kinn

Schlüsselbein: in der Mitte des oberen Brustkorbs, dort, wo ein Krawattenknoten aufliegen würde (klopfen Sie hier mit der ganzen Hand)

Unter dem Arm: an der Körperseite eine Handbreit unter der Achsel

- *Scheitelpunkt*

Klopfen

1. Bewerten Sie Ihr Thema. Benennen Sie Ihr Gefühl, egal, ob körperlich oder emotional, mit einer Stärke von 1 bis 10. Wenn Sie ein körperliches Symptom beklopfen, fragen Sie sich: »Auf einer Skala von 1 bis 10: Wie sehr schmerzt es? 10 ist sehr schmerzhaft, 1 kaum wahrnehmbar.« Wenn Sie Emotionen beklopfen, können Sie sich beispielsweise fragen: »Wie viel Angst verspüre ich auf einer Skala von 1 bis 10?«

2. Formulieren Sie eine Aussage für diese Sitzung. Formulieren Sie einen Satz, der Ihren Stressfaktor und Ihre bedingungslose Akzeptanz oder Liebe für sich selbst enthält. Ein Beispiel: »Obwohl ich mich vor der morgigen Präsentation fürchte, akzeptiere ich mich selbst.« Es gibt verschiedene Varianten für den zweiten Teil. Manche sagen: »Ich liebe und akzeptiere mich« oder »Ich akzeptiere mich und meine Gefühle«. Es geht nicht darum, die perfekten Worte zu verwenden, sondern die Worte, die die Emotion und die Energie an-

sprechen (Furcht, Angst, Sorge oder körperlicher Schmerz), die Sie befreien möchten. Ich hoffe, dass es Ihnen mithilfe dieses PCOS-Diva-Programms bereits leichter fällt, mit sich selbst liebevoll zu sprechen, aber vielleicht fühlt es sich trotzdem noch immer etwas merkwürdig an. Möglicherweise befürchten Sie, dass Selbstakzeptanz auch beinhalten würde, dass Sie die derzeitige Situation akzeptieren und sich nichts verändern wird – auch wenn oft gerade unsere Unfähigkeit, uns selbst zu akzeptieren, uns hemmt.

3. Die Klopfpunkte klopfen. Während Sie mit vier Fingern fünf- bis siebenmal auf dem Karatepunkt klopfen, wiederholen Sie die Aussage dreimal. Klopfen Sie dann andere Punkte und beginnen Sie dabei mit dem Scheitelpunkt des Kopfes. Klopfen Sie mit den Fingern auf der einen oder der anderen Seite oder auf beiden gleichzeitig (ich nehme beide) fünf- bis siebenmal pro Stelle, und sagen Sie dabei einfach, wie Sie sich fühlen. Nehmen Sie einen tiefen Atemzug, wenn Sie diese Folge beendet haben.

4. Bewerten Sie Ihr Thema. Bewerten Sie nun wiederum die Intensität Ihres Themas. Wiederholen Sie die Schritte, bis Sie die gewünschte Erleichterung verspüren.

»Diva Daily«

Es ist gut möglich, dass Sie beim Erhalt Ihrer PCOS-Diagnose zunächst Angst verspürt haben. Bei mir war es so. Zu wissen, dass ich ein unheilbares gesundheitliches Problem habe, das auch zu Herz-Kreislauf-Erkrankungen, Typ-2-Diabetes und Problemen mit der Fruchtbarkeit führen kann, war erschreckend. Sorgen und Ängste führten mir unmittelbar das Worst-Case-Szenario meines Lebens vor Augen. Würde ich jemals ein gesundes Leben führen, Kinder haben und mich wie ich selbst fühlen können? Würde es mir jemals wirklich gut gehen können?

Mit der Zeit wurde mir klar, dass ich, um mit der Krankheit gut leben zu können, den Berg besteigen und meine Furcht würde überwinden müssen. Das wäre mir nicht gelungen, ohne folgende Ressourcen zu erschließen:

Mut. Es braucht Mut, den Weg, der vor einem liegt, zu betreten und zu gestalten.

Wissen. Ein Großteil der Furcht entstammt dem, was wir nicht kennen oder wissen.

Handeln. Eine Reise von tausend Kilometern beginnt mit einem einzigen Schritt. Fangen Sie an.

Ausdauer. Auch wenn Sie straucheln oder erschöpft sind, klopfen Sie den Staub ab, geben Sie nicht auf und machen Sie weiter.

Furcht hält viel zu viele Frauen davon ab, ein gutes Leben zu führen. Wenn Sie der Furcht gestatten, die Kontrolle zu übernehmen, sind Sie von allem abgeschnitten, was Ihnen eigentlich zur Verfügung stünde. Überwinden Sie auch nach den drei Wochen des 21-Tage-Programms weiterhin Ihre Ängste mithilfe von Mut, Wissen, Handeln und Ausdauer. Das Leben beginnt außerhalb Ihrer Komfortzone.

Machen Sie bitte erneut den PCOS-Diva-Symptomtest (S. 385). Vergleichen Sie Ihre aktuellen Ergebnisse mit denen am Beginn des Programms. Lassen Sie sich von diesen positiven Ergebnissen antreiben, auch in Zukunft weiterhin gut für sich selbst zu sorgen und liebevoll mit sich umzugehen.

»Daily Do«

Denken Sie an die Anfangszeit dieses Programms. Welche Befürchtungen hatten Sie, als Sie sich auf das 21-Tage-Programm vorbereiteten? Hatten Sie Angst, dass Sie ständig hungrig sein würden? Hatten Sie Angst, zu versagen? Wie sind Sie mit Ihren Ängsten umgegangen, um bis zum heutigen Tag 21 zu gelangen? Welche Schätze haben Sie unterwegs entdeckt? Sie haben mit diesem Programm den Berg bestiegen, und doch wird es noch viele weitere Gipfel geben, die Sie erklimmen müssen. Wie können Sie mithilfe von Mut, Wissen, Handeln und Ausdauer weiterhin vorankommen?

Kapitel 10
Weitergehen

Herzlichen Glückwunsch: Sie sind eine PCOS-Diva! Der Weg, der nun vor
Ihnen liegt, ist voller Möglichkeiten. Sie sind eine Frau, die zuversichtlich
in die Zukunft schaut. Sie haben die Kontrolle über Ihre Gesundheit und
Ihre Zufriedenheit. Sie sorgen für die Zeit und die Mittel, die Sie für ein
gesundes und erfülltes Leben brauchen, und Sie haben die Vorteile kennen-
gelernt, die Ihre Selbstfürsorge für sich und Ihre Umgebung mit sich bringt.
Sie sind eine Inspiration!

In vielerlei Hinsicht sind Sie eine andere Person als vor dem Programm.
Sie haben mehr Energie, bessere Aussichten, und Sie fühlen sich stärker.
Das haben Sie selbst erreicht. Sie haben sich diese Gefühle ermöglicht. Und
die gute Nachricht ist, dass es sogar noch besser wird. Vergessen Sie nicht:
Das eigene Wohlbefinden nachhaltig zu fördern braucht Zeit. Geben Sie
sich volle sechs Monate, um alle Vorteile Ihres geänderten Lebensstils und
Ihrer neuen Gewohnheiten zu spüren.

Sie sehen bereits Ergebnisse. Ab jetzt werden Sie Ihrem Körper, Ihrem
Geist und Ihrer Seele umso besser und schneller etwas Gutes tun, je mehr
Sie sich an die PCOS-Diva-Lebensweise halten. Selbst wenn Sie in den
kommenden Wochen und Jahren mal vom Weg abkommen sollten, werden Sie dennoch vorankommen und weiterhin aufblühen. Denn: Wir
streben nach Fortschritt, nicht nach Perfektion. Ich finde, dass der
PCOS-Diva-Lebensstil ein Selbstläufer ist. Wenn Sie einmal die Erfahrung gemacht haben, wie gut es tut, sich gut zu fühlen, wird das Leben
als PCOS-Diva eine gesunde Leidenschaft – und inzwischen wissen Sie,
wie Sie ihr frönen können.

Ihre Reise hat gerade erst begonnen.

Und was kommt nun?

Ernähren Sie sich weiterhin so, wie es Ihnen guttut, bewegen Sie sich jeden Tag, behalten Sie Ihre Selbstfürsorge bei, und seien Sie vor allem nett zu sich selbst. Informieren Sie sich weiterhin über Ihr Syndrom, denn jede PCOS-Diva weiß, dass Wissen Macht ist. Sie stehen wirklich erst am Anfang Ihres PCOS-Heilungsweges. Alles, was Sie gelernt haben, jede neu entwickelte Gewohnheit, bildet Ihre Grundlage, aber es gibt noch so vieles mehr, was Sie tun können.

Ich möchte Sie anregen, zwei Bereiche zu entdecken, die Ihre Lebensqualität noch steigern können: die Heilung Ihres Darm-Mikrobioms (Ihrer Darmflora) und die Entgiftung Ihres Körpers und Ihrer Umgebung.

1. Heilen Sie Ihren Darm, und Sie heilen Ihren Körper. Der Begriff »Mikrobiom« umfasst die Bakterien, Viren, Pilze und Einzeller, die den menschlichen Körper besiedeln – im Darm, in der Nase, dem Rachen, dem Mund, der Haut und im Urogenitaltrakt. Diese Organismen bekämpfen Krankheitserreger, beliefern uns mit lebenswichtigen Vitaminen und beeinflussen das Körpergewicht und den Stoffwechsel. Sie sind außerdem wesentlich für die Immunfunktionen und beeinflussen, wie unsere Gene sich auswirken. Außerdem wird eine geringe Diversität der Darmbakterien mit einer pathologisch durchlässigen Darmwand, mehr Körperfett, Stimmungsschwankungen, Insulinresistenz und Entzündungen in Verbindung gebracht. Vermutlich besteht sogar ein Zusammenhang zwischen einem ungesunden Mikrobiom und der Entwicklung von PCOS[184].

Ein Ungleichgewicht in der Darmflora kann durch mehrere Faktoren verursacht werden – noch vor der Geburt, während der Geburt oder der Stillphase –, und es kann sich im Erwachsenenalter durch die Ernährung und durch Antibiotika weiter verschlechtern. Studien lassen darauf schließen, dass Breitspektrumantibiotika die Darmflora für bis zu zwei Jahre verändern können und dass Lebensmittel aus konventioneller Landwirtschaft sowie mit gentechnischen Veränderungen oft Pflanzenschutz- und

Insektenvernichtungsmittel enthalten, die die Bakterienflora des Darms stören[185]. Daher können selbst Lebensmittel, die dazu da sind, uns gutzutun, den Darm schädigen.

Sie können etwas unternehmen, um Ihren Darm zu heilen. Arbeiten Sie mit Ihrem Arzt oder Heilpraktiker zusammen, und erwägen Sie, Ihre Ernährung durch hochwertige Probiotika, L-Glutamin, deglicirisinierte (DGL-Süßholzwurzel oder amerikanische Rotulmenrinde zu ergänzen, außerdem durch fermentierte Nahrungsmittel und Knochenbrühe. Vermeiden Sie Nahrungsmittel mit genmanipulierten Inhaltsstoffen, filtern Sie Ihr Wasser und kaufen Sie möglichst Bioprodukte. Auf diese Weise bringen Sie nicht nur Ihren Darm wieder ins Gleichgewicht und profitieren von weiteren Vorteilen der genannten Substanzen. Sie können selbst die Gesundheit Ihrer künftigen Kinder langfristig günstig beeinflussen, wenn Sie Ihre Darmbakterien während der Schwangerschaft und Stillzeit in einem gesunden Gleichgewicht halten[186].

2. Entgiften und aufblühen. Umweltgifte und endokrine Disruptoren (endokrin aktive Substanzen, EAS) können eine Menge Mühe zunichtemachen, die Sie auf die Regulierung Ihrer Hormone verwendet haben. Außerdem verlangsamen Toxine den Stoffwechsel und verringern die Fähigkeit Ihres Körpers zur Fettverbrennung. Sie verdienen es, gesund zu sein, aber Sie können nicht Ihr optimales Wohlbefinden erreichen, wenn Ihr Körper mit künstlichen Aroma- und Farbstoffen, Insekten- und Unkrautvernichtungsmitteln und Hunderten anderen Giften belastet ist. Wir führen sie unserem Körper in Form von Medikamenten, Wasser und Nahrung zu, und sie befinden sich alle in unserer Lebensumgebung, vom Shampoo bis hin zur Luft, die wir einatmen.

Viele EAS, mit denen wir in Berührung kommen, ähneln unseren natürlichen Körperhormonen und verhalten sich wie synthetische Hormone. Die natürlichen Östrogene des Körpers können an Östrogenrezeptoren binden, dies können aber auch EAS wie Bisphenol A (BPA), polychlorierte Biphenyle (PCB) und viele andere Chemikalien[187]. Diese synthetischen Hormone kommen in alltäglichen Produkten vor und imitieren oder hemmen natürliche Östrogene und Testosteron bei Hormonrezeptoren. Sie bewegen sich durch den ganzen Körper und betätigen die hormonalen An- und Aus-Signale, die natürlicherweise niemals an- oder ausgeschaltet würden. Dadurch bringen sie unser System aus dem Gleichgewicht.

Viele EAS sind »biologisch aktiv«, was bedeutet, dass sie schon in einer sehr geringen Dosierung Auswirkungen haben. Man könnte meinen: »Ach, das sind solch geringe Mengen, da wird es nichts ausmachen.« Unsere gewohnte Denkweise sagt uns, dass bei giftigen Substanzen größere Mengen ungünstiger und gefährlicher als kleinere Mengen sind. In vielen Fällen stimmt das, außer wenn es um Chemikalien geht, die unser Hormonsystem beeinflussen, bei denen kleine Mengen mehr ausmachen.

Chemikalien, die wir in unser Zuhause und in unser Leben bringen, manchmal unwissentlich, dringen still in unseren Körper ein und verändern ihn. Jede fremde Chemikalie, ob als Arznei, als Insektengift oder als Konservierungsstoff, kann negative und ungewollte Nebenwirkungen auf unser Hormonsystem haben. Unser Körper entgiftet auf natürliche Weise, aber er kann leicht von einem Tsunami von Chemikalien überschwemmt werden, dem wir tagtäglich ausgesetzt sind, und so sammeln sich die Gifte an. Ich mache zweimal jährlich die »PCOS-Diva-Sparkle«-Reinigung (vgl. PCOSDiva.com/sparkle), um dafür zu sorgen, dass mein System sauber bleibt. Das ist eine sehr sanfte, vollwertige Reinigung, die meinen Körper bei seiner Entgiftung unterstützt, so wie sie sein sollte. Ich empfehle Ihnen, sich weiter über EAS zu informieren und herauszufinden, wie Sie am besten regelmäßig Ihr System reinigen können.

Machen Sie weiter, um Ihre Perspektive zu verbessern

Wir hören eine Menge Schlimmes über PCOS. Die meisten Artikel, Bücher und Podcasts konzentrieren sich anscheinend auf die Symptome und die möglichen Folgen von PCOS. Diese sollten auch angesprochen werden, aber PCOS hat auch positive Seiten. Wir sollten nach der Fülle suchen statt nach dem Mangel. Und dazu kann ich noch einiges sagen.

Das Wissen, dass wir anders sind, kann der Aufhänger dafür sein, unser Leben zu ändern und so authentisch wie möglich zu leben. Den PCOS-Diva-Lebensstil anzunehmen, bedeutet, dass Sie den Warnruf verstanden und Ihre Lebensweise dort verbessert haben, wo es für ein gesundes Leben erforderlich ist, möglicherweise lange, bevor Frauen ohne PCOS so weit sind. Dadurch haben Sie vielleicht viel schlimmeren Symptomen vorgebeugt, die am Ende jeden ereilen werden, der ungesund lebt, ungeachtet einer PCOS-Diagnose. Ohne eine Erkrankung wie PCOS leiden die anderen vielleicht stärker an den Konsequenzen, weil sie nicht wie wir auf die Veranlagungen ihres Körpers abgestimmt leben. Zum Beispiel wissen wir als Frauen mit PCOS, dass wir einen erhöhten Androgenspiegel und eine Insulinresistenz haben, also wählen wir bewusst eine Art Training, die diese Hormonspiegel nicht ungünstig beeinflusst. Und wir wissen, dass eine ausgewogene Ernährung mit vollwertigen, nährstoffreichen Nahrungsmitteln uns dabei unterstützen kann, gesundheitlichen Problemen wie Herzkrankheiten und Diabetes vorzubeugen, für die wir empfänglich sind. Wir haben den Vorteil, vorgewarnt zu sein.

PCOS hat mein Leben geändert – zum Guten

Sie wissen, was ich durchgemacht habe. Sie wissen, dass ich über einen langen Zeitraum das Gefühl hatte, dass PCOS mir mein Leben stahl. Ich kam mir vor wie das hilflose Opfer eines Körpers, der mich im Stich ließ. Irgendwo auf meinem Weg fand ein Wandel statt. PCOS wurde meine Inspiration, nicht mein Verderben. Die positiven Veränderungen, die ich in Sachen Ernährung, Bewegung und Lebensweise vornahm, verbesserten mein Leben und das der Menschen um mich herum gewaltig.

Ich fühlte mich immer besser und änderte meine Gewohnheiten, und auch meine Familie bemerkte den Fortschritt und veränderte sich ebenfalls. Mein Arzt erzählte anderen PCOS-Patientinnen von mir. Ich konnte diesen Frauen helfen, und das sprach sich herum. Bald war die PCOS-Diva geboren, und inzwischen, Jahre später, haben Tausende Frauen den PCOS-Diva-Lebensstil angenommen und führen ein gutes Leben mit PCOS.

Wenn ich PCOS einfach weiter über mich hätte ergehen lassen, hätte ich nicht gelernt, mit meinem Körper zu arbeiten. Ich wäre ein Opfer geblieben, und diese Frauen hätten vielleicht ebenfalls niemals ihren persönlichen Schlüssel zur Heilung gefunden, und es hätte Hunderte Babys niemals gegeben!

Das Wichtigste ist, dass PCOS und mein Weg zur Heilung mir die Augen für neue Potenziale und Möglichkeiten geöffnet haben. Ich konnte Antworten finden, mich gut fühlen und Gutes tun. Ich treffe Entscheidungen, die meiner Gesundheit zugutekommen und so auch anderen nutzen.

Die positiven Seiten von PCOS

Glauben Sie es oder nicht, PCOS bietet noch mehr körperliche Vorteile. Eine der Frauen, die meine eigene Sicht auf PCOS wesentlich beeinflusst haben, ist Nancy Dunne, eine Ärztin für Naturheilverfahren in Missoula im US-Bundesstaat Montana. Nancy Dunne gilt als eine Pionierin auf dem Gebiet des PCOS-Syndroms und erzählt ihren Patientinnen alles über die Vorteile, die es hat, eine Frau mit einem hohen Androgenspiegel und einer Insulinresistenz zu sein. Genau, Vorteile, nicht Nachteile. Unsere einzigartigen PCOS-Eigenschaften haben tatsächlich einige unvermutete Pluspunkte.

Frauen mit PCOS bleiben länger fruchtbar. Daten lassen vermuten, dass Frauen mit PCOS zwar mehr Schwierigkeiten als andere Frauen haben, schwanger zu werden, aber sie bleiben länger fruchtbar. Verschiedene Studien weisen auf diese Möglichkeit hin, aber manche Forschungsergebnisse besagen auch, dass Frauen mit PCOS einen größeren Vorrat an Eizellen haben könnten, da sie unregelmäßigere Eisprünge haben und ihre Eierstöcke ihre Tätigkeit mit einer höheren Follikeldichte beginnen als »normale« Eierstöcke[188].

Sehen Sie die längere Fruchtbarkeit als eine Chance, familiäre und erzieherische Verpflichtungen nicht so früh im Leben erfüllen zu müssen wie einige unserer Geschlechtsgenossinnen ohne PCOS; es ist eine Gelegenheit, an Reife zu gewinnen und unsere Angelegenheiten in Ordnung zu bringen, bevor wir Kinder haben. Betrachten Sie PCOS als eine Chance, sich auf sich selbst zu konzentrieren, bevor Sie eine Familie gründen.

Frauen mit PCOS haben eine höhere Schmerzgrenze. Laut einer Studie von 2016 kann eine Konzentration des Plasma-Beta-Endorphin-Levels die Schmerzschwelle bei Druckschmerzen erhöhen. In dieser Studie wurden die Marker bei 48 schlanken Frauen mit PCOS und 38 weiblichen Kontrollpersonen gemessen. Die Forscher fanden heraus, dass der Serumspiegel des Beta-Endorphins und die Schmerzschwelle bei den schlanken Frauen mit PCOS höher waren als bei der Kontrollgruppe[189].

Frauen mit PCOS überleben eher. Ein Bericht von 2011 führt verschiedene Studien auf, die die möglichen evolutionären Vorteile von Frauen mit PCOS detailliert beschreiben. Er erläutert, dass Frauen mit dieser Störung eine »sparsame Veranlagung« haben könnten, die in Zeiten des Nahrungsmittelmangels ihre Überlebenswahrscheinlichkeit erhöht und ihren Energieverbrauch gegenüber Frauen ohne PCOS verringert[190].

Frauen mit PCOS haben möglicherweise stärkere Knochen. Laut einer Analyse von 2000 bringen mehrere Studien hohe Androgenwerte mit einer höheren Knochendichte in Verbindung, was bei Frauen mit PCOS (die grundsätzlich einen höheren Androgenspiegel aufweisen) ein geringeres Osteoporoserisiko bedeutet[191].

Frauen mit PCOS haben ein besseres räumliches Vorstellungsvermögen. Laut einer Studie von 2013 stellten Forscher fest, dass Frauen mit PCOS bei einer vorgestellten Drehbewegung signifikant besser abschnitten als die Teilnehmerinnen der Kontrollgruppe. Ihre höheren Testosteronspiegel könnten der Grund dafür sein; auch frühere Studien haben das in höherer Konzentration vorhandene Hormon mit besseren Ergebnissen bei Aufgaben in Verbindung gebracht, bei denen es um die Vorstellung dreidimensionaler Drehungen ging[192].

Frauen mit PCOS haben vergleichsweise mehr Muskelkraft. Eine Studie aus dem Jahr 2014 untersuchte 40 Frauen mit und 40 Frauen ohne PCOS und entdeckte einen Zusammenhang zwischen erhöhten Androgenwerten in der PCOS-Gruppe und erhöhter Muskelkraft bei verschiedenen Übungen, beispielsweise bei Armbeugen mit Kurzhanteln (Biceps Curls), der Kraft, mit der sie mit den Händen zugreifen können (Hand-Grip-Test und), beim Bankdrücken[193].

Frauen mit hohen Testosteron- sowie erhöhten Cortisolwerten sind bessere Anführerinnen. Untersuchungen weisen darauf hin, dass Rückkopplungsnetzwerke zwischen Gehirn und Hormonen gegeneinander wirken, um dominantes und konkurrierendes Verhalten zu regulieren[194]. Daher könnten Frauen mit höheren Testosteron- und Cortisolwerten durchsetzungsfähiger sein.

Frauen mit höheren Testosteronwerten nehmen riskantere Jobs an. 2009 befragten Forscher 500 männliche und weibliche BWL-Studenten an der Universität von Chicago. Auf die Frage, ob sie lieber einen Job mit einem garantierten Lohn annehmen oder an einer riskanten Lotterie teilnehmen würden, bei der sie dafür einen möglicherweise höheren Gewinn machen könnten, waren Frauen mit mehr Testosteron eher geneigt, das Risiko einzugehen; dies galt jedoch nicht für Männer[195].

Obwohl die PCOS-Forschung mit jedem Monat voranschreitet, weil immer mehr Patientinnen und Ärzte ein Bewusstsein für diese Störung entwickeln, wissen wir schon jetzt, dass es an PCOS vieles gibt, für das wir dankbar sein können.

Dankbar weitergehen

Während des Programms habe ich Sie aufgefordert, jeden Morgen und jeden Abend aufzulisten, wofür Sie dankbar sind. Und wenn es nur einen einzigen »Aha«-Moment gibt, den Sie aus der Erfahrung dieser drei Wochen mitnehmen, dann lassen Sie dies die Dankbarkeit sein. Wenn Sie die Dankbarkeit nicht aus den Augen verlieren, sehen Sie das Leben aus einer Perspektive der Fülle, nicht des Mangels. Leben Sie jeden Tag mit Dankbarkeit für alles, was Sie haben, und für Ihren Weg als PCOS-Diva, der Ihnen dabei geholfen hat, zu entdecken, wie Sie wirklich sind: gesünder, stärker, hoffnungsvoller, innerlich reich, einfühlsam und belastbar. *Die Änderung Ihrer Sichtweise in Richtung Dankbarkeit und Fülle ist das wichtigste Geheimnis für ein gutes Leben mit PCOS.*

Wenn Sie mehr Gesundheit, Glück, Freude und Energie in Ihrem Leben haben wollen, müssen Sie letztendlich Ihre Dankbarkeit fördern. Dankbarkeit bringt uns von Einschränkung, Mangel und Angst hin zu Fülle, Gesundheit und Liebe.

Schlussgedanken

Während Sie Ihren Weg als PCOS-Diva beschreiten, haben Sie hoffentlich bemerkt, dass diese Störung Sie nicht zu einer lebenslang schlechten Verfassung oder einem unerfüllten Leben verurteilt. Als PCOS-Diva haben Sie Hoffnung, gute Aussichten und Potenzial! Sie können und werden gedeihen und ein dynamisches, erfülltes Leben leben – das beste Ihrer möglichen Leben.

Manchmal bedeutet das, dass Sie sich selbst antreiben und Angst und Bedenken überwinden müssen, um etwas Neues auszuprobieren. Wenn dies der Fall ist, hoffe ich, dass Sie den Mut einer PCOS-Diva aufbringen und sich mit dem Raketenstart zu neuen Möglichkeiten lancieren können. Ihr wiederentdeckter Mut, Ihre Hoffnung und Ihre Dankbarkeit geben Ihnen eine unglaubliche persönliche Kraft.

Ich bin dankbar dafür, dass ich jeden Tag tun kann, was ich gerne tue – und das ist, Frauen wie mir zu zeigen, dass sie *mit* PCOS ein gutes Leben führen können, nicht *trotz* PCOS. Sie sind dankbar, mündig und haben die Kontrolle über Ihr Leben zurückgewonnen. Seien Sie hoffnungsvoll. Glauben Sie mir: Je mehr Sie auf das Gute in Ihrem Leben fokussieren, desto mehr Gutes werden Sie in Ihrem Leben haben. Lebe in Dankbarkeit und Fülle, PCOS-Diva!

Kapitel 11
Rezepte

Diese Rezeptsammlung ist nur der Anfang Ihrer Ernährungsreise. Sie werden bald entdecken, dass gesunde und wohltuende Gerichte köstlich und sättigend sind. Jedes Rezept, das ich für das 21-Tage-Programm entwickelt habe, wurde von meiner Familie und meinen Freunden getestet und passt zu den PCOS-Diva-Richtlinien. Das heißt, dass sie alle ohne Gluten und verarbeitetes Soja auskommen, wenig Milchprodukte enthalten und vollwertig sind.

Bitte kalkulieren Sie mit ein, dass es sich hier um einen maßgeschneiderten Plan handelt. Jeder ist anders. Vielleicht brauchen Sie mehr Eiweiß und weniger Stärke. Vielleicht vertragen Sie keinen Hafer. Hören Sie auf Ihren Körper und passen Sie die Richtlinien aus Kapitel 4 entsprechend an. Versuchen Sie, die Gerichte beim ersten Mal nach Rezept zuzubereiten; werden Sie dann aber kreativ und machen Sie Ihre eigenen Rezepte daraus. Wenn Sie einmal wissen, wie Ihr Körper »tickt«, werden Sie Speisepläne im Handumdrehen erstellen.

Nachhaltigkeit ist das Ziel der PCOS-Diva-Ernährungsweise. Finden Sie heraus, was aus dieser Rezeptsammlung für Sie gut funktioniert, und fügen Sie es in Ihr Repertoire ein. Halten Sie sich immer einen Grundvorrat bereit (zum Beispiel Nahrungsergänzungspulver, pflanzliche Milch, Eier und gefrorenes Obst). Wenn Sie eine schnelle Mahlzeit oder einen Snack zubereiten können, ohne groß darüber nachdenken zu müssen, wird dieses vollwertige Gericht Ihnen zur gesunden Gewohnheit werden, die leicht einzuhalten ist. Auch das »perfekteste« Rezept der Welt wird Ihnen nichts nutzen, wenn Sie nicht über die Zeit oder die exotischen Zutaten verfügen, es zuzubereiten. Machen Sie es sich leicht. Seien Sie nett zu sich selbst, und *spüren und schmecken Sie den Unterschied!*

Die folgenden Rezepte sind dafür gemacht, Sie von überzuckertem süßem Essen zu entwöhnen und Sie stattdessen mithilfe natürlich süßer Nahrungsmittel zu sättigen, zum Beispiel mit Früchten oder etwas Ahornsirup oder kaltgeschleudertem Honig. Diese Umstellung wird etwas Zeit brauchen. Vielleicht haben Sie noch immer Heißhungerattacken auf Süßes. Vielleicht möchten Sie manche Rezepte süßer haben. Haben Sie Geduld. Es hat eine Weile gebraucht, bis Ihre Geschmacksknospen durch den Zuckerkonsum desensibilisiert waren, und es wird auch eine Weile dauern, sie wieder für den Geschmack und die natürliche Süße vollwertiger Gerichte zu sensibilisieren. Wie immer möchte ich Sie ermutigen zu experimentieren. Finden Sie ein vollwertiges Süßungsmittel, mit dem Sie gut zurechtkommen, oder lassen Sie die Süße aus dem Rezept einfach ganz weg. Sie entscheiden!

Sie werden bald das Prinzip des *Schichtens* kennenlernen. Als PCOS-Diven entsagen und entbehren wir nicht. Unsere Mahlzeiten sollten nicht alle nach grünem Salat schmecken. *Schichten Sie Zutaten und Geschmacksrichtungen, um sowohl die Nährstoffe zu erhalten, die Sie brauchen, als auch die Geschmacksempfindungen, die Sie sich wünschen!*

Und: Machen Sie die Zeit, die Sie in Ihrer Küche verbringen, zu »Meditationsmomenten«, wann immer das möglich ist. Seien Sie aufmerksam bei der Sache, wenn Sie schneiden, schälen und braten. Für weitere Rezeptideen können Sie die »PCOS Diva Seasonal Meal Plans« und das Schongarer-Handbuch bei PCOSDiva.com/meal-plans herunterladen.

Und jetzt wollen wir kochen!

Frühstück

Lassen Sie uns realistisch bleiben: Niemand hat Zeit und Lust, jeden Morgen ein Kochbuch zu zücken und ein aufwendiges Frühstück herbeizuzaubern. Es ist wichtig, dass Sie Ihren Tag gut beginnen, aber es gibt einen Grund dafür, dass so viele Menschen auf Frühstückscerealien zurückgreifen: Es ist unkompliziert. Der PCOS-21-Tage-Plan hat ein System, mit dem

Sie konsequent ein leckeres und sättigendes Frühstück einnehmen, das Sie ohne viel Aufwand durch den Vormittag bringt und mit dessen Hilfe Sie dauerhafte Gewohnheiten aufbauen können. *Der Trick dabei ist, ein paar simple Lieblingsrezepte zu finden, die gut für Sie passen, und die Grundzutaten für diese Rezepte immer im Haus zu haben.*

Ich empfehle Ihnen, alle Rezepte auszuprobieren und sich zu notieren, wie Sie sich nach dem Essen fühlen, wie lange Ihre Energie anhält, wann Sie wieder hungrig werden und welche weiteren körperlichen oder emotionalen Reaktionen Sie feststellen. Wählen Sie anschließend die Gerichte aus, die für *Sie* am besten funktionieren. Wenn Sie dann Ihre persönliche Rezeptsammlung zusammengestellt haben, wird die Zubereitung eines gesunden Frühstücks Ihnen ebenso zur Gewohnheit werden wie das Zähneputzen.

Bei mir hat sich herausgestellt, dass Smoothies mich an den meisten Tagen sättigen und energetisieren, dass ich aber bei ungemütlicherem Wetter (und das ist dort, wo ich lebe, meistens im Januar und Februar) zu meinem Schnellen Super-Samen-Haferbrei greife. Bevor ich eine PCOS-Diva war, hätte ich jeden Tag Waffeln, Muffins und Pfannkuchen essen können. Diese Backwaren sind jedoch voller Weißmehl und Industriezucker, und sie trugen weder zu einem ausgeglichenen Blutzucker bei noch nährten sie meinen Körper für den Tag. Ich gebe zu, dass ich noch immer einen Muffin oder einen Teller Pfannkuchen genießen kann, aber als Süßigkeit. Ich beschränke mich dabei auf das Wochenende und mache eine PCOS-Diva-Version. Unter der Woche bleibe ich gern bei nährstoffreicherem Frühstück und freue mich gelegentlich am Wochenende über die süßen Gerichte.

SMOOTHIES

Es gibt nichts Einfacheres, als Smoothies zu bereiten. Es braucht eine Minute, bis sie gemixt sind, und Sie können sie auch unterwegs trinken. Sorgen Sie für einen ständigen Vorrat der Zutaten in Ihrem Küchenregal, Kühlschrank und Tiefkühlfach.

7-Schichten-Smoothie

1 Portion

Dieses Smoothie-Grundrezept ist sehr wandlungsfähig und hat viele Varianten. Passen Sie die geschmacklichen Zutaten der Jahreszeit oder Ihrer Stimmung an, indem Sie unterschiedliche Fruchtsorten verwenden.

1. Schicht: ungesüßtes pflanzliches Getränk

Sie können selbst Ihre eigene Nussmilch herstellen oder ungesüßte, sojafreie Pflanzenmilch im Laden kaufen. Die Flüssigkeitsmenge in Ihrem Smoothie bestimmt die Konsistenz: Mit weniger Flüssigkeit wird der Smoothie dickflüssiger, mit mehr Flüssigkeit erhalten Sie ein fließfähigeres Getränk. Ich nehme gern 240 g Pflanzenmilch und gebe nach Bedarf Eiswürfel oder Wasser dazu.

240 ml Flüssigkeit nach Wahl (ungesüßt):

- Kokosmilch
- Hanfmilch
- Mandelmilch
- Cashewmilch
- Grüner Tee
- Chai-Tee

2. Schicht: Eiweißpulver

1 Dosierlöffel oder 1 Portion Eiweißpulver (wie *PCOS Diva Power Protein* oder *Power Vegan Protein*, Geschmacksrichtung Vanille oder Schokolade)

3. Schicht: Obst und Gemüse

Verwenden Sie hochgradig glykämische Tropenfrüchte oder Melonen nur selten und in kleinen Portionen. Ich lasse die Schale am Obst, da sie zusätzliche Nährstoffe enthält.

nach Wahl (jedoch nicht mehr als ca. 150 g Obst):

- 80–150 g Beeren
- 1 mittelgroßer Apfel, entkernt und klein geschnitten
- 1 mittelgroße Birne, entkernt und klein geschnitten
- 2 Kiwis, geschält und klein geschnitten
- 50–100 g Steinobst, entsteint und klein geschnitten (Pfirsiche, Pflaumen, Zwetschgen, Kirschen, Nektarinen, Aprikosen)
- 120 g Kürbispüree
- ½ kleine Banane
- 50 g Ananas oder Mango, geschält und klein geschnitten

ca. 40 g frisches Gemüse nach Wahl, ohne die Rippen:

- Löwenzahnblätter
- Spinat
- Grünkohl
- Römersalat
- Mangold
- Rote-Bete-Blätter

4. Schicht: gesunde Fette
1 EL nach Wahl:

- Kokosbutter
- natives Kokosöl
- MCT-Öl (aus mittelkettigen Fettsäuren)
- Nuss- oder Samenmus
- oder ¼–½ Avocado

5. Schicht: Ballaststoffe
Wenn Sie es noch nicht gewöhnt sind, viele Ballaststoffe zu essen, erhöhen Sie die Dosis langsam. Beginnen Sie mit einer kleinen Menge pro Smoothie.

1 EL nach Wahl:

- Ballaststoff-Pulver (*PCOS Diva Power Fiber*); beginnen Sie mit 2 TL und steigern Sie, wenn Sie es vertragen
- ungesüßte Kokosflocken
- Kokosmehl
- Hanfsamen
- Chiasamen
- gemahlene Leinsamen

6. Schicht: Geschmack
nach Wahl:

- reine Extrakte (Vanille, Zitrone, Mandel, Kokosnuss, Ahorn, Minze; ich empfehle ¼–½ TL)
- Vanillepulver
- reines Kakaopulver
- frische Minze
- Kakaonibs
- frischer Ingwer
- Gewürze (gemahlene Muskatnuss, Nelkenpulver, Kardamom, Zimt, Ingwer, Cayennepfeffer, Kürbispasteten-Gewürz, S. 362)
- Zitronen- oder Limettenschale
- Himalayasalz

7. Schicht: Nährstoffträger
nach Wahl:

- ½ TL Matcha-Tee-Pulver
- 1 cm Gelbwurz gerieben oder ½ TL Kurkuma-Pulver
- 1 EL Pulver aus grünem Gemüse (*PCOS Diva Power Greens*)
- 1 EL Pulver aus rotem Gemüse (*PCOS Diva Power Reds*)
- 1 TL Magnesiumpulver (*PCOS Diva Super Magnesium*)
- 2.000 mg myo-Inosit-Puder (oder ein Beutel Ovasit)

- 500 mg L-Glutamin-Pulver

Vermischen Sie alle Zutaten in einem Hochgeschwindigkeitsmixer, bis Sie eine gleichmäßige Masse erhalten. Fügen Sie Eiswürfel oder Wasser hinzu, bis die gewünschte Konsistenz erreicht ist.

Apfelkuchen-Smoothie

1 Portion

- 250 ml ungesüßte Mandelmilch
- 1 Dosierlöffel Eiweißpulver (*PCOS Diva Power Protein*) Vanillege-schmack
- 1 mittelgroßer Apfel, entkernt und klein geschnitten
- 1 Handvoll Babyspinat
- 2 TL Ballaststoff-Pulver (*PCOS Diva Fiber Powder*)
- 1 EL Mandelmus
- ½ TL reiner Vanilleextrakt
- ½ TL Zimtpulver
- ¼ TL frisch geriebene Muskatnuss
- 1 EL Pulver aus grünem Gemüse (*PCOS Diva Power Greens*)

Vermischen Sie alle Zutaten in einem Hochgeschwindigkeitsmixer, bis Sie eine gleichmäßige Masse erhalten. Fügen Sie Eiswürfel oder Wasser hinzu, bis die gewünschte Konsistenz erreicht ist.

Pfirsich-Ingwer-Smoothie

1 Portion

- 250 ml ungesüßte Kokosmilch
- 1 Dosierlöffel Eiweißpulver (*PCOS Diva Power Vegan Protein*, Vanillegeschmack)
- 120 g gefrorene Pfirsiche
- 1 Handvoll Grünkohl ohne Rippen, grob geschnitten
- 1 EL MCT-Öl
- 1 EL gemahlene Leinsamen

- 1 EL frisch geriebener Ingwer (oder weniger, wenn Sie es milder mögen)
- ½ TL reiner Vanilleextrakt
- ½ TL Zimtpulver
- 1 Prise Kardamompulver (optional)
- ½ TL Matcha-Tee-Pulver

Vermischen Sie alle Zutaten in einem Hochgeschwindigkeitsmixer, bis Sie eine gleichmäßige Masse erhalten. Fügen Sie Eiswürfel oder Wasser hinzu, bis die gewünschte Konsistenz erreicht ist.

Schoko-Kirsch-Beeren-Smoothie
1 Portion

- 250 ml ungesüßte Cashewmilch
- 1 Dosierlöffel Eiweißpulver (*PCOS Diva Power Protein*, Schokoladengeschmack)
- 80 g gefrorene Brombeeren
- 80 g gefrorene Kirschen
- 3 große Blätter Römersalat
- ¼ Avocado
- 1 EL Hanfsamen
- ½ TL reiner Vanilleextrakt
- 1 EL reines Kakaopulver

Vermischen Sie alle Zutaten in einem Hochgeschwindigkeitsmixer, bis Sie eine gleichmäßige Masse erhalten. Fügen Sie Eiswürfel oder Wasser hinzu, bis die gewünschte Konsistenz erreicht ist.

CHIAPUDDING

Chiasamen sind eine vollwertige Eiweißquelle und enthalten jede Menge Omega-3-Fettsäuren und Ballaststoffe. Sie saugen jede Flüssigkeit auf, quellen bis auf das Zehnfache ihres Eigengewichts auf und bilden dabei ein Gel, das in seiner Beschaffenheit gekochtem Milchreis oder Sago ähnelt. Für die Herstellung von Chiapudding werden Chiasamen mit Pflanzenmilch, Süßmitteln, Geschmacksbringern und verschiedenen Nährstoffträgern vermischt und über Nacht im Kühlschrank eingeweicht. Am nächsten Morgen können Sie dem Pudding Früchte, Nüsse, Samen und andere Zutaten zugeben, um ein schnelles und leckeres Frühstück zu erhalten. Wie bei den Smoothies gibt es eine Menge Geschmackskombinationen, die eine Frühstückslangeweile verhindern.

Benutzen Sie ganze Chiasamen, keine gemahlenen, denn die gelieren weniger gut. Probieren Sie aus, welches Verhältnis Chiasamen/Flüssigkeit Sie mögen.

Chiapudding-Parfait

1 Portion
Dieser Chiapudding (Schichten 1 bis 5) für das Frühstück muss mindestens 2 Stunden im Voraus zubereitet werden (am besten aber 12 Stunden) und bleibt 2–3 Tage im Kühlschrank haltbar.

1. Schicht: ungesüßte Pflanzenmilch
250 ml nach Wahl:
- Kokosmilch
- Hanfmilch
- Mandelmilch
- Cashewmilch

2. Schicht: ganze Chiasamen
3–4 EL weiße oder schwarze Chiasamen

3. Schicht: Süße (optional)

Flüssige natürliche Süßungsmittel wie Ahornsirup und Honig sind am einfachsten in Ihren Pudding einzurühren. Wenn Sie Honig nehmen, müssen Sie ihn gegebenenfalls leicht erwärmen, damit er sich vermischen lässt.

1–2 TL nach Wahl:

- Ahornsirup
- kalt geschleuderter Honig
- Kokosnektar

4. Schicht: Geschmacksbringer

je nach Vorliebe:

- Zitronen- oder Limettenschale
- Gewürze (geriebene Muskatnuss, Gewürznelke, Kardamom, Zimt, Ingwer, Kürbispasteten-Gewürz, S. 362)
- reine Extrakte (Vanille, Zitrone, Mandel, Kokosnuss, Ahorn, Minze; ich empfehle ¼–½ TL)

5. Schicht: Nährstoffträger (optional)

1 EL nach Wahl:

- Nuss- oder Samenmus
- natives Kokosöl oder Kokosbutter
- Kakaopulver
- Collagenpulver
- Matcha-Pulver (½ TL)

6. Schicht: Garnierung

Rohe oder gegarte Früchte
Nach Wahl:

- ca. 80 g Beeren (Sie können diese auch über mindestens 30 Minuten in etwas frisch gepresstem Zitronensaft und 1 TL Kokosblüten-zucker einweichen lassen, um eine Sauce zu erhalten)
- ½ mittelgroßer Apfel, entkernt und klein geschnitten
- ½ mittelgroße Birne, entkernt und klein geschnitten
- 2 Kiwis, geschält und klein geschnitten
- 50–100 g Steinobst, entsteint und klein geschnitten (Pfirsiche, Pflau-men, Zwetschgen, Kirschen, Nektarinen, Aprikosen)
- 50 g Mango oder Ananas, geschält und klein geschnitten
- 60 g Bananen, klein geschnitten
- 50 g Granatapfelkerne
- 50 g Feigen, in Scheiben geschnitten
- 60 g ungesüßtes Apfelmus
- 60 g Kürbispüree
- 60 g würziges Schmorobst (S. 365; Äpfel, Birnen oder Pfirsiche)

Trockene Garnierungen

1 EL (max.) Trockenobst (Cranberrys, Heidelbeeren, Erdbeeren, Johannis-beeren, Gojibeeren, Aprikosen)

1 oder mehr EL nach Wahl:

- gehackte oder geriebene Mandeln
- Sonnenblumenkerne, Kürbiskerne oder Hanfsamen
- Kakaonibs
- ungesüßte Kokosraspeln

Geben Sie die Schichten 1 bis 4 oder 5 (siehe Hinweis im nächsten Absatz) in ein Halbliter-Schraubglas, verschließen Sie es gut, schütteln Sie es kräftig und lassen Sie es eine halbe Stunde ruhen. Schütteln Sie das Gefäß dann nochmals und stellen Sie es über Nacht in den Kühlschrank, damit das Parfait eindicken kann. Geben Sie es morgens in eine Frühstücksschale und fügen Sie die Garnierungen hinzu.

Hinweis: Wenn Sie die fünfte Schicht bereits abends dazugeben, erwärmen Sie zuerst die Milch in einem kleinen Topf bei niedriger bis mittlerer Hitze und geben Sie den Nährstoffträger hinzu. Gießen Sie die Milch ins Schraubglas. Geben Sie die Chiasamen, das Süßungsmittel und die Geschmacksbringer zur erwärmten Milch. Die Erwärmung hilft bei der Aufnahme der Nährstoffe.

Schoko-Mandel-Erdbeer-Chiapudding

1 Portion

- 240 ml ungesüßte Kokosmilch
- 1 EL Kakaopulver
- 2–3 EL Chiasamen
- 2–3 TL Honig
- ½ TL reiner Mandelextrakt
- 2 EL Hanfsamen
- 2 EL geriebene Mandeln
- 200 g Erdbeeren in Scheiben, mariniert mit einem Schuss Zitronensaft und 1 TL Kokosblütenzucker

Erwärmen Sie die Milch mit dem Kakaopulver in einem kleinen Topf bei mittlerer Hitze. Nehmen Sie sie vom Herd und gießen Sie sie in ein Halbliter-Schraubglas. Geben Sie die Chiasamen, den Honig und den Mandelextrakt hinzu. Verschließen Sie das Glas gut, schütteln Sie es kräftig und lassen Sie es eine halbe Stunde stehen. Nochmals schütteln und über Nacht im Kühlschrank eindicken lassen.

Zum Servieren garnieren Sie mit den Hanfsamen, geriebenen Mandeln und marinierten Erdbeeren.

HAFER

An dunklen, kalten Wintertagen liebe ich heißen Haferbrei zum Frühstück. Hafer ist reichhaltig und gibt mir für Stunden Energie. Porridge mit Getreideprodukten ist vielleicht nicht für alle PCOS-Diven das Richtige. Versuchen Sie als Erstes, wie Sie mit meinem schnellen Super-Samen-Haferbrei zurechtkommen. Wenn er Ihnen gut bekommt, probieren Sie auch die schongegarte Hafergrütze und die Über-Nacht-Heidelbeerkuchen-Hafergrütze.

Das Kochen im Schongarer über Nacht ist eine tolle Sache. Ich rate Ihnen aber, einmal tagsüber, wenn Sie zu Hause sind, einen Testdurchgang zu machen, um sehen zu können, wie lange Ihr Hafer über Nacht braucht. Jeder Schongarer ist anders. Mein Brei wird perfekt, wenn er acht Stunden auf niedriger Stufe kocht. Ich stelle ihn vor dem Schlafengehen an, und am nächsten Morgen ist er warm und fertig.

Schneller Super-Samen-Haferbrei

1 Portion

1. Schicht: ungesüßte Pflanzenmilch

250 ml nach Wahl:

- Kokosmilch
- Hanfmilch
- Mandelmilch
- Cashewmilch

2. Schicht: Süße

1–2 TL nach Wahl:

- Ahornsirup
- kalt geschleuderter Honig
- Kokosnektar
- Kokosblütenzucker

3. Schicht: Fett
1 EL nach Wahl:

- Heumilchbutter
- Ghee vom Weiderind
- natives Kokosöl
- Nussmus

4. Schicht: Geschmack
nach Vorliebe:

- reiner Extrakt (Vanille, Zitrone, Mandel, Kokosnuss, Ahorn; ich empfehle ¼–½ TL)
- Meersalz
- Gewürze (gemahlene Muskatnuss, Nelke, Kardamom, Zimt, Ingwer, Kürbispasteten-Gewürz, S. 362)

5. Schicht: Hafer
150 g glutenfreie Haferflocken

6. Schicht: Samen
1 EL von *jeder* der folgenden Zutaten:

- Chiasamen
- gemahlene Leinsamen
- Kürbiskerne
- Sonnenblumenkerne

································So sparen Sie Zeit································

Bereiten Sie eine Vorratsmenge der Schichten 5 und 6 vor. Vermischen Sie Haferflocken und Samen gut und bewahren Sie sie in einem luftdichten Behälter auf. Messen Sie für eine Portion jeweils etwas mehr als 150 g ab.

7. Schicht: Eiweißpulver (optional)
½ Dosierlöffel oder ½ Portion Eiweißpulver (*PCOS Diva Power Protein*
oder *Power Vegan Protein*, Geschmacksrichtung Vanille oder Schokolade)

8. Schicht: Garnierung (optional)
Garnierungen nach Wahl, vgl. Chiapudding-Parfait (S. 291)

Erwärmen Sie die Milch und das Süßungsmittel in einem kleinen Topf bei
niedriger bis mittlerer Hitze, rühren Sie dabei gelegentlich um, bis die
Milch heiß ist und dampft. Geben Sie das Fett dazu und, sobald es geschmolzen ist, die Geschmacksbringer. Vom Herd nehmen.

Geben Sie die Haferflocken, die Samen und das Eiweißpulver in ein
Halbliter-Weckglas. Gießen Sie die heiße Milch dazu und rühren Sie gut
um. Decken Sie das Glas ab und lassen Sie alles 10 Minuten eindicken.
Nehmen Sie den Deckel ab, rühren Sie um und geben Sie die gewünschten
Garnierungen hinzu.

Schneller Super-Samen-Hafer-Apfelauflauf im Teigmantel

1 Portion

- 250 ml ungesüßte Mandelmilch
- 2 TL Ahornsirup
- 1 EL Heumilchbutter
- ¼ TL reiner Vanilleextrakt
- ½ TL Zimtpulver
- 1 Prise frisch gemahlene Muskatnuss
- 1 Prise Nelkenpulver
- 1 Prise Meersalz
- 50 g glutenfreie Haferflocken
- 1 EL Chiasamen
- 1 EL gemahlene Hanfsamen
- 1 EL Kürbiskerne

- 1 EL Sonnenblumenkerne
- 60 g ungesüßtes Apfelmus
- 2 EL grob gehackte Pecannüsse
- 1 EL getrocknete Cranberrys

Erwärmen Sie die Milch und den Ahornsirup in einem kleinen Topf bei niedriger bis mittlerer Hitze, rühren Sie dabei gelegentlich um, bis die Milch heiß ist und dampft. Geben Sie die Butter dazu und, sobald sie geschmolzen ist, die Geschmacksbringer. Vom Herd nehmen.

Geben Sie die Haferflocken, die Chiasamen, Hanfsamen, Kürbiskerne und Sonnenblumenkerne in ein Halbliterglas. Gießen Sie die heiße Milch über die Hafermischung und rühren Sie gut um. Decken Sie das Glas ab und lassen Sie alles 10 Minuten eindicken. Nehmen Sie den Deckel ab, rühren Sie um und geben Sie Apfelmus, Pecannüsse und Cranberrys hinzu.

Schongegarte Hafergrütze

4 Portionen

Als Alternative zum Schnellen Super-Samen-Haferbrei liebe ich Hafergrütze zum Frühstück. Sie ist voller Ballaststoffe, die wesentlich zur Entgiftung und Entsorgung überschüssiger Hormone im Körper beitragen. Für Hafergrütze werden die Haferkörner zerteilt, nicht gewalzt. Sie muss bedeutend länger kochen als Haferflocken. Wenn Sie also morgens nicht viel Zeit haben, kann die Hafergrütze am Wochenanfang gekocht und luftdicht im Kühlschrank aufbewahrt werden. Entnehmen Sie täglich Ihre Portion, geben Sie etwas Pflanzenmilch dazu und erwärmen Sie das Ganze.

1. Schicht: Hafer
120 g glutenfreie Hafergrütze

2. Schicht: Wasser
1 l gefiltertes Wasser

3. Schicht: Süße

3 EL nach Wahl:

- Ahornsirup
- kalt geschleuderter Honig
- Kokosnektar
- Kokosblütenzucker

4. Schicht: Geschmack

nach Wahl:

- 1–2 TL reiner Extrakt (Vanille, Mandel, Kokosnuss, Ahorn)
- ½ TL Meersalz
- Gewürze (gemahlene Muskatnuss, Nelke, Kardamom, Zimt, Ingwer, Kürbispasteten-Gewürz, S. 362)

5. Schicht: Geschmack

3 EL nach Wahl:

- Heumilchbutter
- Ghee vom Weiderind
- natives Kokosöl
- Nussmus

6. Schicht: Eiweißpulver (optional)

1 Dosierung oder Portion Eiweißpulver (*PCOS Diva Power Protein* oder *Power Vegan Protein*, Vanille- oder Schokoladengeschmack)

7. Schicht: Garnierungen

Garnierungen nach Wahl, vgl. Chiapudding-Parfait (S. 291)

8. Schicht: ungesüßte Pflanzenmilch

120 ml nach Wahl:

- Kokosmilch
- Hanfmilch
- Mandelmilch
- Cashewmilch

Geben Sie die ersten vier Schichten in einen Schongarer und stellen Sie ihn über Nacht für 8 Stunden auf niedrige Hitze ein. Rühren Sie vor dem Servieren die Schichten 5 bis 8 ein.

Über-Nacht-Heidelbeerkuchen-Hafergrütze

4 Portionen

- 120 g glutenfreie Hafergrütze
- 1 l Wasser
- 3 EL kalt geschleuderter Honig
- 2 TL reiner Vanilleextrakt
- 2 TL Zimtpulver
- ½ TL Meersalz
- 3 EL natives Kokosöl
- 1 Dosierung Eiweißpulver (*PCOS Diva Power Protein*, Vanillegeschmack)
- 40 g getrocknete, zerkleinerte Aprikosen
- 300 g frische Heidelbeeren
- 50 g gehackte Walnüsse
- 120 ml ungesüßte Mandelmilch

Geben Sie den Hafer und das Salz über Nacht oder für 8 Stunden bei geringer Hitze in den Schongarer. Rühren Sie vor dem Servieren Kokosöl, Eiweißpulver, Aprikosen, Heidelbeeren, Walnüsse und Milch gut unter.

EIER

Eier sind eine wunderbare Frühstückszutat für viele Frauen mit PCOS, aber viele Menschen vertragen sie nicht gut. Es ist ein wichtiger Bestandteil Ihres gesunden Wegs als PCOS-Diva, dass Sie sich auf Nahrungsmittelunverträglichkeiten untersuchen lassen. Wenn Sie immer wieder etwas essen, das Sie nicht gut vertragen, wird es weitere Entzündungen verursachen.

Ich kombiniere Eier morgens gern mit Gemüse und Grünzeug. Geben Sie für ein sehr gehaltvolles, nahrhaftes Frühstück, Mittag- oder Abendessen Eier auf Ihr Hafergericht. Wie wäre es mit Grünzeug mit Knoblauch (S. 353), Frühstücksspeck und einem pochierten Ei auf Ihrem Schnellen Super-Samen-Haferbrei?

Reiskuchen-Frühstückstoast mit Avocado, Ei und Rauke

1 Portion

Es gibt viele Varianten für Frühstückstoast mit Avocado. Ich mag Vollkorn-Reiskuchen statt glutenfreiem Toast. Sie können Ihr Ei so zubereiten, wie Sie es mögen: pochiert, als Spiegelei, Rührei, mit Frühstücksspeck oder mit Putenstreifen. Aber vergessen Sie das Gemüse nicht.

- ½ Avocado
- 2 TL Mayonnaise mit Olivenöl
- Meersalz nach Geschmack
- 1 Scheibe Vollkorn-Reiskuchen
- 1 hart gekochtes Bioei Größe L, in Scheiben
- 15 g Babyspinat-Blätter
- 10 g Rauke
- ½ mittelgroße Tomate in Scheiben
- 2 frische Basilikumblätter, geschnitten
- 2 Frühlingszwiebeln, gehackt

Pürieren Sie die Avocado mit der Mayonnaise und dem Salz. Verteilen Sie die Masse auf dem Reiskuchen. Legen Sie Eierscheiben, Spinatblätter, Rauke, Tomate, Basilikum und Frühlingszwiebeln obenauf.

Rührei mit Spinat, Tomate und Basilikum

2 Portionen

Rührei ist eine schnelle und einfache Möglichkeit, morgens Gemüse zu essen. Hier ist meine Lieblingskombination, aber Sie können Ihr morgendliches Rührei beliebig variieren. Je nach Laune dünste ich den Spinat mit den Tomaten oder streue ihn roh in Streifen oben auf das Rührei.

- 1 TL natives Kokosöl
- 30 g Babyspinat-Blätter
- ½ große frische Tomate, fein geschnitten
- 2 frische Basilikumblätter, fein geschnitten
- 1 kleine gehackte Knoblauchzehe
- 2 geschlagene Bioeier, Größe L
- Meersalz und frisch gemahlener schwarzer Pfeffer nach Geschmack

Erhitzen Sie das Öl in einer Pfanne bei mittlerer Hitze. Geben Sie Spinat, Tomatenscheiben, Basilikum und Knoblauch hinein und dünsten Sie alles 2 Minuten lang. Geben Sie die geschlagenen Eier dazu, und braten Sie das Ganze etwa 5 Minuten, während Sie gelegentlich umrühren, damit die Eier gar werden. Würzen Sie mit Salz und Pfeffer.

Eiermuffins mit Würstchen und Spargel

6 Portionen

Bereiten Sie am Sonntag eine Ladung dieser Muffins zu, und Sie haben fast für die ganze Woche Ihr Frühstück. Die Muffins halten sich vier Tage im Kühlschrank. Sie können sie auch einfrieren und für ein schnelles Frühstück wieder erwärmen. Experimentieren Sie auch hier mit vielen verschiedenen Geschmacksrichtungen. Aber Gemüse sollte immer dabei sein!

- 1 EL Avocadoöl
- 150 g rote Paprika, klein geschnitten
- 150 g gelbe Paprika, klein geschnitten
- 130 g Zwiebeln, klein geschnitten

- 6 Stück (ca. 110 g) Puten- oder Hühner-Frühstückswürstchen
- 150 g klein gehackter Spargel (ohne die holzigen Enden)
- 2 klein gehackte Knoblauchzehen
- 8 Bioeier, Größe L
- ½ TL Meersalz
- ½ TL frisch gemahlener schwarzer Pfeffer

Heizen Sie den Ofen auf 175 °C vor. Bereiten Sie zwölf Muffinförmchen vor. Erhitzen Sie das Öl in einer großen Pfanne auf mittlere Hitze. Geben Sie Pfeffer, Zwiebeln und Würstchen dazu. Sobald die Würstchen heiß sind, zerteilen Sie sie in kleine mundgerechte Stücke. Lassen Sie sie 5 Minuten köcheln, geben Sie dann den Spargel dazu und lassen Sie alles weitere 3 Minuten köcheln, bis der Spargel bissfest ist. Geben Sie Knoblauch dazu, vermischen Sie alles und nehmen Sie es vom Feuer.

Schlagen Sie die Eier in einer großen Rührschüssel und würzen Sie sie mit Salz und Pfeffer. Mischen Sie das gekochte Fleisch und Gemüse darunter. Geben Sie die Eiermasse in die Muffinförmchen und backen Sie sie 15 bis 20 Minuten, bis das Ei fest geworden ist.

EIWEISSRIEGEL

Bereiten Sie ein oder zwei Ladungen Eiweißriegel zu, um einen Vorrat im Tiefkühlfach zu haben. Sie tauen sehr schnell auf. Nichts geht an einem hektischen Morgen schneller, als sich auf dem Weg nach draußen einen Riegel aus dem Tiefkühlfach zu nehmen. Obwohl diese Riegel nicht mein ideales Frühstück sind, weil sich mein Körper mit Smoothies oder Haferbrei besser anfühlt, sind sie perfekt, wenn es mal eng wird, und eignen sich gut als Nachmittagssnack. Diese glutenfreien, veganen und hauptsächlich rohen Riegel sind genau das Richtige für frühstücksmufflige PCOS-Diven.

Würzige Kürbis-Eiweiß-Riegel

12 Riegel

- 140 g glutenfreie Haferflocken
- 240 ml Eiweißpulver (*PCOS Diva Power Protein*, Vanillegeschmack)
- 100 g Rosinen
- 70 g gehackte Walnüsse
- 40 g Kürbiskerne
- 2 EL gemahlene Leinsamen
- 2 EL Chiasamen
- 1 EL Kürbispasteten-Gewürz (S. 362)
- ½ TL Meersalz
- 110 g gekochter Kürbis
- 150 g ungesalzenes Mandelmus
- 100 g Ahornsirup
- 1 TL reiner Vanilleextrakt
- 50 g natives Kokosöl, geschmolzen (optional)
- 30 g ungesüßte Kokosflocken (optional)

Geben Sie in einer großen Schüssel Hafer, Eiweißpulver, Rosinen, Walnüsse, Kürbiskerne, Leinsamen, Chiasamen, Kürbispasteten-Gewürz und Meersalz zusammen. Mischen Sie in einer kleinen Schüssel den gekochten Kürbis, Mandelmus, Ahornsirup und Vanilleextrakt. Wenn Sie Kokosöl benutzen, schmelzen Sie es bei sehr geringer Hitze, und gießen Sie es dann zu der feuchten Masse. Heben Sie diese unter die trockene Mischung und rühren Sie die Kokosflocken ein (falls Sie diese verwenden).

Verteilen Sie die Masse in einer mit Backpapier ausgekleideten 22- oder 24-cm-Springform. Drücken Sie sie flach. Kühlen Sie sie im Tiefkühlfach oder Kühlschrank, bis sie gerade fest ist. Zerschneiden Sie sie in zwölf Riegel. Packen Sie sie einzeln ein und bewahren Sie sie für ein Frühstück für unterwegs oder für eine Zwischenmahlzeit im Tiefkühlfach auf. Tiefgekühlt bis zu einem Monat haltbar.

Schoko-Minze-Eiweiß-Riegel

12 Riegel

- 140 g glutenfreie Haferflocken
- 60 g Mandeln, fein gehackt
- 60 g Walnüsse, fein gehackt
- 240 ml Eiweißpulver (*PCOS Diva Power Protein*)
- 35 g fein gemahlenes Mandelmehl
- 25 g Kakaopulver
- 2 EL Hanfsamen
- 1 EL Chiasamen
- 125 g ungesüßtes Apfelmus
- 2 EL Ahornsirup
- 1 TL reiner Pfefferminzextrakt
- 36 Schokoladenflocken (optional)

Zerkleinern Sie die Haferflocken im Hochgeschwindigkeitsmixer oder in der Küchenmaschine, bis sie ein grobes Mehl ergeben. Geben Sie dieses in eine große Schüssel. Fügen Sie Nüsse, Eiweißpulver, Mandelmehl, Kakaopulver, Hanfsamen und Chiasamen hinzu. Vermischen Sie in einer kleinen Schüssel das Apfelmus mit dem Ahornsirup und dem Pfefferminzextrakt. Rühren Sie es anschließend gut in die Haferflockenmischung ein. Das Ergebnis wird klebrig sein.

Verteilen Sie die Masse in einer mit Backpapier ausgekleideten 22- oder 24-cm-Springform. Wenn Sie Schokoladenflocken verwenden, verteilen Sie diese auf den Riegeln und drücken Sie sie ein, bis die Oberfläche flach ist. Kühlen Sie die Masse im Tiefkühlfach oder Kühlschrank, bis sie gerade fest ist. Zerschneiden Sie sie in zwölf Riegel. Packen Sie sie einzeln ein und bewahren Sie sie für ein Frühstück für unterwegs oder einen Snack im Tiefkühlfach auf. Tiefgekühlt bis zu einem Monat haltbar.

SONNTAGSFRÜHSTÜCK

Wem läuft beim Gedanken an ein gemütliches Sonntagsfrühstück mit selbst gebackenen Muffins, Scones, Pfannkuchen oder Waffeln nicht das Wasser im Mund zusammen? Allerdings können diese typischen Weißmehl-Backwaren Ihren Blutzucker in die Höhe jagen. Sie können sich gelegentlich einen Muffin gönnen und ihn zu meinen Versionen dieser Leckereien für ein gemütliches Frühstück essen. Das Sonntagsfrühstück ist eine Gelegenheit, achtsam zu genießen. Bleiben Sie unter der Woche bei Smoothies, Chiapudding, Haferbrei und Eiern. Sehen Sie Pfannkuchen, Waffeln und Muffins als eine Süßigkeit. Bereiten Sie sich eine PCOS-Diva-Version zu, damit Sie genießen und sich dabei wunderbar fühlen können. Alles lässt sich gut einfrieren.

Ernte-Muffins

12 Muffins

- Kokosöl-Backspray
- 110 g gekochter Kürbis
- 2 Bioeier Größe L, leicht verquirlt
- 80 g Ahornsirup oder kalt geschleuderter Honig
- 2 EL natives Kokosöl
- 1 TL reiner Vanilleextrakt
- 60 g ungesüßtes Apfelmus
- 1 Apfel, entkernt und gerieben
- 200 g fein gemahlenes Mandelmehl
- 100 g gemahlene Leinsamen
- 1 TL Backpulver
- 1 EL Apfelkuchengewürz (oder ein Mix aus Zimtpulver und etwas Muskatnuss, Nelkenpulver und Piment)
- 30 g gehackte Walnüsse oder Pecannüsse
- 30 g getrocknete Cranberrys
- 30 g ungesüßte Kokosraspeln

Heizen Sie den Ofen auf 175 °C vor. Besprühen Sie zwölf normal große Muffinförmchen mit Kokosöl-Backspray.

Verrühren Sie in einer großen Schüssel Kürbis, Eier, Ahornsirup oder Honig, Kokosöl, Vanilleextrakt, Apfelmus und den geriebenen Apfel. Vermischen Sie in einer anderen Schüssel Mandelmehl, Leinsamen, Backpulver und Apfelkuchengewürz. Rühren Sie die trockene in die feuchte Mischung gut ein. Heben Sie Nüsse, Cranberrys und Kokosraspeln darunter.

Löffeln Sie den Teig (er wird dickflüssig sein) gleichmäßig in die Muffinförmchen. Backen Sie das Ganze 30–35 Minuten, bis die Muffins oben braun und fest sind und bei einer Stäbchenprobe kein Teig mehr an einem Zahnstocher kleben bleibt. Wenn Sie die Muffins trockener mögen, backen Sie sie ein wenig länger. Lassen Sie sie auf einem Kuchenrost abkühlen.

Fruchtscones

8 Scones

Dieses Rezept funktioniert mit verschiedenen Beeren wie Heidelbeeren, Himbeeren, Brombeeren oder klein geschnittenen Erdbeeren. Sie können es auch mit zerkleinerten Pfirsichen, Mangos, Pflaumen, Zwetschgen und sogar mit Kirschen probieren. Statt Vanilleextrakt können Sie auch Mandelextrakt nehmen.

- 200 g fein gemahlenes Mandelmehl
- 75 g Kokosmehl
- 40 g Kokosblütenzucker
- ½ TL Meersalz
- ½ TL Natron
- 1 TL reiner Vanilleextrakt
- 2 Bioeier Größe L, leicht verquirlt
- 60 g zerlassene Heumilchbutter
- 80 g geschnittene frische Früchte

Heizen Sie den Ofen auf 175 °C vor. Vermischen Sie in einer großen Schüssel Mandelmehl, Kokosmehl, Kokosblütenzucker, Salz und Natron. Verrühren Sie in einer kleineren Schüssel den Extrakt, die Eier und die zerlassene Butter. Geben Sie die feuchte Mischung zur trockenen und rühren Sie auch die Früchte mit ein. Rollen Sie den Teig zu einer Kugel zusammen und geben Sie diese auf ein mit Backpapier ausgelegtes Backblech. Flachen Sie sie zu einer etwa 2,5 cm dicken Scheibe ab. Zerteilen Sie sie in acht keilförmige Stücke. Backen Sie diese ca. 15 Minuten lang, bis sie hellbraun sind.

Waffeln mit Kokoscreme und Erdbeeren
6 Waffeln à 10 x 10 cm
Waffeln:
- 130 g glutenfreies Mehl
- 75 g Kokosmehl
- 50 g fein gemahlenes Mandelmehl
- 1 EL Backpulver
- ½ TL Natron
- ½ TL Meersalz
- 2 EL Kokosblütenzucker
- 360 ml ungesüßte Kokosmilch
- 1 TL reiner Vanilleextrakt
- 2 Bioeier Größe L, getrennt
- 60 g zerlassene Heumilchbutter
- Kokosöl-Backspray
-

Kokoscreme:
- 1 Dose (400 ml) vollfette Kokosmilch, gut gekühlt (am besten über Nacht)
- 2 EL Ahornsirup
- 1 EL Pfeilwurzpulver
- 1 TL reiner Vanilleextrakt

zum Servieren:
- 350 g Erdbeeren in Scheiben
- frisch geriebene Muskatnuss

Für die Waffeln: Heizen Sie ein Waffeleisen vor. Vermischen Sie in einer Rührschüssel Mehl, Kokosmehl, Mandelmehl, Backpulver, Natron, Salz und Kokosblütenzucker sorgfältig. Verrühren Sie in einer kleineren Schüssel Kokosmilch, Vanille, Eigelb und Butter. Schlagen Sie die Eiweiße in einem weiteren Gefäß steif. Geben Sie die feuchte Mischung zur trockenen und schlagen Sie alles, bis es nur noch leicht klumpig ist. Heben Sie das geschlagene Eiweiß darunter. Besprühen Sie das heiße Waffeleisen mit Kokosölspray, geben Sie etwa 80 ml Teig pro Waffel ins Eisen und backen Sie ihn braun und knusprig, etwa 6–7 Minuten.

Für die Kokoscreme: Öffnen Sie die gut gekühlte Dose Kokosmilch und entnehmen Sie die feste Creme, die sich oben abgesetzt hat. Das Kokoswasser brauchen Sie nicht. Schlagen Sie mit einem elektrischen Handmixer Creme, Ahornsirup, Pfeilwurzpulver und Vanilleextrakt bis zur gewünschten Konsistenz.

Belegen Sie vor dem Servieren jede Waffel mit den Erdbeeren, 2–3 EL der Creme und einer Prise frisch gemahlener Muskatnuss.

Varianten: Für Schokoladenwaffeln geben Sie 2 EL reines Kakaopulver zum Teig. Für herbstliche Waffeln geben Sie Kürbispasteten-Gewürz (S. 362) hinzu sowie einige EL getrocknete Cranberrys und fein gehackte Walnüsse.

Zitronen-Mohn-Pfannkuchen

4 Portionen à 2 Pfannkuchen
- 120 g glutenfreies Mehl
- 50 g fein gemahlenes Mandelmehl
- 120 ml Eiweißpulver (*PCOS Diva Power Protein*, Vanillegeschmack)
- 2 TL Backpulver

- ¼ TL Meersalz
- 1 Bioei Größe L, leicht geschlagen
- 1 EL natives Kokosöl, geschmolzen
- 1 TL reiner Zitronenextrakt
- 240 ml ungesüßte Mandelmilch
- 2 EL Mohnsamen
- geriebene Schale einer Zitrone
- Kokosöl-Backspray
- 250 g Himbeeren

Vermischen Sie in einer mittelgroßen Schüssel Mehl, Mandelmehl, Eiweiß-pulver, Backpulver und Salz. Verrühren Sie in einer anderen Schüssel Ei, Kokosöl, Zitronenextrakt und Mandelmilch. Geben Sie die feuchte Mischung zu der trockenen und rühren Sie sie unter. Rühren Sie auch Mohnsamen und Zitronenschale ein.

Besprühen Sie eine gusseiserne oder antihaftbeschichtete Pfanne mit Kokosöl-Spray und erhitzen Sie sie bei mittlerer Hitze. Schöpfen Sie etwa 60 ml (4 EL) des Teigs per Pfannkuchen in die Pfanne (es sollten zwei bis drei in eine große Pfanne passen). Backen Sie die Pfannkuchen, bis Sie Blasen aufkommen sehen. Wenden Sie sie vorsichtig und backen Sie sie goldgelb. Mit frischen Himbeeren servieren.

Mittagessen

Das Mittagessen lässt sich am einfachsten »automatisieren«. PCOS-Diven versuchen meist, vom Abendessen ein oder zwei Portionen übrig zu behalten, die sie am nächsten Tag als Mittagessen verwenden können. Das macht das Mittagessen nicht nur unkompliziert, sondern Sie haben auch ein Essen, auf das Sie sich für Ihre Mittagspause freuen können und nach dem Sie sich prima fühlen werden. Sie werden sich noch vor Kollegen hüten müssen, die Ihnen etwas von Ihrem leckeren Essen stibitzen wollen.

Was PCOS-Diven ebenfalls lieben, sind Salate im Glas. Die Schichttechnik erspart die Mühe, die normalerweise beim Mischen und Verpacken eines Salats anfällt. Werden Sie kreativ. Es muss nicht immer der Eissalat mit Gurke und Tomaten sein, mit dem Sie vielleicht aufgewachsen sind. Im Frühjahr und Sommer, wenn es frisch geerntetes Gemüse in Hülle und Fülle gibt, esse ich fast immer einen Salat mit Fleisch, Fisch oder gegrilltem Gemüse vom Vorabend. Ich mag auch Brotaufstrich aus Bohnen und Dips mit Fleisch, Fisch oder Gemüse.

Ein Mittagessen sollte den Nährstoff-Verhältnissen der PCOS-Diva-Ernährungsscheibe entsprechen. Verzehren Sie etwa 25 Prozent Eiweiß, 25 Prozent wurzel-/stärkehaltiges Gemüse oder Getreide und 50 Prozent Blatt- und nicht stärkehaltiges Gemüse. Geben Sie einen ordentlichen Schuss gesundes Fett dazu, und es kann losgehen!

Eine Bemerkung zu Salatsaucen: Wir Frauen mit PCOS sollten bei der Auswahl der Öle, die wir unserem Körper zuführen, sehr vorsichtig sein. Dressings aus dem Laden enthalten fast immer Öle, die wir versuchen, zu vermeiden, wie etwa Sojaöl. Selbst Salatsaucen herzustellen, geht ganz einfach und schnell. Versuchen Sie, sich anzugewöhnen, einen Vorrat für die ganze Woche zu machen. Die möglichen Kombinationen und Geschmacksrichtungen sind endlos, und viele Saucen eignen sich auch als Marinade. Ich habe Ihnen nur ein paar Grundrezepte zum (Aus-)Probieren gegeben. Ein Schraub- oder Bügelglas ist ideal zum Aufbewahren von Salatsaucen. Untersuchungen haben ergeben, dass Frauen, die ein wenig gesundes Fett (wie Olivenöl) in ihren Salat geben, die Nährstoffe besser aufnehmen[196]!

SALAT IM GLAS

Vielleicht ist ja Schichtsalat etwas für Sie. Legen Sie sich dafür ein verschließbares Literglas mit weiter Öffnung zu. Beginnen Sie mit dem Schichten, und im Handumdrehen haben Sie Ihren Salat! Geben Sie die Sauce auf den Boden und das Grün weiter nach oben, damit es nicht matschig wird. Wenn Sie essen möchten, schütten Sie den Salat in eine Schüssel und rühren

Sie vorsichtig um. Salate können so vor dem Vermischen einige Tage im Kühlschrank aufbewahrt werden; bereiten Sie also einige im Voraus vor, um Zeit zu sparen!

··················Marmeladengläser ohne Marmelade··················

Ich koche gerne doppelte Portionen Suppe, Eintopf und Beilagen und friere die Hälfte in Halbliter-Schraubgläsern ein, vor allem in der kühleren Jahreszeit. Sobald die Suppe abgekühlt ist, können Sie sie in ein Schraubglas mit weiter Öffnung füllen. Am besten nur bis zu zwei Dritteln oder drei Vierteln, damit Platz für die Ausdehnung beim Gefrieren ist. Wenn Sie ein Glas mit einer »Schulter« verwenden (also mit einer Verjüngung nach oben zur Öffnung hin), befüllen Sie es nur bis zur Schulter, um ein Brechen zu vermeiden. Drehen Sie den Deckel nur lose an, bis der Inhalt ganz gefroren ist, und lassen Sie in Ihrer Tiefkühltruhe ein wenig Platz zwischen den Gläsern. Sie können diese sogar in (saubere) Socken ziehen, bevor Sie sie einfrieren, damit nicht eins das andere erwärmt und so Bruch verursacht. Wenn Sie das Glas aus dem Tiefkühlfach nehmen, tauen Sie es lieber ohne Deckel im Kühlschrank als bei Zimmertemperatur auf. Auch so können Sie Bruch vermeiden.

10-Schichten-Salat im Glas

1 Portion

1. Schicht: Salatsauce

- 2–4 EL nach Wahl:
- Weiße Balsamessig-Vinaigrette (S. 363)
- Fruchtige Vinaigrette (S. 364)
- Tahin-Dressing (S. 364)

2. Schicht: knuspriges Gemüse
nach Belieben, unbegrenzt:

- Brokkoli
- Fenchel
- grüne Bohnen
- Paprika
- Radieschen
- Rosenkohl
- rote Zwiebeln
- Schalotten
- Salatgurke
- Sellerie
- Spargel
- Weißkohl
- Zuckerschoten

3. Schicht: Eiweiß (optional)

Falls Sie diese Schicht weglassen, nehmen Sie als zehnte Schicht einen eiweißhaltigen Salat wie Thunfisch- oder Hühnersalat oder einen Bohnenaufstrich.

120 ml nach Wahl:
- Cannellinibohnen
- Eiweißhaltiges vom Mittagessen
- hart gekochte Eier
- Kichererbsen
- Kidneybohnen
- Linsen
- schwarze Bohnen

4. Schicht: glutenfreies Getreide und/oder gebratenes oder rohes stärkehaltiges Gemüse (optional)

60–80 ml insgesamt nach Wahl:

- Hirse
- Möhren
- Mais
- Naturreis
- Quinoa
- Rüben
- Süßkartoffel
- Wildreis
- Winterkürbis

5. Schicht: weiches Gemüse

Wenn Sie Ihren Salat vorbereiten, fügen Sie diese Schicht ganz zum Schluss hinzu, bevor Sie ihn transportieren.

Unbegrenzte Mengen nach Wahl:

- Artischockenherzen
- Avocado
- Oliven
- Palmherzen
- Pilze
- Sommerkürbis
- Tomaten
- Zucchini

6. Schicht: frisches Obst (optional)

60 ml nach Wahl:

- Äpfel (wenden Sie sie erst in etwas Zitronensaft, damit sie nicht braun werden)
- Beeren
- Birnen (wenden Sie sie erst in etwas Zitronensaft, damit sie nicht braun werden)

- Melonen
- Steinobst

7. Schicht: Nüsse, Samen, Trockenobst (optional)
bis zu ca. 60 ml:
- ungesüßte Kokosnuss
- Nüsse
- Samen
oder 1 EL (max.) Trockenobst

8. Schicht: Gemüse und Sprossen
unbegrenzte Mengen nach Wahl:
- Brauner Senf
- Brunnenkresse
- Chicorée
- Eichblattsalat
- Grünkohl
- Kopfsalat
- krauser Endiviensalat
- Löwenzahnblätter
- Mizuna
- Radicchio
- Rauke
- Romanasalat
- Spinat
- Zupfsalat

9. Schicht: frische Kräuter
unbegrenzte Mengen nach Wahl:
- Brokkoliröschen
- Dill

- Erbsensprossen
- Frühlingszwiebeln
- Koriander
- Minze
- Oregano
- Petersilie
- Radieschensprossen
- Rosmarin
- Schnittlauch

10. Schicht: Bohnendip oder vorbereitete Salate

Nehmen Sie eine zehnte Schicht nur, wenn Sie die dritte Schicht weglassen. 80–120 ml nach Wahl:

- Hummus (S. 370)
- Weiße-Bohnen-mit-Rosmarin-Dip (S. 371)
- Eiersalat mit Curry (S. 318)
- Hühnersalat mit Orangen (S. 319)

Geben Sie die Salatsauce (erste Schicht) auf den Boden eines litergroßen Schraubglases mit weiter Öffnung. Füllen Sie die Schichten in der angegebenen Reihenfolge auf. Verschließen Sie das Glas, und verwahren Sie es im Kühlschrank. Schütten Sie zum Servieren den Inhalt in eine Schüssel und rühren Sie um, damit sich die Sauce verteilen kann.

Asiatischer Hühner-Nudel-Salat im Glas

1 Portion

- 4 EL Erdnuss-Sauce mit frischem Koriander (S. 367)
- 30 g gewürfelte Salatgurke
- 40 g Paprikaschote in Streifen geschnitten
- ½ Rippe Staudensellerie in Scheiben
- 80 g Biohuhn, geschnetzelt

- 30 g geriebene Möhren
- 120 g Zucchinispaghetti (ich nehme roh spiralisierte Zucchini)
- 2 EL ungesalzene Erdnüsse, gehackt
- 70 g fein gehackter Babygrünkohl oder Spinat
- 2 EL geschnittene Frühlingszwiebeln
- 2 EL gehackter frischer Koriander

Schichten Sie alle Zutaten in der angegebenen Reihenfolge in ein litergroßes Schraubglas. Geben Sie alles vor dem Servieren in eine Schüssel und vermischen Sie Gemüse, Huhn und Zucchinispaghetti mit der Sauce.

Mango-Schwarze-Bohnen-Salat aus dem Glas

1 Portion

- 3 EL Weiße Balsamessig-Vinaigrette (S. 363)
- 2 EL gehackte rote Zwiebel
- 40 g gehackte rote Paprikaschote
- 20 g geraspelter Rotkohl
- 120 ml gekochte schwarze Bohnen
- 30 g Mais
- ½ Avocado, geschält, entkernt, zerkleinert und in Zitronensaft geschwenkt
- 40 g Mango, geschält, entkernt und zerkleinert
- 3 EL Kürbiskerne
- 40 g Romanasalat, zerkleinert
- 2 EL gehackte Frühlingszwiebel
- 2 EL klein gehackter frischer Koriander

Schichten Sie alle Zutaten in der angegebenen Reihenfolge in ein litergroßes Schraubglas. Geben Sie vor dem Servieren alles in eine Schüssel und vermischen Sie Gemüse, Früchte, Bohnen und Kerne mit der Vinaigrette.

LUNCH-WRAPS

Wenn Sie einfach mal Lust auf ein belegtes Brot haben, könnte ein glutenfreier Lunch-Wrap nach dem Schichtsalatprinzip das Richtige für Sie sein.

Geschichteter Lunch-Wrap

1 Portion

Beschichten Sie Ihren Wrap so, wie Sie es vom Salat kennen. Der Wrap
selbst zählt hier als die »Getreide«-Schicht. Legen Sie knuspriges Gemüse,
Eiweiß, weiches Gemüse, Früchte, Nüsse oder Samen, Grünzeug und Gemüse in dieser Reihenfolge darauf (siehe die Listen im Rezept für den
10-Schichten-Salat im Glas, S. 312). Rollen Sie den Wrap für den Burrito-
stil auf. Sie können alternativ ein Stück glutenfreies Brot als Boden verwenden und sich so ein belegtes Brot machen.

EIWEISSHALTIGE SALATE

Eiweißhaltige Salate sind tolle Zwischenmahlzeiten. Füllen Sie Tomaten
damit oder servieren Sie sie mit Selleriestangen und glutenfreien Biocrackern. Experimentieren Sie mit verschiedenen Kräutern und Gewürzen,
um für Abwechslung zu sorgen.

Eiersalat mit Curry

1 Portion

- 2 hart gekochte und klein geschnittene Bioeier, Größe L
- 2 EL Mayonnaise mit Olivenöl
- 2 EL Frühlingszwiebeln, in schmale Ringe gehackt
- 2 EL fein gehackter Staudensellerie
- 1 TL Apfelessig
- ½ TL Dijonsenf oder anderer scharfer Senf
- ¼ TL Currypulver
- ¼ TL Zimtpulver
- Meersalz und frisch gemahlener Pfeffer nach Geschmack

Vermischen Sie alle Zutaten in einer Schüssel. Würzen Sie mit Pfeffer und Salz. Servieren Sie auf Salat oder in einem Wrap.

Hühnersalat mit Orangen

1 Portion

- 1 EL Orangensaft
- 1 EL weißer Balsamessig
- 1 EL natives Olivenöl
- ¼ TL Würzmischung für jeden Tag (S. 361)
- 80 g Biohuhn, geschnetzelt
- 3 Orangenstücke, gehäutet und grob zerkleinert
- 3 EL klein geschnittener Sellerie
- 2 EL geröstete Walnüsse, gehackt
- 1 EL klein geschnittene Frühlingszwiebeln

Schlagen Sie für die Sauce in einer kleinen Schüssel Orangensaft, Essig, Olivenöl und die Würzmischung. Vermischen Sie in einer anderen Schüssel Huhn, Orangenstücke, Sellerie, Walnüsse und Frühlingszwiebeln. Rühren Sie die Sauce unter und servieren Sie das Ganze auf Salat oder in einem Wrap.

Abendmahlzeit

Ein köstliches und gesundes PCOS-freundliches Abendessen zu planen, kann schnell und einfach sein. Sie haben gesehen, wie Sie Salate für Frühstück und Mittagessen schichten können. Auf diese Weise lassen sich auch viele Abendessen leicht vorbereiten. Geschmacksbringer auf die eiweißhaltigen Elemente oder das Gemüse zu legen, kann ein Gericht total verändern. Sie werden nichts vermissen oder sich anhören müssen: »Schon wieder Huhn?«

SUPPEN, EINTÖPFE UND BEILAGEN

Suppen, Eintöpfe und Beilagen sind die Hauptnahrungsmittel im PCOS-Behandlungsplan. Mit ihnen können hervorragend Gemüse- und eiweißhaltige Reste verwertet und das Aufräumen in der Küche minimiert werden, denn alles wird in einem Topf gemacht. Und: Reste ergeben am nächsten Tag ein wunderbar nahrhaftes Mittagessen. Suppen, Beilagen und Eintöpfe schmecken am besten und sind am nährstoffreichsten, wenn Sie sie mit Knochenbrühe kochen. Diese kann ganz leicht selbst vorbereitet werden.

Selbst gemachte Hühnerknochenbrühe

1 Liter

Diese Knochenbrühe ist die Basis für viele meiner Rezepte. Sie ist auch eine eiweißreiche Zwischenmahlzeit, die die Verdauungsorgane beruhigt. Im Herbst und im Winter brate ich normalerweise jede Woche ein Biohuhn und mache damit zwei Liter Hühnerknochenbrühe für meine Suppen und Eintöpfe.

* Knochen eines gebratenen Biohuhns
* 1 l Wasser
* 1 Handvoll frische Petersilie
* 1 Zwiebel, grob gehackt
* 1 Möhre, grob gehackt
* 1 Pastinake, grob gehackt
* 2 Selleriestangen, grob gehackt
* 1 ganze Knoblauchzwiebel, quer halbiert
* 1 EL ganze Pfefferkörner
* 2 Lorbeerblätter
* 1 EL Meersalz
* 2 TL Apfelessig

Geben Sie alle Zutaten in einen großen Suppentopf. Aufkochen und danach auf kleiner Flamme 3 Stunden weiter köcheln lassen. Gelegentlich

Schaum und überschüssiges Fett abschöpfen. (Oder kochen Sie alles bei geringer Hitze über Nacht im Schongarer.) Die oberste Schicht abschöpfen, Brühe abkühlen lassen und durch ein Sieb in eine Schüssel abseihen. Abdecken und für 8 Stunden kühlen. Das Fett von der Oberfläche schöpfen. Die Brühe ist in einem luftdichten Behälter bis zu 5 Tage haltbar, tiefgefroren bis zu 3 Monaten.

Variante: Für selbst gemachte Rinderknochenbrühe rösten Sie ca. 1.800 g Bio-Rinderknochen, am besten eine Mischung aus Knochen mit Knochenmark und mit noch etwas Fleisch wie Ochsenschwanz, Rippenstück oder Haxe (vom Metzger halbiert) für 40 Minuten im Ofen bei 230 °C. Alle 20 Minuten wenden, bis sie tiefbraun sind. Geben Sie die gerösteten Rinderknochen mit den anderen Zutaten in den Suppentopf und lassen Sie sie 8–24 Stunden köcheln. Abkühlen lassen, abseihen und wie oben beschrieben kühlen.

Warum Knochenbrühe so gut ist

Hühnersuppe heilt mehr als nur Ihre Seele. Dieser Kraftspender enthält Kalzium, Magnesium, Phosphor, Silizium, Chondroitinsulfat, Glucosamin und weitere Spurenelemente. Oma hatte Recht, es wurde nachgewiesen, dass dieses alte Hausmittel gut ist für

- **die Verdauungsorgane:** Knochenbrühe heilt, schützt und ist verdauungsfördernd.
- **Knochen und Gelenke:** Glucosamin und Chondroitin sind die Bausteine eines gesunden Knochengewebes.
- **Eiweiß:** Knochenbrühe ist auch eine gute Eiweißquelle.

Verwenden Sie Ihre Brühe nicht nur für Suppen. Nutzen Sie ihre Vorteile auch, indem Sie sie statt Wasser verwenden, wenn Sie beispielsweise Reis oder Gemüse kochen.

Reichhaltiger und cremiger Hühnereintopf

4 Portionen

Dieser Eintopf erwärmt Leib und Seele.

- 2 l Biohühnerbrühe, natriumreduziert, oder selbst gemachte Hühnerknochenbrühe (S. 320), getrennt in zwei einzelne Liter
- 240 ml gekochter Naturreis
- 2 TL natives Olivenöl
- 1 kleine Zwiebel, klein gehackt
- 1 Schalotte, fein gehackt
- 2 Knoblauchzehen, gehackt
- gut 300 g Biohuhn, geschnetzelt
- 2 Selleriestangen, gestückelt
- 2 Möhren, klein gehackt
- 1 kleine Zucchini, klein gehackt
- 100 g Grünkohl ohne Rippen, grob gehackt
- 40 g Erbsen
- 2 Lorbeerblätter
- 1 TL getrockneter Thymian
- 1 TL getrockneter Rosmarin
- 1 TL Paprikapulver
- ½ TL Cayennepfeffer (optional)
- 1 EL gehackte frische Petersilie
- Meersalz und schwarzer Pfeffer nach Geschmack

Geben Sie 1 l Hühnerbrühe und den gekochten Reis in den Mixer und pürieren Sie, bis Sie eine glatte Flüssigkeit erhalten. Beiseitestellen. Erhitzen Sie in einem großen Topf das Öl und braten Sie Zwiebel, Schalotte und Knoblauch, bis sie glasig werden. Gießen Sie die Brühe-Reis-Mischung dazu sowie die restliche Brühe, Huhn, Sellerie, Möhren, Zucchini, Grünkohl, Erbsen, Lorbeerblätter, Thymian, Rosmarin, Paprikapulver und nach Geschmack Cayennepfeffer. 45 Minuten köcheln lassen. Entnehmen Sie die Lorbeerblätter und rühren Sie die frische Petersilie ein. Würzen Sie nach Bedarf mit Salz und Pfeffer.

Weißes Hühnerchili

6 Portionen

- Dies ist eines meiner gefragtesten Rezepte und mein liebster Beitrag für ein Mitbringbuffet. Diese Version ist eher mild; wenn Sie also Ihr Chili schärfer und herzhafter mögen, schmecken Sie es vor dem Servieren weiter nach Geschmack ab.
- 1 EL natives Olivenöl
- 160 g fein gehackte Zwiebeln
- 1 gelbe Paprika in Stücken
- 2 kleine Sommerkürbisse in Stücken
- 1 kleine Stange Sellerie in Stücken
- 3 Knoblauchzehen, zerkleinert
- 1 EL Kreuzkümmel, zermahlen
- ½ TL getrockneter Oregano
- 1 TL Chilipulver
- 2 TL gemahlene Koriandersamen
- 70 g grüne Chilischoten aus dem Glas, abgetropft und klein gehackt
- 1 l Biohühnerbrühe, natriumreduziert, oder selbst gemachte Hühnerknochenbrühe (S. 320)
- Saft einer halben Limette
- 500 g abgespülte und abgetropfte weiße Cannellinibohnen (aus dem Glas oder aus der Dose) (zerdrücken Sie die Hälfte mit der Gabel oder einem Kartoffelstampfer)
- 650 g gekochte, geschnetzelte Biohühnerbrust
- Meersalz und frisch gemahlener schwarzer Pfeffer nach Geschmack
- 1 EL klein gehackter frischer Koriander
- geschnittene Peperoni, Salsa, Guacamole, klein geschnittene Frühlingszwiebeln, Limettenscheiben (zum Garnieren)

Erhitzen Sie das Öl bei mittlerer Hitze in einer großen schweren Pfanne oder einem Schmortopf. Geben Sie Zwiebel, Paprika, Sommerkürbis, Sellerie und Knoblauch dazu und dünsten Sie alles weich. Würzen Sie mit Kreuzkümmel,

Oregano, Chilipulver und Koriandersamen und dünsten Sie alles 1 weitere Minute. Rühren Sie Chilischoten, Hühnerbrühe und Limettensaft unter, dann die Bohnen und die Hühnerbrust. Lassen Sie das Ganze 30 Minuten köcheln. Den frischen Koriander unterrühren und weitere 5 Minuten köcheln lassen. Servieren Sie das Chili in Portionsschüsseln, garniert mit Peperoni, Salsa, Guacamole, Frühlingszwiebeln und Limettenscheiben.

Fleischklößchen mit Kidneybohnen

4–6 Portionen

- 450 g Hackfleisch vom Weiderind, Biopute oder Biohuhn
- 1 Bioei, geschlagen
- 40 g glutenfreies Paniermehl
- 3 EL gehackte frische Petersilie
- 2 Knoblauchzehen, gehackt
- 1 TL Würzmischung für jeden Tag (S. 361)
- 1 TL getrockneter Oregano
- 2 EL Olivenöl extra vergine, einzeln
- 150 g klein gehackte Zwiebeln
- 4 Stangen klein gehackter Staudensellerie
- 120 g klein gehackte Möhren
- 3 Knoblauchzehen, gehackt
- 1,5 l Biohühnerbrühe, natriumreduziert, oder selbst gemachte Hühnerknochenbrühe
- 500 g abgespülte und abgetropfte rote Kidneybohnen (aus dem Glas oder aus der Dose)
- 420 g Tomatensauce
- 420 g geräucherte Tomaten oder Tomaten mit Räuchersalz
- 2 EL Basilikumpesto (S. 327)
- 3 EL gehackte frische Petersilie
- 200 g geschnetzelter Weißkohl
- frisch gemahlener Pfeffer nach Geschmack

Vermischen Sie Hackfleisch, Ei, Paniermehl, Petersilie, Knoblauch, Würzmischung und Oregano in einer großen Schüssel. Formen Sie kleine mundgerechte Fleischbällchen und stellen Sie sie zur Seite.

Erhitzen Sie in einem großen, schweren Topf oder Schmortopf bei mittlerer Hitze 1 EL Olivenöl. Braten Sie die Hälfte der Fleischbällchen an allen Seiten braun und nehmen Sie sie aus dem Topf. Braten Sie die restlichen Bällchen und nehmen Sie sie ebenfalls heraus. Geben Sie das restliche Öl dazu und dünsten Sie Zwiebel, Sellerie und Möhren für 4 Minuten, bis sie beginnen, weich zu werden. Den Knoblauch dazugeben und noch 1 Minute dünsten.

Die Fleischbrühe dazugeben, umrühren und alles vom Boden abschaben, was sich dort festgesetzt hat. Kidneybohnen, Tomatensauce, Tomaten, Pesto und Petersilie dazugeben. 15 Minuten köcheln lassen. Weißkohl und Fleischbällchen dazugeben und weitere 8 – 10 Minuten köcheln lassen. Mit schwarzem Pfeffer würzen.

Variante: Schneller und einfacher geht es, wenn Sie keine Fleischbällchen machen. Braten Sie dann das Hackfleisch einfach an, lassen Sie die restlichen Zutaten der Fleischbällchen weg und fahren Sie fort wie oben beschrieben.

Würziger Kürbis-Rinder-Eintopf

4 –6 Portionen

Nehmen Sie für dieses Rezept einen zarten Zuckerkürbis. Sie können auch anderen Winterkürbis wie zum Beispiel Butternuss oder Buttercup verwenden.

- 700 g Lendenfilet vom Weiderind, in ca. 2,5 cm große Würfel geschnitten (wenn Sie den Eintopf im Schongarer bereiten, können Sie günstigeres Fleisch verwenden)
- ½ TL Meersalz, mehr zum Würzen
- ¼ TL frisch gemahlener schwarzer Pfeffer, mehr zum Würzen
- 1 EL Olivenöl extra vergine
- 1 große Zwiebel, klein geschnitten

- 2 Selleriestangen, klein geschnitten
- 2 Schalotten, fein gehackt
- 3 Knoblauchzehen, klein gehackt
- 2 Lorbeerblätter
- 2 Stängel frischer oder ½ TL getrockneter Thymian
- 1 ½ TL Kürbispasteten-Gewürz (S. 362)
- 1 EL Tomatenmark
- 1 l Biorinderbrühe, natriumreduziert, oder selbst gemachte Rinder-knochenbrühe
- 800 g Zuckerkürbis, geschält und gewürfelt
- 1 Bund Grünkohl, ohne Rippen, grob gehackt
- 350 g Blumenkohlröschen
- 150 g Silberzwiebeln
- 20 g frische Petersilie, kleingehackt (zum Garnieren)

Würzen Sie das Rindfleisch mit ½ TL Salz und ¼ TL Pfeffer. Erhitzen Sie das Olivenöl in einem großen, schweren Topf oder einem Schmortopf bei mittlerer Hitze. Geben Sie das Fleisch dazu und bräunen Sie es von allen Seiten. Stellen Sie es dann auf einem Teller zur Seite.

Entfernen Sie das meiste Fett aus dem Topf und geben Sie Zwiebel, Sellerie und Schalotten in den Topf. Diese in ca. 5 Minuten gerade weich dünsten. Mit dem Knoblauch 1 weitere Minute dünsten. Lorbeerblätter, Thymian, Kürbispasteten-Gewürz, Tomatenmark und Brühe dazugeben. Vom Boden abschaben, was sich dort festgesetzt hat. Fleisch, Kürbis und Grünkohl hineingeben und 1 Stunde dünsten. Blumenkohl und Silberzwiebeln dazu-geben und ca. 20 Minuten kochen, bis der Blumenkohl weich ist. Entfer-nen Sie Thymianzweige (falls verwendet) und Lorbeerblätter und würzen Sie nach Geschmack nach. Portionen in Schüsseln schöpfen und mit Peter-silie servieren.

Weiße-Bohnen-Suppe mit Basilikumpesto

8 Portionen

Als PCOS-Diva versuche ich, Suppen auf Sahnebasis zu vermeiden, aber das bedeutet nicht, dass ich niemals Lust auf reichhaltige und sahnige Suppen habe. Diese Suppe erfüllt solche Gelüste. Sie wird aus getrockneten weißen Bohnen gemacht. Ich finde die Suppe cremiger, wenn ich getrocknete Bohnen verwende statt Bohnen aus der Dose, aber *für dieses Rezept müssen Sie die getrockneten Bohnen über Nacht in kaltem Wasser einweichen.* Achten Sie darauf, dass die Bohnen sehr weich sind, bevor Sie sie pürieren. Vielleicht besorgen Sie sich einen Pürierstab, eines meiner liebsten Küchenutensilien.

- 450 g getrocknete weiße Bohnen
- 3 Scheiben nitratfreier Räucherspeck
- 1 klein gehackte Zwiebel
- 2 klein gehackte Schalotten
- 1 klein gehackte Selleriestange
- 2 geraspelte Knoblauchzehen
- 2 l Biohühnerbrühe, natriumreduziert, oder selbst gemachte Hühnerknochenbrühe (S. 320); falls für die Konsistenz erforderlich, auch mehr
- 1 Lorbeerblatt
- Meersalz und frisch gemahlener schwarzer Pfeffer nach Geschmack
- 450 g Babyspinat
- 1 EL frisch gepresster Zitronensaft

Die getrockneten Bohnen in eine große Schüssel geben, mit Wasser bedecken und über Nacht einweichen lassen. Abgießen und beiseitestellen.

Braten Sie den Speck in einem großen, schweren Topf oder einem Schmortopf knusprig. Nehmen Sie ihn heraus und legen Sie ihn beiseite. Geben Sie Zwiebeln, Schalotten und Sellerie zum Fett im Topf. Für 3–4 Minuten weichkochen. Den Knoblauch dazugeben und eine Minute lang rühren.

Falls Sie im Topf noch Fett aus dem Speck sehen, entfernen Sie es. Krümeln Sie den Speck in den Topf. Geben Sie die abgetropften Bohnen, die Brühe und das Lorbeerblatt dazu. Aufkochen, die Hitze reduzieren und 1 ½ – 2 Stunden köcheln, bis die Bohnen sehr weich geworden sind. Falls erforderlich, mehr Brühe zugießen.

Entfernen Sie das Lorbeerblatt. Entnehmen Sie 60 ml Bohnen zum Garnieren. Pürieren Sie die Suppe in kleineren Mengen oder mit dem Pürierstab, bis sie cremig ist. Mit Salz und Pfeffer würzen. Geben Sie den Spinat dazu, und rühren Sie, bis er zusammengefallen ist. Den Zitronensaft dazugeben.

Die Suppe zum Servieren in acht Portionsschüsseln löffeln und jeweils mit 1 EL der übrig behaltenen Bohnen und 1 EL Pesto garnieren.

Linsensuppe

4–6 Portionen

Linsensuppe zu machen ist ein Kinderspiel. Linsen garen schnell und sind ausgesprochen schmackhaft und günstig. Ich püriere gern einen Teil der Suppe im Mixer, um eine kräftigere Suppe zu erhalten.

- 2 EL Olivenöl extra vergine
- 300 g klein geschnittene Zwiebeln
- 4 Stangen klein geschnittener Sellerie
- 120 g klein geschnittene Möhren
- 2 klein gehackte Knoblauchzehen
- 1 l Biohühnerbrühe, natriumreduziert, oder selbst gemachte Hühnerknochenbrühe (S. 320); falls für die Konsistenz erforderlich, auch mehr
- 1 Lorbeerblatt
- 250 g getrocknete Linsen, abgespült und abgetropft
- 1 Dose (400 g) Tomatenstücke im eigenen Saft, nicht abgetropft
- 100 g Grünkohl ohne Rippen, grob gehackt
- 230 g Babyspinat

- 1 TL gemahlener Kreuzkümmel
- ½ TL Paprikapulver
- Meersalz und frisch gemahlener Pfeffer zum Abschmecken
- 1 TL Apfelessig (optional)
- klein gehackter frischer Koriander (zum Garnieren)

Erhitzen Sie das Öl in einem großen, schweren Topf oder einem Schmortopf bei mittlerer Hitze. Geben Sie Zwiebeln, Sellerie, Möhren und Knoblauch dazu, und dünsten Sie alles etwa 15 Minuten, bis das Gemüse beginnt, braun zu werden. Hühnerbrühe, Lorbeerblatt, Linsen und Tomaten dazugeben und zum Kochen bringen. Die Hitze etwas reduzieren, abdecken und etwa 35 Minuten köcheln lassen, bis die Linsen weich sind. Das Lorbeerblatt herausnehmen. Pürieren Sie einen knappen halben Liter (hauptsächlich feste Bestandteile) gleichmäßig im Mixer und gießen Sie die Masse wieder in den Topf. Verdünnen Sie die Suppe, indem Sie kleine Mengen (ca. 50 ml) zugießen, bis Sie die gewünschte Konsistenz erhalten. Grünkohl und Spinat dazugeben und weichkochen. Mit Kreuzkümmel, Paprikapulver, Salz, Pfeffer und eventuell Essig würzen. Mit frischem Koriander garnieren.

Grüne Frühlingssuppe

6–8 Portionen

Nach dem Genuss dieser Suppe werden Sie sich großartig fühlen. Am nächsten Tag schmeckt sie sogar noch besser.

- 1 El Olivenöl extra vergine
- 1 EL Heumilchbutter
- 2 große Zwiebeln, gehackt
- 2 Lauchstangen, geputzt und gehackt
- 120 ml trockener Weißwein
- 1 ½ l Biohühnerbrühe, natriumreduziert, oder selbst gemachte Hühnerknochenbrühe (S. 320)

- 1 Bund (ca. 450 g) Mangold oder Grünkohl ohne Rippen, grob gehackt
- 450 g Babyspinat
- 100 g Naturreis, gekocht
- 20 g frischer Koriander oder Petersilie, klein gehackt
- Meersalz und frisch gemahlener schwarzer Pfeffer zum Abschmecken
- 1 EL frisch gepresster Zitronensaft oder mehr zum Abschmecken
- ¼ TL Cayennepfeffer (optional)
- Olivenöl extra vergine (zum Garnieren)

Erhitzen Sie Öl und Butter in einer großen Pfanne bei mittlerer Hitze. Geben Sie Zwiebeln und Lauch dazu, und rühren Sie häufig um, bis die Zwiebeln nach etwa 5 Minuten beginnen, braun zu werden. Geben Sie den Wein dazu, und lassen Sie das Ganze abgedeckt bei niedriger Temperatur weiter köcheln, während Sie gelegentlich umrühren. Nach 25–30 Minuten sollten die Zwiebeln und der Lauch reduziert und karamellisiert sein.

Gießen Sie die Brühe dann in einen Suppentopf und kochen Sie sie auf. Reduzieren Sie die Hitze, bis es nur noch köchelt. Geben Sie Mangold oder Grünkohl, Spinat, Zwiebel-Lauch-Mischung und Reis hinzu. Das grüne Gemüse weichkochen, aber nicht so lange, dass es an Farbe verliert, es sollte leuchtend grün bleiben. Geben Sie frischen Koriander oder Petersilie, Salz und Pfeffer nach Geschmack, Zitronensaft und gegebenenfalls Cayennepfeffer dazu.

Pürieren Sie die Suppe im Topf mit dem Stabmixer, bis sie ganz glatt ist, oder geben Sie sie zu diesem Zweck portionsweise in den Mixer (und dann wieder zurück in den Topf). Probieren, falls gewünscht nachwürzen oder mehr Zitronensaft dazugeben. Träufeln Sie zur Garnierung auf jede Portion etwas Olivenöl.

PFANNENGERICHTE

Hühnerpfanne mit Pilzen und Lauch

4 Portionen

Mit Speck schmeckt fast alles besser. Nur einige Scheiben verleihen diesem Gericht ein kräftiges, rauchiges Aroma.

- 1 EL Olivenöl extra vergine
- 550–600 g Biohühnerbrust, ohne Knochen und Haut
- 40 g glutenfreies Mehl
- ½ TL Meersalz
- ¼ TL frisch gemahlener schwarzer Pfeffer
- 2 Scheiben nitratfreier Räucherspeck
- 230 g Pilze in Scheiben
- 3 Lauchstangen, gut gesäubert und dünn geschnitten
- 1 Schalotte, klein gehackt
- 2 Knoblauchzehen, klein gehackt
- 120 ml trockener Weißwein
- 240 ml Biohühnerbrühe, natriumreduziert, oder selbst gemachte Hühnerknochenbrühe (S. 320)
- klein gehackte frische Petersilie (zum Garnieren)

Erhitzen Sie das Öl in einer großen Pfanne bei mittlerer Hitze. Die Hühnerbrust in Mehl wenden, salzen und pfeffern. In die Pfanne legen und auf jeder Seite 8–10 Minuten dünsten, bis alles durchgegart ist. Aus der Pfanne nehmen und beiseitelegen. Den Speck in der Pfanne knusprig braten. Herausnehmen und auf einem mit Küchenpapier ausgelegten Teller abtropfen lassen.

Pilze, Lauch, Schalotte und Knoblauch zum Bratfett in der Pfanne geben und braten, bis Pilze und Lauch weich sind. Weißwein dazugießen und alles losschaben, was sich am Boden festgesetzt hat. Die Hühnerbrühe dazugießen und zum Köcheln bringen. Etwa 20 Minuten reduzieren, bis die Sauce dicker geworden ist. Geben Sie Huhn und zerkrümelten Speck in die Pfanne. Auf Temperatur bringen und mit Pfannengemüse servieren. Mit Petersilie garnieren.

Herzhaftes Hacksteak

4 Portionen

Wenn Sie Lust auf ein Fleisch-und-Kartoffeln-Essen haben, kombinieren Sie dieses Pfannengericht mit Wurzelgemüsepaste und einem halben Teller stärkefreiem Gemüse.

- 450 g Hackfleisch vom Weiderind
- 1 EL frische klein gehackte Petersilie
- 3 Frühlingszwiebeln, klein gehackt
- 1 TL Meersalz
- ½ TL frisch gemahlener schwarzer Pfeffer
- 1 EL Olivenöl extra vergine
- 200 g Zwiebeln in dünnen Scheiben
- 1 TL Honig
- 2 Knoblauchzehen, klein gehackt
- 1 EL Tomatenmark
- ½ l Biorinderbrühe, natriumreduziert, oder selbst gemachte Rinderknochenbrühe
- 60 ml trockener Weißwein
- ½ TL getrockneter Thymian
- 3 ½ TL Pfeilwurz, mit etwas Wasser zu einer Paste vermischt
- gehackte Petersilie (zum Garnieren)

Vermischen Sie in einer großen Schüssel Hackfleisch, Petersilie, Frühlingszwiebeln, Salz und Pfeffer. In gleiche Teile trennen und 2,5 cm dicke ovale Pasteten formen. Das Öl in einer großen Pfanne bei mittlerer Hitze erhitzen. Die Pasteten 3–4 Minuten auf jeder Seite dünsten, bis sie gebräunt sind. Aus der Pfanne nehmen. Die Hitze etwas reduzieren und die Zwiebeln und den Honig dazugeben. Diese in ca. 20 Minuten weich und goldgelb dünsten. Knoblauch und Tomatenmark unterrühren und 1 Minute mitbraten. Brühe, Wein und Thymian dazugeben. Die Pasteten wieder in die Pfanne legen und die Sauce zum Kochen bringen. Die Hitze niedrig einstellen und die Pfeilwurzpaste dazugeben. 10 Minuten köcheln lassen. Falls die Sauce zu flüssig ist, etwas mehr Pfeilwurzpaste hinzufügen, bis die gewünschte Konsistenz erreicht ist. Mit Petersilie garnieren.

Scampi-Garnelen

4 Portionen

Servieren Sie diese Garnelen auf einem Teller blanchierter spiralisierter Zucchinispaghetti oder gegrilltem Spaghettikürbis.

- 2 EL Olivenöl extra vergine
- 450 g Wildfang-Riesengarnelen, geschält und ohne Darm
- 4 Knoblauchzehen, klein gehackt
- 2 Schalotten, klein gehackt
- 120 ml trockener Weißwein
- Saft einer Zitrone
- 150 g Grünkohl oder Spinat, ohne Rippen, zerkleinert
- 3 EL Heumilchbutter
- 15 g klein gehackte frische Petersilie
- geriebene Schale einer Limette
- Meersalz und frisch gemahlener Pfeffer zum Abschmecken
- 200 entkernte und zerkleinerte frische Tomaten (zum Garnieren)

Erhitzen Sie eine Pfanne bei mittlerer Hitze. Geben Sie das Olivenöl und die Garnelen hinein und dünsten Sie die Garnelen gerade gar. Legen Sie sie auf einem Teller zur Seite. Knoblauch und Schalotten in die Pfanne geben und etwa 1 Minute dünsten, bis beides gut riecht. Weißwein, Zitronensaft und Grünkohl oder Spinat dazugeben und die Hitze ganz hochdrehen. In etwa 2 Minuten die Flüssigkeit reduzieren und das Gemüse weich werden lassen. Die Butter hineinschlagen und die Garnelen wieder in die Pfanne geben. Petersilie, Limettenschale und nach Geschmack Salz und Pfeffer einrühren. Mit zerkleinerten Tomaten garnieren.

Mix-Pfanne

4 Portionen

Die Mix-Pfanne ist eine wunderbare Art, jede Eiweißquelle und jedes Gemüse zu verwerten, das am Ende einer Woche noch im Kühlschrank ist. Sie kann mit vorgekochten oder rohen Zutaten zubereitet werden und sie ist ganz flexibel. Seien Sie kreativ! Das Geheimnis der Mix-Pfanne ist die karamellisierte Zwiebel. Diese anzubraten kostet etwas Zeit, aber das lohnt sich, denn sie bringt eine Geschmacklichkeit und Süße, die zu jedem Gemüse und jeder Eiweißquelle passt.

- 1 EL Heumilchbutter
- 1 große Zwiebel in Scheiben
- 2 EL Olivenöl extra vergine, einzeln
- 4 Knoblauchzehen, geraspelt
- ½–1 kg rohes (oder gekochtes) Gemüse, in mundgerechte Happen geschnitten
- 500–800 g mageres gegartes Biofleisch oder Fisch, in mundgerechte Happen geschnitten, oder Bohnen (als Eiweißquelle)
- 200–400 g gegartes glutenfreies Getreide und/oder gegartes Wurzel- oder stärkehaltiges Gemüse
- 60 ml natriumreduzierte Biohühner-, Rinder- oder Gemüsebrühe oder selbst gemachte Hühnerknochenbrühe (S. 320)
- frische Kräuter nach Geschmack
- gemahlene Chiliflocken nach Geschmack
- weitere Gewürze (optional)

- Würzmischung für jeden Tag (S. 361), Jamaikanische Jerk-Würzmischung (S. 361) oder Southwest-Würzmischung (S. 362) nach Geschmack
- Meersalz und gemahlener schwarzer Pfeffer nach Geschmack

Erhitzen Sie die Butter in einer großen Pfanne bei niedriger bis mittlerer Hitze. Geben Sie die Zwiebel hinein, und rühren Sie gelegentlich um, während sie in 30–40 Minuten karamellisiert. Entnehmen Sie die Zwiebeln und stellen Sie sie beiseite.

Schalten Sie die Hitze auf eine niedrige Temperatur und geben Sie 1 EL Olivenöl in die Pfanne. Den Knoblauch hineingeben und in etwa 5 Minuten goldbraun dünsten, dabei gelegentlich umrühren und nicht anbrennen lassen. Den Knoblauch herausnehmen und zur Seite stellen.

Stellen Sie eine mittlere Hitze ein und geben Sie das restliche Olivenöl in die Pfanne. Das stärkefreie Gemüse und alle festeren Kräuter wie etwa Rosmarin hineingeben, da sie etwas mehr Garzeit benötigen. Dünsten Sie das Gemüse, bis es die gewünschte Konsistenz hat. (Wenn Sie bereits gegartes stärkefreies Gemüse verwenden, lassen Sie diesen Schritt aus und geben Sie es einfach im nächsten Schritt mit der gegarten Eiweißquelle, dem Getreide oder dem stärkehaltigen Gemüse zusammen.)

Geben Sie die gegarte Eiweißquelle, das Getreide oder das stärkehaltige Gemüse, Brühe, Kräuter, Chiliflocken und gegebenenfalls weitere Gewürze in die Pfanne und rühren Sie gut um. Rühren Sie dann den Knoblauch und die karamellisierten Zwiebeln unter und bringen Sie alles auf Temperatur. Nach Belieben mit weiteren Gewürzen, Salz und frisch gemahlenem Pfeffer nachwürzen.

TACOS UND FAJITAS

Erleichtern Sie sich die Mahlzeitenplanung, indem Sie Wochenthemen einführen. Bei uns gibt es beispielsweise dienstags Tacos. Das ist unkompliziert und verkürzt den Planungsprozess – ein Tag weniger, an dem Sie sich etwas Neues und Originelles einfallen lassen müssen. Es ist eine bequeme Routine, die zur bewährten Tradition geworden ist.

5-Schichten-Tacos

4 Portionen

1. Schicht: Grundlage

1–2 Stück pro Portion nach Wahl:
- harte Maistortillas
- weiche Maistortillas
- glutenfreie Wraps

unbegrenzt:
- große Buttersalat- oder Romanasalatblätter zum Einwickeln
- grüne Salate

2. Schicht: Eiweißquelle

ca. 100 g je Portion von einer der folgenden gegarten Eiweißquellen:
- Bohnen (als Paste oder ganz)
- Weiderind, gehackt oder in mundgerechten Stücken
- Biohühnerbrust, gehackt oder in mundgerechten Stücken
- Fisch aus Wildfang: Schellfisch, Kabeljau oder anderer milder Wildfisch
- Garnelen aus Wildfang
- Biopute

·····················Bitte keinen Buntbarsch (Tilapia)·····················

Ich empfehle Fisch als Teil einer gesunden Ernährung. Fisch wie Lachs, Kabeljau und Schellfisch enthält nicht nur viel Eiweiß, sondern auch viele Omega-3-Fettsäuren, die entzündungshemmend wirken, sich günstig auf die Insulinsensitivität auswirken und den Cholesterinspiegel senken. Außerdem enthält Fisch auch Omega-6-Fettsäuren, die zwar Entzündungsreaktionen hervorrufen können, die unser Körper aber dennoch braucht, und zwar in einem Verhältnis von etwa 2:1 bis 4:1 zwischen Omega-3-Fettsäuren und Omega-6-Fettsäuren. Buntbarsch aus dem Supermarkt wurde meist mit einer Nahrung aus Mais und Soja gezüchtet und enthält sehr wenig günstige Omega-3-Fettsäuren, dafür viele Omega-6-Fettsäuren.

3. Schicht: gegrilltes oder gedünstetes Gemüse
unbegrenzt nach Wahl:
- Paprika
- Poblano- oder türkische Dolmalikpaprika
- Riesenchampignons
- Sommerkürbis
- Spargel
- Zucchini
- Zwiebeln

4. Schicht: Getreide (optional)
80 g gekochter Naturreis oder Quinoa

5. Schicht: Garnierungen
Jede beliebige oder alle folgenden Zutaten je Portion:
- 120 ml Orangen-Fenchel-Krautsalat (S. 360)
- 2 EL Cashew-Limetten-Creme (S. 368)

- 2 EL Avocado-Limetten-Ranch-Dressing (S. 365)
- 120 ml Fruchtsalsa (S. 369)
- 450 g geraspelter veganer Käse
- geraspelter Kohl
- klein gehackter frischer Koriander
- frisch gepresster Limettensaft
- Guacamole
- Tomatensalsa
- rohes Gemüse wie etwa geschnittene Paprika, Tomaten, Frühlings-zwiebeln, rote Zwiebeln, Avocado oder Peperoni

Wählen Sie Ihre Grundlage aus. Tacos müssen nicht unbedingt auf knusp-rigen Maistortillas zubereitet werden. Ich mische gern. Normalerweise nehme ich einen Wrap auf Getreidebasis für einen Taco und ein Salatbett oder ein großes Salatblatt als Wrap für meinen zweiten.

Geben Sie die zweite Schicht auf die erste. Die Eiweißquelle kann ent-weder eigens gegart werden oder aus Resten bestehen. Für eine frische Portion 450 g der Eiweißquelle dünsten, falls erforderlich abgießen, 60 ml Wasser und 2 TL Gewürze dazugeben (Southwest-Würzmischung, S. 362, passt hier besonders gut) und kochen, bis alles gut durchgewürzt ist; nach Geschmack nachwürzen. Sie können für diese Schicht auch Zitrus-Fajitas (S. 340) verwenden.

Wenden Sie für die dritte Schicht das Gemüse in Avocadoöl und 1 TL Southwest-Würzmischung (S. 362) oder Würzmischung für jeden Tag (S. 361) oder marinieren Sie es in Zitrus-Fajitas-Marinade (S. 341) und geben Sie es dann zu den Tacos.

Nehmen Sie eine vierte Schicht nur, wenn Sie als Grundlage keine Mais-oder glutenfreien Tortillas verwenden. Wenn Sie möchten, können Sie zu Ihren Tacos auf Salat-Wraps oder auf dem Salatbett Naturreis oder Quinoa geben.

Krönen Sie schließlich Ihre wunderbare Kreation mit einer Garnitur.

Vegetarische Tacos

4 Portionen

Ein herzhaftes und leckeres Gericht ohne Fleisch.

- 1 Zucchini, in Stücke von gut 1 cm geschnitten
- 1 gelber Sommerkürbis, in Stücke von gut 1 cm geschnitten
- 1 grüne Paprika, in Stücke von gut 1 cm geschnitten
- 1 rote Paprika, in Stücke von gut 1 cm geschnitten
- 1 Zwiebel, in Stücke von gut 1 cm geschnitten
- 2 EL Olivenöl extra vergine
- 2–3 EL Southwest-Würzmischung (S. 362)
- 8 harte Biotortillas zum Befüllen
- 1 Dose schwarze Bohnen (400 oder 440 g), abgespült und abgetropft
- 1 Dose (450 g) Bohnenmus (selber machen: Bohnen aus einem 400-g-Glas abtropfen lassen und mit 4 EL Limettensaft fein pürieren; mit Salz, Pfeffer und Chilipulver würzen)
- 120 ml Salsa
- Fleisch einer Avocado in Stücken

Heizen Sie den Ofen auf 230 °C vor. Vermischen Sie in einer großen Schüssel Zucchini, Kürbis, Paprika und Zwiebeln mit Olivenöl und Gewürz. Breiten Sie das gewürzte Gemüse auf einem tiefen Backblech aus und grillen Sie es in ca. 20 Minuten weich. Erwärmen Sie die Tortillas einige Minuten im Ofen und nehmen Sie sie wieder heraus. Verteilen Sie zum Belegen die Tortillas auf vier Teller und befüllen Sie sie mit Gemüse, schwarzen Bohnen und Bohnenmus. Mit Salsa und Avocado garnieren.

Fisch-Tacos

4 Portionen

Ich sehe, wenn ich mexikanisch essen gehe, immer auf der Speisekarte nach, ob ich Fisch-Tacos finde, denn sie sind oft glutenfrei. Ich mache diese einfachen Tacos aber auch zu Hause gerne selbst.

- 8 weiche Maistortillas
- 40 g glutenfreies Mehl
- 1 EL Southwest-Würzmischung (S. 362)
- 1 Prise Paprikapulver, geräuchert
- 450–700 g Schellfisch, Heilbutt, Schnapper oder Kabeljau aus Wildfang
- 2 EL Avocadoöl
- 1 mittelgroße rote Zwiebel in Scheiben
- Cashew-Limetten-Creme (S. 368)
- Fruchtsalsa mit Ananas (S. 369)

Heizen Sie den Ofen auf 175 °C vor. Wickeln Sie die Tortillas in Backpapier und erwärmen Sie sie im Ofen.

Mischen Sie Mehl, Southwest-Würzmischung und Paprikapulver in einer flachen Schale. Tupfen Sie den Fisch trocken und wenden Sie ihn in der Mehlmischung. Erhitzen Sie das Avocadoöl bei mittlerer Hitze in einer gusseisernen Pfanne. Geben Sie die Zwiebel hinein, und rühren Sie gelegentlich um, bis sie weich ist. Geben Sie den Fisch dazu, und braten Sie ihn 2–3 Minuten pro Seite (nur einmal wenden), bis beide Seiten goldbraun sind und der Fisch beginnt auseinanderzufallen. Aus der Pfanne nehmen.

Verteilen Sie die warmen Tortillas zum Befüllen auf vier Teller, legen Sie den Fisch und die Zwiebelmischung hinein und geben Sie zum Schluss die Creme und die Salsa darauf.

Zitrus-Fajitas

4 Portionen

Verwenden Sie für dieses Rezept Steak (ich nehme gerne Bauchlappen), Huhn oder Garnelen. Geräucherte Paprika verleiht diesen Fajitas einen besonderen Geschmack.

Marinade:

- 80 mg frisch gepresster Zitronensaft
- 60 mg frisch gepresster Orangensaft
- 60 ml ungesüßter Ananassaft
- 2 EL Worcestershire-Sauce
- 80 mg Olivenöl extra vergine
- 3 Knoblauchzehen, klein gehackt
- 2 TL Southwest-Würzmischung (S. 362)
- 1 TL Paprikapulver, geräuchert
- 1 TL Meersalz
- ½ TL frisch gemahlener schwarzer Pfeffer
- 15 g Koriander
- ½ Peperoni, ohne Samen und klein gehackt (optional)

Fajitas:

- knapp 600 g Steak vom Weiderind, Biohühnerbrust oder Garnelen, geschält und ohne Darm
- 2 EL Avocadoöl, getrennt
- 1 große Zwiebel in Scheiben
- 1 kleine rote Paprika in Schnitzen
- 8 Tortillas, glutenfreie Wraps, Salat-Wraps oder grüner Salat

Vermischen Sie alle Zutaten für die Marinade in einer flachen Auflaufform. Geben Sie das Fleisch oder die Garnelen in die Marinade und wenden Sie es gelegentlich darin. Huhn und Steak brauchen mindestens 4 Stunden, besser eine ganze Nacht, im Kühlschrank, Garnelen nur 30 Minuten, ebenfalls im Kühlschrank. (Bei einer längeren Marinierzeit zersetzt die Säure in der Marinade das zarte Garnelenfleisch und macht es matschig.)

Nehmen Sie das Fleisch oder die Garnelen aus der Marinade heraus. Erwärmen Sie eine gusseiserne Grillpfanne bei mittlerer Hitze. Geben Sie 1 EL Avocadoöl dazu, braten Sie das Fleisch oder die Garnelen, bis sie gar sind, und legen Sie sie auf ein Schneidebrett. Schneiden Sie das Huhn oder das Steak quer zur Faser in dünne Stücke.

Geben Sie das restliche Öl in die Grillpfanne und geben Sie Zwiebeln und Paprika dazu. Braten Sie diese 5–6 Minuten und rühren Sie gelegentlich um, bis sie weich sind und einige braune Stellen aufweisen.

Verteilen Sie das Fleisch oder die Garnelen auf vier Tellern auf einem Bett aus grünen Salaten und garnieren Sie es mit Gemüse. Oder verteilen Sie es auf acht Tortillas, Wraps oder Salatwraps und garnieren Sie es mit Gemüse.

OFENGERICHTE

Brathähnchen mit Knoblauch

4–6 Portionen

Im Herbst und Winter brate ich montags oft ein Hähnchen zum Abendessen. Brathähnchen schmeckt köstlich, und wenn Sie etwas Wurzelgemüse wie Pastinaken, Möhren und Süßkartoffeln mit in den Topf geben und einen Salat dazu servieren, haben Sie ein vollständiges Gericht nach der PCOS-Diva-Ernährungsscheibe. Sie können das Hähnchen im Voraus vorbereiten und würzen und es bis zum Braten kühlen. Ich verwende eingeplante Reste als Eiweißzutat für andere Mahlzeiten, Suppen, Salate und Wraps. Selbstverständlich verwende ich die Knochen zur Herstellung meiner Hühnerknochenbrühe (S. 320). Versuchen Sie dieses Gericht auch mit anderen Gewürzmischungen.

- 1 gut 2 kg schweres Biohähnchen
- 2 Zitronen, Schale geraspelt, dann vierteln
- 1 EL Würzmischung für jeden Tag (S. 361)
- 4 Knoblauchzehen, klein gehackt
- 2 El Heumilch-Butter, zerlassen
- 2 EL Olivenöl extra vergine

- 5 Knoblauchzehen, gepresst
- 1 mittelgroße Zwiebel, halbiert

Heizen Sie den Ofen auf 200 °C vor. Reinigen Sie das Huhn und tupfen Sie es trocken. In einen Bräter geben. Vermischen Sie in einer kleinen Schüssel Zitronenschale, Würzmischung, die vier klein gehackten Knoblauchzehen, Butter und Öl. Verteilen Sie die Mischung außen auf dem Hähnchen, zwischen Haut und Fleisch und im Inneren. Befüllen Sie das Innere mit den geviertelten Zitronen, den fünf gepressten Knoblauchzehen und der Zwiebel. Braten Sie das Hähnchen 90 Minuten im Ofen oder bis beim Hineinstechen der austretende Saft klar ist und die Temperatur im inneren, fleischigsten Teil des Hähnchens (im Schenkel oder dort, wo unter der Brust der Schenkel auf die Brust trifft) 70 °C erreicht. Lassen Sie das Hähnchen vor dem Servieren 15 Minuten auf einer Platte abkühlen.

Hühnerbruststreifen in Sesamkruste

4 Portionen

Meine verbesserte, aber immer noch kinderfreundliche Version von Chicken Nuggets. Mit würziger Himbeer-Dipsauce (S. 368) servieren.

- 2 Eiweiß von Bioeiern
- 150 g Sesamsamen
- gut 500 g Biohühnerbrust ohne Knochen und Haut, in Streifen geschnitten
- Meersalz und schwarzer Pfeffer zum Abschmecken
- Kokosöl-Backspray

Heizen Sie den Ofen auf 200 °C vor. Legen Sie ein tiefes Backblech mit Backpapier aus. Schlagen Sie in einem kleinen Gefäß die Eier schaumig. Verteilen Sie die Sesamsamen in einer niedrigen Auflaufform. Tauchen Sie jeden Hühnerbruststreifen in das Eiweiß und wälzen Sie es in den Sesamsamen. Mit Pfeffer und Salz würzen, auf das vorbereitete Backblech legen und leicht mit dem Kokosöl-Backspray besprühen. 10 Minuten backen. Die Hühnerbruststreifen wenden und weitere 5–10 Minuten backen, bis das Huhn durchgegart ist und die innere Temperatur 70 °C erreicht hat.

Zitronen-Pfeffer-Hühnerkeulen

4 Portionen
Diese Marinade eignet sich auch für Grillfleisch!

Marinade
- 4 große Knoblauchzehen, gepresst
- 1 TL Würzmischung für jeden Tag (S. 361)
- 1 TL frisch gemahlener Pfeffer
- 1 TL getrockneter Thymian
- 2 EL Frühlingszwiebeln, klein geschnitten
- geriebene Schale einer Zitrone
- 60 ml frisch gepresster Zitronensaft
- 2 EL Olivenöl extra vergine
- 2 EL Coconut Aminos oder andere sojafreie Gewürzsauce

Huhn
- 900 g Biohühnerkeulen mit Haut

Vermischen Sie in einer großen Schüssel alle Zutaten für die Marinade sorgfältig. Legen Sie die Keulen in eine gläserne, ca. 33 x 23 cm große Auflaufform und gießen Sie die Marinade darüber. Im Kühlschrank für mindestens 2 Stunden, am besten aber über Nacht marinieren lassen. Die Keulen aus der Marinade nehmen und 35–40 Minuten grillen oder in einer Grillpfanne bei 200 °C im Ofen backen, bis das Huhn durchgegart ist und die innere Temperatur 70 °C erreicht hat.

Lachs mit Ahornsenf

4 Portionen

Wenn Sie sich nicht sicher sind, ob Sie Lachs mögen, sollten Sie dieses Rezept einmal ausprobieren – es wird Sie zu einer Lachsliebhaberin machen. Der Lachs kann alternativ auch gegrillt werden.

- Avocadoöl-Backspray
- 4 (insgesamt 700 g) Wildlachs-Filets mit Haut
- 3 EL Ahornsirup
- 1 EL Dijonsenf oder anderer scharfer Senf
- 1 EL Tamari-Sojasauce, Coconut Aminos oder eine andere sojafreie Gewürzsauce
- Saft einer halben Zitrone
- 1 Knoblauchzehe, gepresst
- 1/8 TL Meersalz
- 1/8 TL frisch gemahlener schwarzer Pfeffer
- 1 EL fein geringelte Frühlingszwiebeln (als Garnitur)

Heizen Sie den Ofen auf 200 °C vor. Fetten Sie eine ca. 33 x 23 x 5 cm große Auflaufform mit dem Backspray ein. Legen Sie den Lachs mit der Hautseite nach unten hinein. Vermischen Sie in einer kleinen Schüssel Sirup, Senf, Sojasauce, Zitronensaft und Knoblauch, und rühren Sie um, bis alles gut vermischt ist. Bestreuen Sie die Filets mit Pfeffer und Salz und löffeln Sie die Ahornsirup-Senf-Mischung darauf. 8–12 Minuten backen, bis die Sauce anfängt zu karamellisieren und der Fisch sich mit einer Gabel leicht zerteilen lässt. Mit Frühlingszwiebeln garnieren.

Heilbutt in der Meerrettichkruste

4 Portionen

Ein Teil meiner Vorfahren stammt aus dem östlichen Europa, daher war Meerrettich im Haus meiner Großeltern ein Grundnahrungsmittel. Ich verwende diese heilkräftige Wurzel in meinen Gerichten sehr gerne. Sie regt das Immunsystem mächtig an und wirkt entzündungshemmend. Mit fettem Fisch kombiniert, regt sie auch die Verdauung an. Sie können für dieses Rezept statt des Heilbutts auch Lachs oder jeden anderen Fisch mit festem weißem Fleisch aus Wildfang verwenden.

- 4 (insgesamt 700 g) Heilbuttfilets aus Wildfang
- 60 ml Mayonnaise mit Olivenöl
- 1 Schalotte, fein gehackt
- 2 TL Dijonsenf oder anderer scharfer Senf
- 1 EL geriebener Meerrettich
- 2 TL frisch gepresster Zitronensaft
- 1 TL geriebene Zitronenschale
- 40 g glutenfreies Paniermehl
- 2 EL Heumilchbutter, zerlassen
- 1 EL klein gehackter Schnittlauch oder Frühlingszwiebeln
- 1 EL klein gehackte frische Petersilie
- ¼ TL Meersalz
- ¼ TL frisch gemahlener schwarzer Pfeffer

Heizen Sie den Ofen auf 200 °C vor. Legen Sie die Filets in eine ca. 33 x 23 x 5 cm große Auflaufform. Verrühren Sie in einer kleinen Schüssel Mayonnaise, Schalotte, Senf, Meerrettich, Zitronensaft und -schale. Die Mayonnaisemischung dünn auf den Filets verstreichen. Vermischen Sie in einer kleinen Schüssel Paniermehl (glutenfrei selbst herstellen: glutenfreies Brot gut toasten oder rösten, abkühlen lassen und in den Mixer oder die Küchenmaschine geben), zerlassene Butter, Schnittlauch, Petersilie, Salz und Pfeffer. Verteilen Sie diese Panade gleichmäßig auf den Filets. Die Form mit Backpapier abdecken und 7 Minuten backen. Das Backpapier abnehmen und weitere 7 Minuten backen oder bis die Panade goldbraun ist und der Fisch beim Gabeltest leicht zerfällt.

GRILLGERICHTE

Ich liebe den Sommer, weil Kochen dann so einfach ist. Es kostet nur wenig Zeit, ein Stück Fleisch, Geflügel oder Fisch mit einer Würzmischung zu bestreuen, es in einem meiner Dressings zu marinieren, zu grillen und mit einer Salsa oder Sauce zu ergänzen. Mit gegrilltem Gemüse und einem leichten Salat kombiniert, ist das Essen auch schon fertig. Experimentieren Sie mit vielen verschiedenen Geschmackskombinationen, und es wird Sie niemals langweilen. Ihr Geschmackssinn (und Ihr Körper) wird es Ihnen danken.

Gegrillte Schaschlikspieße sind leicht herzustellen und stellen eine vollständige Mahlzeit dar, wenn Sie sie mit meinem Quinoa-Pilaw (S. 355) kombinieren. Das Fleisch oder der Fisch gewinnen an Geschmack, wenn sie in einem Dressing mariniert, mit einem Würzsalz eingerieben oder mit einer Sauce eingepinselt werden. Ich spieße mit meinem Schaschlikfleisch gerne Gemüse und sogar Obst auf. Es gibt unendlich viele Möglichkeiten, nutzen Sie also Ihre Kreativität. Hier sind einige der Favoriten meiner Familie.

Pfirsich-Huhn-Schaschlik

4 Portionen

- Fruchtige Vinaigrette (S. 364)
- 12 hölzerne Schaschlikspieße, in Wasser eingeweicht
- 550–600 g Biohühnerbrust, ohne Knochen und Haut, in knapp 4 cm dicke Stücke geschnitten
- 4 frische kleine Pfirsiche, abgespült und mit der Haut grob gewürfelt
- 2 kleine Zucchini, in gut 1 cm dicke Scheiben geschnitten
- 1 rote Paprika, in mundgerechte Stücke geschnitten
- 1 mittelgroße milde Zwiebel, in mundgerechte Stücke geschnitten
- 1 Schale (250 g) Champignons, halbiert
- 4 Knoblauchzehen, gepresst
- Avocadoöl für den Grill

Machen Sie eine fruchtige Vinaigrette (S. 364) mit Pfirsichen.

Bereiten Sie die Spieße vor, indem Sie nach dem Zufallsprinzip Huhn, Pfirsich, Zucchini, Paprika, Zwiebel und Pilze aufspießen. Legen Sie die Spieße in eine ca. 33 x 23 x 5 cm große gläserne Auflaufform und besprenkeln Sie sie gleichmäßig mit der Vinaigrette. Geben Sie den Knoblauch in die Pfanne. Stellen Sie das Fleisch für mindestens 4 Stunden oder über Nacht kühl, wobei Sie die Spieße gelegentlich wenden, damit die Marinade alles bedecken kann.

Reiben Sie den noch kalten Grillrost mithilfe von Küchenpapier mit Avocadoöl ein. Heizen Sie den Grill auf mittlere Hitze auf. Nehmen Sie die Schaschlikspieße aus der Marinade und grillen Sie sie etwa 10 Minuten, wobei Sie sie alle 2 Minuten drehen, bis das Huhn gut durchgegart und nicht mehr von innen rosa ist und bis die innere Temperatur 70 °C erreicht hat.

Karibisches Lachs-Ananas-Schaschlik

4 Portionen

Marinade

- 60 ml frisch gepresster Orangensaft
- 60 ml frisch gepresster Zitronensaft
- 60 ml Olivenöl extra vergine
- 60 ml Tamari-Sojasauce, Coconut Aminos oder eine andere sojafreie Gewürzsauce
- 1 EL jamaikanische Jerk-Würzmischung (S. 361)
- 3 Knoblauchzehen, gepresst
- 2 EL Frühlingszwiebeln, gehackt
- 1 Stück (5 cm) frischer Ingwer, geschält und in Scheiben

Schaschlikspieße

- 450 g Wildlachsfilet (Mittelstück), gehäutet und in 2,5-cm-Würfel geschnitten
- 12 hölzerne Schaschlikspieße, in Wasser eingeweicht

- 300 g frische Ananas, in 2,5-cm-Würfel geschnitten
- 2 kleine Sommerkürbisse, in ca. 1 cm große Scheiben geschnitten
- 1 grüne Paprika, in mundgerechte Stücke geschnitten
- 1 mittelgroße milde Zwiebel, in mundgerechte Stücke geschnitten
- Avocadoöl für den Grill

Verrühren Sie in einer mittelgroßen Schüssel alle Zutaten für die Marinade. Geben Sie die Lachswürfel dazu und bedecken Sie sie komplett mit der Marinade. Abdecken und für 1–2 Stunden kühlstellen. Bereiten Sie die Spieße vor, indem Sie nach dem Zufallsprinzip Lachs, Ananas, Sommerkürbis, Paprika und Zwiebel aufspießen.

Reiben Sie den noch kalten Grillrost mithilfe von Küchenpapier mit Avocadoöl ein. Heizen Sie den Grill auf mittlere Hitze auf. Nehmen Sie die Schaschlikspieße aus der Marinade und grillen Sie sie etwa 10 Minuten, wobei Sie sie alle 2 Minuten drehen, bis der Lachs gut durchgegart und nicht mehr durchscheinend ist.

Beilagen

Röstgemüse in 6 Schritten

4 Portionen

Viele meiner Klientinnen, die bisher immer auf Mais als Gemüsebeilage geschworen hatten (der ja nun wirklich stärkehaltig ist), haben sich in geröstetes Gemüse als leicht zuzubereitende und leckere Alternative verliebt. Durch das Rösten wird das Gemüse von außen goldbraun und knusprig, und der natürlich enthaltene Zucker karamellisiert, was dem Gemüse eine leichte Süße verleiht.

Seien Sie beim Rösten von Gemüse kreativ! Sie können alle möglichen Gemüsesorten rösten, bei denen Sie vielleicht bisher noch nicht darauf gekommen waren, wie Rettich, Radieschen, Kohl, grüne Bohnen und Zuckerschoten.

Schritt 1: Heizen Sie den Ofen auf 220 °C vor.

Schritt 2: Bereiten Sie 400–900 Gramm Gemüse vor, indem Sie es waschen, trocknen, schälen und in gleich große Stücke schneiden, damit es gleichzeitig garen kann.

Schritt 3: Vermischen Sie in einer großen Schüssel Gemüse, Würzgemüse, Öl, frisches Obst und Gewürze so lange, bis alle Zutaten mit Öl bedeckt sind.

> *Würzgemüse:* bis zu 80 g Zwiebel, Lauch, Schalotten, bis zu 2 EL Knoblauch oder Ingwer
>
> *Öl:* 1–2 EL hocherhitzbares Öl wie Avocado- oder Kokosöl
>
> *Frisches Obst:* bis zu 120 g gehackte Birnen, Äpfel, Cranberrys oder Trauben
>
> *Gewürze:* 1–2 TL einer Mischung aus Meersalz, gemahlenem schwarzem Pfeffer und Gewürzen oder Würzmischung für jeden Tag (S. 361), jamaikanischer Jerk-Würzmischung (S. 361) oder Southwest-Würzmischung (S. 362)

Schritt 4: Verteilen Sie das Gemüse auf einem tiefen Backblech. Nehmen Sie nicht zu viel Gemüse auf einmal, damit Sie es nicht aus Versehen dünsten statt rösten.

Schritt 5: Rösten Sie das Gemüse auf mittlerer Schiene im Ofen, bis es weich und leicht gebräunt ist. Wenden Sie es unterdessen alle 10–15 Minuten. Die meisten Gemüsesorten brauchen 10–30 Minuten, Wurzelgemüse und Winterkürbis 30–60 Minuten. Wenn Sie verschiedene Sorten zusammen rösten, müssen Sie vielleicht mit den härteren Sorten, die eine längere Garzeit haben, beginnen und nach und nach die weicheren, schneller garenden dazugeben, damit alles zugleich fertig ist.

Schritt 6: Ergänzen Sie um weitere geschmackliche Dimensionen, indem Sie nach dem Rösten noch Zutaten dazugeben:

Frisches Gemüse: Mischen Sie eine Handvoll Rauke oder Babyspinat unter.

Zitrusfrüchte: mit Orangen-, Zitronen- oder Limettenschale oder dem Saft besprenkeln

Frühstücksspeck: zwei bis drei Scheiben zerkrümelten knusprigen Frühstücksspeck darübergeben (mit dem ja fast alles besser schmeckt!)

Frische Kräuter: mit einigen TL frischen, klein gehackten Kräutern bestreuen

Saucen/Dressings: mit Tamari-Sojasauce, Tabasco, Sriracha-Chilisauce, Sambal Oelek, Chimichurrisauce (S. 366), Basilikum-Pesto (S. 327) oder Erdnusssauce mit frischem Koriander (S. 367) würzen

Essig: mit 1–2 TL einer beliebigen Essigsorte besprenkeln, um den Geschmack zu unterstützen

Geröstete Nüsse und/oder Samen: Geben Sie für die Konsistenz und zum Knuspern 2–3 EL dazu.

Ahornsirup oder Honig: mit 1–2 TL beträufeln

Schneller Retter

Hier ist ein superschnelles und einfaches Essen: Zwiebeln, Paprika, einige kleine rote Kartoffeln, Zucchini und Sommerkürbis (denken Sie auch hier an die PCOS-Diva-Ernährungsscheibe) rösten. Anschließend braun gebratene Geflügelwürstchen sowie frisches Basilikum und Petersilie untermischen. Dieses Gericht funktioniert genauso gut auf dem Grill (dabei die Kartoffeln in Backpapier verpacken).

Geröstetes Wurzelgemüse

4 Portionen

Wenn Sie Kohlrabi, Rote Bete, Pastinaken oder Steckrüben noch nicht kennen, werden Sie überrascht sein, wie aromatisch sie durchs Rösten werden.

- 900 g Wurzelgemüse (eine beliebige Mischung aus Süßkartoffeln, Möhren, Pastinaken, Kohlrabi, Steckrüben und/oder Roter Bete), geschält und in 2,5 cm große Stücke geschnitten
- 1 Zwiebel, gehäutet und in knapp 1 cm dicke Schnitze geschnitten
- 2 EL Avocadoöl
- Meersalz und frisch gemahlener schwarzer Pfeffer zum Abschmecken

Heizen Sie den Ofen auf 220 °C vor. Geben Sie Gemüse und Zwiebeln in einen Bräter, ein tiefes Backblech oder eine ca. 33 x 23 cm große Auflaufform. Alles mit dem Öl besprenkeln, mit Salz und Pfeffer würzen und gut vermischen. Verteilen Sie das Gemüse gleichmäßig, damit es Platz hat. 45 bis 50 Minuten rösten, bis alles leicht gebräunt und weich ist, dabei alle 10 Minuten umrühren.

Gerösteter Rosenkohl mit Orange

4 Portionen

Ich konnte Rosenkohl nie leiden, bis ich lernte, wie man ihn röstet. Rosenkohl verbindet sich geschmacklich gut mit anderen Zutaten. Frühstücksspeck, Balsamessig und Ahornsirup obendrauf schmecken alle wunderbar dazu!

- 700 g Rosenkohl, geputzt und halbiert
- 2 EL Avocadoöl, getrennt
- Meersalz zum Abschmecken
- Saft und geriebene Schale einer Bioorange
- 2 TL Honig

Heizen Sie den Ofen auf 220 °C vor. Vermischen Sie in einer großen Schüssel den Rosenkohl mit 1 EL Öl und etwas Meersalz. Geben Sie das Gemüse auf ein tiefes Backblech, ohne dass Stücke aufeinanderliegen. Rösten Sie es etwa 25–30 Minuten, bis es weich und karamellisiert ist. Verquirlen Sie in einer kleinen Schüssel das restliche Öl, Orangensaft, -schale und Honig. Vermischen Sie den gegarten Rosenkohl vor dem Servieren mit der Orangenmischung.

Grünzeug mit Knoblauch

4 Portionen

Wenn Sie bisher noch nicht das Vergnügen hatten, mit gedünstetem Mangold, Grünkohl oder Rote-Bete-Blättern Bekanntschaft zu machen, sollten Sie das nachholen! Selbst die größten Gemüsemuffel lieben dieses Gericht.

- 2 EL Heumilchbutter
- 1 EL Olivenöl extra vergine
- 4 Knoblauchzehen, gepresst
- 1 Bund grünes Gemüse wie Grünkohl, Palmkohl, Brauner Senf, Spinat, Rote-Bete-Blätter oder Mangold, ohne Rippen und gehackt, oder Pak Choi in Stücken
- 2 TL Tamari-Sojasauce, Coconut Aminos oder eine andere sojafreie Gewürzsauce
- 1 TL frisch gepresster Zitronensaft
- 1–2 TL Sesamsamen (optional)

Zerlassen Sie die Butter bei geringer Hitze in einer Pfanne. Geben Sie den Knoblauch hinein und dünsten Sie ihn 1 Minute. Das Olivenöl dazugießen und den Knoblauch in ca. 10 Minuten weich garen, dabei häufig umrühren, damit er nicht anbrennt. Aus der Pfanne nehmen, das vom Knoblauch aromatisierte Fett in der Pfanne lassen. Auf mittlere Hitze aufdrehen, das Gemüse in die Pfanne geben und abdecken. 5 – 7 Minuten weich braten, dabei gelegentlich umrühren. Das Gemüse vom Feuer nehmen, Sojasauce und Zitronensaft unterrühren, nach Wunsch auch den beiseitegestellten Knoblauch, und nach Belieben mit Sesamsamen bestreuen.

Geschlagener Butternuss-Kürbis

4 Portionen

Sie können auch anderen Kürbis wie Buttercup, Delicata oder Eichelkürbis verwenden.

- 1 kleiner oder ½ großer Butternusskürbis
- 3 EL Heumilchbutter
- 2 TL Ahornsirup
- ½ TL reiner Vanilleextrakt
- ¼ TL frisch gemahlene Muskatnuss
- Meersalz und frisch gemahlener schwarzer Pfeffer zum Abschmecken

Heizen Sie den Ofen auf 175 °C vor. Halbieren Sie den Kürbis längs und löffeln Sie die Samen heraus. Legen Sie die Hälften mit der angeschnittenen Seite nach unten in eine Auflaufform mit so viel Wasser, dass der Boden ganz bedeckt ist (gut 1 cm). Piksen Sie mit einer Gabel einige Löcher in die Kürbisschale. Abdecken und 1 Stunde backen, bis der Kürbis gabelweich ist. Schaben Sie das Fleisch von der Schale in eine Schüssel und zerstampfen Sie es mit einem Kartoffelstampfer, oder pürieren Sie es mit dem Stabmixer oder Handmixgerät, während Sie Butter, Ahornsirup, Vanille und Muskatnuss dazugeben. Mit Salz und Pfeffer abschmecken.

Wurzelgemüsepaste

4 Portionen

Der milde Zwiebelgeschmack des Lauchs rundet dieses Wurzelgemüsepüree wunderbar ab.

- 2 EL Heumilchbutter, einzeln
- 2 Lauchstangen, geputzt und in 2,5 cm breite Stücke geschnitten
- 2 große Pastinaken, geschält und in 2,5 cm große Stücke geschnitten
- 2 kleine ungeschälte vorwiegend festkochende Biokartoffeln, in 2,5 cm dicke Stücke geschnitten
- ½ l Biohühnerbrühe, natriumreduziert, oder selbst gemachte Hühnerknochenbrühe (S. 320)
- 1/8 TL frisch gemahlene Muskatnuss
- Meersalz und frisch gemahlener Pfeffer zum Abschmecken

Zerlassen Sie 1 EL Butter bei mittlerer Hitze in einem mittelgroßen Topf. Den Lauch dazugeben und 5–7 Minuten leicht weich dünsten, dabei gelegentlich umrühren. Pastinaken, Kartoffeln, Brühe und Muskatnuss zugeben, unbedeckt zum Kochen bringen, dabei gelegentlich umrühren. Die Hitze reduzieren und in etwa 30 Minuten das Gemüse sehr weich kochen, bis die meiste Flüssigkeit aufgenommen ist. Vom Feuer nehmen, die restliche Butter dazugeben und mit dem Kartoffelstampfer stampfen (es kann noch feste Gemüsestücke geben). Mit Salz und Pfeffer abschmecken und mit Petersilie garnieren.

Quinoapilaw

4 Portionen

Für dieses Pilaw können Sie diverse Gemüse- und Kräuterkombinationen verwenden. Hier ist eine meiner Lieblingsvarianten. Spülen Sie Quinoa vor dem Kochen unbedingt gut ab.

- 1 EL Olivenöl extra vergine
- 2 Schalotten, klein gehackt
- 1 Knoblauchzehe, gepresst
- 1 TL Würzmischung für jeden Tag (S. 361)
- 170 g getrocknete Quinoa
- 60 g trockener Weißwein
- gut 400 ml Biohühnerbrühe, natriumreduziert, oder selbst gemachte Hühnerknochenbrühe (S. 320)
- 250 g Babyspinat, geschnitten
- 60 g geröstete Walnüsse, gehackt
- 20 g klein gehackte frische Petersilie
- 1 mittelgroße Salatgurke ohne Schale, entkernt und in 1 cm große Stücke geschnitten
- geriebene Schale einer Zitrone
- Meersalz und frisch gemahlener Pfeffer zum Abschmecken

Erhitzen Sie das Öl bei mittlerer Hitze in einem großen Topf. Die Schalotten hineingeben und in etwa 2 Minuten weich braten. Knoblauch und Würzmischung dazugeben und 1 Minute umrühren. Quinoa, Wein und Brühe dazugeben. Abdecken, aufkochen und ca. 15 Minuten weiter köcheln lassen, bis die gesamte Flüssigkeit aufgenommen wurde und die Quinoa weich ist. Vom Feuer nehmen und Spinat, Walnüsse, Petersilie, Gurke und Zitronenschale dazugeben und gut vermischen. Mit Salz und Pfeffer abschmecken.

Grillgemüse in vier Schritten

4 Portionen

Wenn Sie gekochtes Gemüse nicht gerne mögen, versuchen Sie es mal mit gegrilltem. Genau wie beim Rösten karamellisiert beim Grillen der im Gemüse natürlich vorhandene Zucker, und der rauchige Geschmack vom Grill fügt eine weitere Geschmacksdimension hinzu. Außerdem ist Grillen einfach, und hinterher braucht in der Küche nicht viel aufgeräumt zu werden. Sie können dieses Gemüse entweder warm oder kalt in Salaten genießen. Verwenden Sie Reste in Suppen, Omelettes oder Wraps. Keine Angst vor Gemüsesorten, an die Sie beim Grillen bisher nicht gedacht hatten, wie Romanasalat, Pak Choi, Rosenkohl, Lauch und Blumenkohl.

Schritt 1: Schneiden Sie 450–900 g Gemüse in ½ bis gut 1 cm dicke Stücke. Gemüse, das kleiner geschnitten wird, kann leicht verkochen. Dann wird es matschig.

Schritt 2: Wälzen Sie das Gemüse in 1–2 EL Avocadoöl (dem idealen Grillöl, da es einen hohen Rauchpunkt hat) und bestreuen Sie es mit Meersalz, gemahlenem schwarzem Pfeffer und 1–2 TL Würzmischung für jeden Tag (S. 361), jamaikanischer Jerk-Würzmischung (S. 361) oder Southwest-Würzmischung (S. 362). Sie können das Gemüse alternativ 30 Minuten in weißer Balsamessig-Vinaigrette (S. 363) oder der Marinade für die Zitrus-Fajitas (S. 340) marinieren.

Schritt 3: Reiben Sie den noch kalten Grillrost mithilfe von Küchenpapier mit Avocadoöl ein. Heizen Sie den Grill auf mittlere Hitze auf, und grillen Sie das Gemüse, bis der Grillrost sich sichtbar darauf abzeichnet. Reduzieren Sie die Hitze, und garen Sie das Gemüse, bis es beinahe den gewünschten Garheitsgrad erreicht hat (es wird noch etwas nachgaren, nachdem Sie es vom Feuer genommen haben), oder halten Sie es bei indirekter Hitze warm. Die Außenseite sollte nicht zu schnell garen, während die Innenseite noch roh ist.

Grillen Sie kleiner geschnittenes Gemüse auf Schaschlikspießen oder verwenden Sie einen Grillkorb, damit es nicht durch den Rost fällt. Sie können Ihr Gemüse auch in Backpapier garen. Das funktioniert gut mit festerem Wurzelgemüse. Nehmen Sie ein ca. 60 cm großes Stück Backpapier, das Sie mit Kokosöl-Spray besprüht haben. Legen Sie die gewürzten und dünn geschnittenen Gemüsescheiben nebeneinander darauf, sodass sie sich nur wenig gegenseitig überdecken, und lassen Sie an den Seiten einen 5 cm breiten Rand. Falten Sie das Backpapier um, und rollen Sie die Ränder ein, um sie zu verschließen. Legen Sie das Päckchen auf den Grill und decken Sie es ab. Grillen Sie das Gemüse gar.

Schritt 4: Würzen Sie nach Geschmack nach (optional). Wälzen Sie das gegrillte Gemüse in einem Dressing oder einer Sauce und frischen Kräutern, nachdem Sie es vom Grill genommen haben.

Gegrillte Blumenkohlsteaks mit Zwiebeln

4 Portionen

Blumenkohl ist eine vielseitige, kohlenhydratarme Beilage. Servieren Sie ihn geröstet, in Reisform oder als Gemüsesteak. Ich serviere diese Steaks an Chimichurrisauce (S. 366).

- 1 Blumenkohl
- 1 große milde Zwiebel, in 1 cm große Ringe geschnitten
- 3 EL Avocadoöl und mehr für den Grill
- Meersalz und frisch gemahlener Pfeffer zum Abschmecken

Entfernen Sie die Blätter, und stutzen Sie den Strunk, aber entfernen Sie nicht das Herzstück. Legen Sie den Blumenkohl mit dem Herzstück nach unten auf ein Schneidebrett. Schneiden Sie ihn in vier zentimeterdicke Scheiben, die »Steaks«.

Beträufeln Sie die Blumenkohlsteaks und die Zwiebel mit Avocadoöl, salzen und pfeffern Sie sie. Reiben Sie den noch kalten Grillrost mithilfe von Küchenpapier mit Avocadoöl ein. Heizen Sie den Grill auf mittlere Hitze auf, und grillen Sie Blumenkohl und Zwiebel pro Seite 8 – 10 Minuten, bis sie weich und stellenweise dunkel sind. Geben Sie Öl und Gewürze darauf und grillen Sie lose Blumenkohlstücke 5 – 7 Minuten in einem Grillkorb gar, wobei Sie sie gelegentlich schütteln.

Danis mediterraner Salat

4 Portionen

Eines meiner liebsten Beilagensalat-Rezepte ist ein ganz einfacher, aber schmackhafter Salat, den ich von meinem Freund Dani kenne. Er wuchs am Mittelmeer auf, und diesen Salat gab es in seiner Jugend sehr oft zum Abendessen. Sie können auch Kalamataoliven, Rauke, Möhrenraspel und jede beliebige Kombination von frischem Koriander, Basilikum und Minze hineingeben. Bestreuen Sie ihn mit gerösteten Pinienkernen, und geben Sie noch Kichererbsen hinein, wenn Sie einen Mahlzeitsalat daraus machen möchten.

- Saft von 2 Zitronen
- 60 ml Olivenöl extra vergine
- 2 Knoblauchzehen, gepresst
- 1 TL Meersalz
- 1 TL frisch gemahlener Pfeffer
- 600 g Kirschtomaten, geviertelt
- 1 Paprika in Stücken
- 3 Frühlingszwiebeln, in feine Streifen geschnitten
- ½ mittelgroße rote Zwiebel, gewürfelt

- 220 g Salatgurke, entkernt und klein geschnitten
- 1 EL klein gehackte frische Petersilie

Geben Sie Zitronensaft, Olivenöl, Knoblauch, Meersalz und Pfeffer in ein Halbliter-Schraubglas. Schütteln Sie gut, bis alles vermischt ist. Vermischen Sie in einer großen Schüssel Tomaten, Paprika, Frühlingszwiebeln, rote Zwiebel, Gurke und Petersilie. Gießen Sie das Zitronensaft-Dressing auf den Salat und rühren Sie es gut ein. Vor dem Servieren 1 Stunde kühlen, damit der Geschmack durchziehen kann.

Apfel-und-Aprikosen-Krautsalat mit Ingwer

4 Portionen

Dieser Salat schmeckt genauso gut mit klein geschnittener fester Birne.

- 80 ml ungesüßter Mandelmilch- oder Kokosmilchjoghurt
- 60 ml Mayonnaise mit Olivenöl
- 2 TL frisch gepresster Zitronensaft
- 2 EL weißer Balsamessig
- 1 TL frisch geriebener Ingwer
- 2 TL Mohnsamen
- ½ TL Meersalz
- ¼ TL frisch gemahlener schwarzer Pfeffer
- 1 kleiner Apfel, in Stäbchen geschnitten
- 1 Möhre, geschält und gerieben
- 400 g gehackter Weißkohl
- 60 g getrocknete Aprikosen, klein gehackt
- 40 g Walnüsse, gehackt
- 2 Frühlingszwiebeln, dünn geschnitten
- 40 g Kürbiskerne

Verquirlen Sie in einer kleinen Schüssel Joghurt, Mayonnaise, Zitronensaft, Essig, Ingwer, Mohnsamen, Salz und schwarzen Pfeffer zu einem

Dressing. Vermischen Sie in einer großen Schüssel Apfel, Möhre, Weißkohl, getrocknete Aprikosen, Walnüsse, Frühlingszwiebeln und Kürbiskerne. Mischen Sie das Dressing unter. Kühl servieren.

Orangen-Fenchel-Krautsalat

4 Portionen

Sollten Sie noch nie Fenchel gegessen haben, werden Sie angenehm überrascht sein. Er verleiht diesem Salat einen wunderbaren Geschmack. Falls Sie den anisartigen Geschmack besonders mögen, garnieren Sie den Salat mit dem klein gehackten Fenchelgrün.

- 2 EL frisch gepresster Orangensaft
- 2 EL Olivenöl extra vergine
- 1 EL Apfelessig
- ½ TL Meersalz
- ¼ TL frisch gemahlener schwarzer Pfeffer
- 1 Möhre, geschält und geraspelt
- 2 Frühlingszwiebeln, klein geschnitten
- 1 große Fenchelknolle, geputzt und in dünne Streifen geschnitten
- 100 g gehackter Rotkohl
- 2 mittelgroße Orangen, geschält und in schmale Stücke geschnitten (geben Sie den beim Schneiden austretenden Saft ins Dressing)
- 2 EL getrocknete Cranberrys

Vermischen Sie in einem halblitergroßen Schraubglas Orangensaft, Olivenöl, Essig, Salz und schwarzen Pfeffer. Schütteln Sie gut. Geben Sie in einer großen Schüssel Möhre, Frühlingszwiebeln, Fenchel, Rotkohl und Orangen zusammen. Fügen Sie das Dressing hinzu und vermischen Sie alles gut. Mit den Cranberrys bestreuen. Kühl servieren.

Würzmischungen, Dressings und Saucen

WÜRZMISCHUNGEN

Es gibt zahllose Möglichkeiten, wie Sie Ihre Eiweißquelle und Ihr Gemüse würzen können. Sie brauchen die Gewürze nur über das Gericht zu streuen und es zu grillen, zu rösten oder zu dünsten. Dies ist eine Gelegenheit, kreativ zu werden. Entwickeln Sie Ihre persönliche Gewürzmischung. Es gibt auch viele schmackhafte Mischungen fertig zu kaufen. Achten Sie aber darauf, dass sie glutenfrei sind und keine künstlichen Geschmacksverstärker (Mononatriumglutamat) enthalten und dass Meersalz verwendet wurde. Im Folgenden stelle ich Ihnen meine Standard-Gewürzmischungen vor. Wenn sie trocken gelagert werden, halten sie sich 1–2 Jahre.

Würzmischung für jeden Tag

ca. 160 g
- 45 g fein gemahlenes Meersalz
- 2 EL Zwiebelpulver
- 2 EL Knoblauchpulver
- 1,5 EL gemahlener schwarzer Pfeffer
- 2 TL Selleriesalz
- 2 TL gemahlener weißer Pfeffer

Vermischen Sie alle Zutaten in einem Halbliter-Schraubglas. Gut schütteln.

Jamaikanische Jerk-Würzmischung

etwa 180 ml
- 3 EL fein gemahlenes Meersalz
- 2 EL gemahlener Piment
- 2 EL getrockneter Thymian
- 1 EL Kokosblütenzucker

- 2 EL Knoblauchpulver
- 1 EL Paprikapulver
- 2 TL gemahlener schwarzer Pfeffer
- 2 TL Zimtpulver
- 2 TL frisch geriebene Muskatnuss
- ½ TL Cayennepfeffer (optional)

Vermischen Sie alle Zutaten in einem Halbliter-Schraubglas. Gut schütteln.

Southwest-Würzmischung

etwa 120 ml

- 2 EL Chilipulver
- 1 EL gemahlener Koriander
- 1 EL fein gemahlenes Meersalz
- 2 TL Paprikapulver
- 2 TL Knoblauchpulver
- 1 TL gemahlener schwarzer Pfeffer
- 1 TL Zwiebelpulver
- 1 TL getrockneter Oregano
- ½ TL Cayennepfeffer (optional)

Vermischen Sie alle Zutaten in einem Halbliter-Schraubglas. Gut schütteln.

Kürbispasteten-Gewürz

für etwa 80 mg

- 30 g Zimtpulver
- 2 TL frisch gemahlene Muskatnuss
- 2 TL gemahlener Piment
- 1 TL Ingwerpulver
- ½ TL Nelkenpulver

Vermischen Sie alle Zutaten in einem Halbliter-Schraubglas. Gut schütteln.

DRESSINGS

Die Vinaigrettedressings können sowohl auf geröstetem und gegrilltem Gemüse als auch auf Geflügel und Fleisch versprenkelt werden, und sie eignen sich als Dipsauce für Crudités.

Ich bin ein großer Fan von Balsamessig in verschiedenen Geschmacksrichtungen. Er ist nicht billig, aber dafür unglaublich aromatisch und sehr ergiebig. Ich habe momentan weißen Balsamessig in den Varianten Ananas, Pfirsich, Zitrone und Cranberrybirne sowie roten mit Erdbeere, Heidelbeere, herzhaftem Kürbis und Feige im Küchenregal stehen. Die Salatdressing-Möglichkeiten sind endlos!

Natürlich aromatisiertes Olivenöl extra vergine ist ebenfalls köstlich. Experimentieren Sie mit verschiedenen Richtungen. Sie können es kaufen oder selbst machen. Ich liebe meine Öle mit Zitrone und Blutorange!

Weiße Balsamessigvinaigrette

etwa 180 ml

- 120 ml Olivenöl extra vergine
- 60 ml weißer Balsamessig
- 1 TL Ahornsirup oder kalt geschleuderter Honig
- ½ TL Dijonsenf oder anderer scharfer Senf
- Meersalz und frisch gemahlener schwarzer Pfeffer zum Abschmecken

Vermischen Sie Öl, Essig, Ahornsirup und Senf in einem halblitergroßen Schraubglas. Gut schütteln. Mit Salz und Pfeffer abschmecken.

Varianten: Balsamessigvinaigrette kann auch mit rotem Balsamessig hergestellt werden. Wenn Sie einen natürlich aromatisierten Essig verwenden, brauchen Sie nicht mehr zu süßen. Sie können auch rohen Apfelessig nehmen und mit dem Senf variieren. Ich würze gern mit pikantem oder ganzkörnigem Senf statt mit Dijonsenf.

Fruchtige Vinaigrette

etwa 180 ml

Dieses Rezept ist wunderbar mit frischen Früchten der Saison wie Heidelbeeren, Pfirsichen, Erdbeeren oder Kirschen.

- ca. 120 g frische Früchte, grob zerkleinert
- 80 ml Olivenöl extra vergine
- 1–2 EL weißer Balsamessig oder Apfelessig
- geriebene Schale und Saft einer halben Zitrone
- 2 EL gehackte Schalotte
- 3 frische Basilikum- oder Minzblätter, klein gehackt
- ½ TL Meersalz
- ¼ TL frisch gemahlener schwarzer Pfeffer

Pürieren Sie alle Zutaten im Mixer oder in der Küchenmaschine, bis Sie eine gleichmäßige Creme erhalten. Geben Sie etwas Wasser hinzu, um sie bis zur gewünschten Konsistenz zu verdünnen. Nach Geschmack mehr vom Gewünschten dazugeben.

Tahindressing

etwa 160 ml

Ein hervorragendes Allzweckdressing, das auch der großzügige Klacks gesundes Fett auf Ihrem PCOS-Diva-Tellergericht sein kann.

- 60 ml Tahin
- 3 EL Tamari-Sojasauce, Coconut Aminos oder eine andere sojafreie Gewürzsauce
- 3 EL Olivenöl extra vergine
- 1 EL geröstetes Sesamöl
- 1 EL Apfelessig
- 1 Knoblauchzehe, gepresst
- 1 2,5 cm großes Stück frischer Ingwer, geschält und gerieben
- Saft einer halben Zitrone

- 2 TL kalt geschleuderter Honig (optional)

Pürieren Sie alle Zutaten im Hochgeschwindigkeitsmixer, bis Sie eine gleichmäßige, cremige Emulsion erhalten. Falls gewünscht, mit Wasser verdünnen.

Avocado-Limetten-Ranch-Dressing
etwa 240 ml
Wenn Sie cremige Dressings auf Milchproduktbasis vermissen, ist dieses Dressing etwas für Sie.
- 1 Avocado, entkernt und geschält
- 4 TL frischer Koriander, klein gehackt
- Schale und Saft einer Limette
- 2 EL Olivenöl extra vergine
- 1 Knoblauchzehe, gepresst
- 2 Frühlingszwiebeln, klein gehackt
- ½ TL Meersalz
- ¼ TL frisch gemahlener schwarzer Pfeffer
- ¼ TL gemahlener Kreuzkümmel
- Peperoni (optional)

Pürieren Sie alle Zutaten in einem Hochgeschwindigkeitsmixer cremig und glatt. Geben Sie etwas Wasser dazu, um es auf die gewünschte Konsistenz zu bringen. Nach Geschmack mehr vom Gewünschten dazugeben.

SAUCEN

Würziges Schmorobst
etwa 140 ml
- 2 TL Heumilchbutter
- ca. 150 g geschältes, klein geschnittenes Obst
- 1 Dattel, entkernt und klein gehackt

- 2 TL Zimt-, Muskatnuss-, Ingwer-, Nelken- oder Kardamompulver
- 2 EL Wasser

Erwärmen Sie die Butter in einem kleinen Topf bei mittlerer Hitze. Geben Sie die Früchte und die Dattel hinein, und dünsten Sie die Früchte, bis sie weich werden. Ihr Gewürz nach Wahl und das Wasser dazugeben. Bei niedriger Hitze abgedeckt köcheln lassen, gelegentlich umrühren, bis das Obst weich und zart ist. Garnieren Sie damit zum Beispiel das Chiapudding-Parfait (S. 291) oder den Schnellen Super-Samen-Haferbrei (S. 295). Sie können es auch als Chutney auf Fleisch und Ähnlichem verwenden.

Chimichurrisauce

etwa 120 ml

Diese Sauce schmeckt hervorragend zu allen Eiweißlieferanten. Ich mag sie besonders gern mit gegrilltem Steak und Garnelen. Auch auf gegrilltem oder geröstetem Gemüse und sogar über die Suppe gesprenkelt ist sie ein Genuss. Sie hält sich nur bis zu 2 Tage, aber Reste können Sie in Eiswürfelformen einfrieren und in Suppen und Eintöpfe geben.

- 80 ml Olivenöl extra vergine
- 20 g frisches Basilikum
- 20 g frischer Koriander
- 20 g frische Petersilie
- 1 EL Limettensaft
- 1 EL Rotweinessig
- 1 Knoblauchzehe, klein gehackt
- ½ TL Meersalz
- ¼ TL frisch gemahlener schwarzer Pfeffer

Pürieren Sie alle Zutaten in einem Hochgeschwindigkeitsmixer glatt. Nach Wunsch mit Gewürzen abschmecken.

Basilikum-Pesto

etwa 120 ml

Dieses milchproduktfreie Pesto ist eine perfekte Ergänzung auf gekochtem Gemüse, Fleisch und Fisch, Salaten und Suppen, in Wraps oder zu Zucchinispaghetti.

- 3 EL Pinienkerne oder gehackte rohe Walnüsse
- 60 g zusammengedrückte frische Basilikumblätter
- 60 g Olivenöl extra vergine
- 1 große Knoblauchzehe, gepresst
- 1 TL frisch gepresster Zitronensaft
- ¼ TL Meersalz

Rösten Sie die Nüsse in einer trockenen Pfanne oder im Ofen. Pürieren Sie alle Zutaten im Hochgeschwindigkeitsmixer glatt. Nach Wunsch mit Gewürzen abschmecken.

Erdnusssauce mit frischem Koriander

etwa 240 ml

Diese Sauce ergänzt sich perfekt mit dem asiatischen Hühner-Nudel-Salat im Glas (S. 316). Sie können sie auch als Dipsauce für gegrilltes Fleisch, Geflügel oder Garnelen verwenden oder als Dip zu Crudités oder frischen Frühlingsrollen (S. 376) für eine Zwischenmahlzeit.

- 240 mg ungesalzenes Erdnussmus mit oder ohne Stückchen
- 120 ml sehr warmes Wasser
- 30 g frischer Koriander, klein geschnitten
- 80 ml Tamari-Sojasauce, Coconut Aminos oder eine andere sojafreie Gewürzsauce
- 60 ml Tahin
- 60 ml Reisessig
- 30 g Frühlingszwiebeln, fein gehackt
- 2,5 TL geriebener frischer Ingwer

- 2 EL Sesamöl
- 1 EL kalt geschleuderter Honig
- 2 Knoblauchzehen, klein gehackt
- 1,5 TL chinesische Chilipaste

Pürieren Sie alle Zutaten in einem Hochgeschwindigkeitsmixer cremig und glatt. Nach Wunsch mit Gewürzen abschmecken. Geben Sie etwas warmes Wasser dazu, falls die Sauce zu dick ist.

Würzige Himbeer-Dipsauce

etwa 160 ml; 2 EL pro Portion
Ich verwende diese Sauce als Dip für meine Hühnerbruststreifen in Sesamkruste (S. 343). Heidelbeeren oder Brombeeren passen auch.
- 120 ml ungezuckerte eingemachte Himbeeren oder -konfitüre
- 120 g TK-Himbeeren
- 2 EL weißer Balsamessig
- 1 TL geriebener Meerrettich (optional)

Vermischen Sie in einem kleinen Topf bei geringer Hitze Himbeeren und Balsamessig. Leicht köcheln lassen, bis die Masse etwas eingedickt ist. Meerrettich unterrühren, falls gewünscht.

Cashew-Limetten-Creme

etwa 120 ml
Wenn Sie saure Sahne vermissen, ist dies eine schöne Alternative. Die Creme schmeckt auch als Garnierung für Tacos und geröstetes Gemüse. Im Kühlschrank hält sie sich 3–4 Tage und kann in Eiswürfelformen für bis zu 6 Monate eingefroren werden.
- 80 g rohe Cashewnüsse
- 15 g frischer, gehackter Koriander
- 60 ml gefiltertes Wasser und mehr zum Einweichen

- 1 Knoblauchzehe, gehackt
- Saft einer Limette
- ½ TL Chilipulver
- ½ TL Knoblauchpulver
- ½ TL Salz
- ¼ TL frisch gemahlener Pfeffer

Bedecken Sie in einer großen Schüssel die Cashewnüsse mit kochendem Wasser und weichen Sie sie 1 Stunde ein (oder 6 – 8 Stunden über Nacht in Wasser bei Zimmertemperatur). Abgießen und abspülen. Alle Zutaten in einem Hochgeschwindigkeitsmixer glatt pürieren; mehr Wasser dazugeben, bis die gewünschte Konsistenz erreicht ist. Nach Geschmack würzen.

Zitronen-Senf-Sauce

4 Portionen
Diese Sauce kann mit allem möglichen gedünsteten oder gerösteten Gemüse verwendet werden.
- 2 TL Olivenöl extra vergine
- 1 TL geriebene Zitronenschale
- 2 EL frisch gepresster Zitronensaft
- ½ TL Dijonsenf oder anderer scharfer Senf
- Meersalz und frisch gemahlener Pfeffer zum Abschmecken
- 1 EL fein geschnittene Petersilie

Vermischen Sie Öl, Zitronenschale und Senf. Zu einer Emulsion verquirlen. Mit Salz, Pfeffer und klein gehackter Petersilie würzen.

Fruchtsalsa

etwa 480 ml; ca. 80 ml pro Portion
Fruchtsalsa ist eine herrliche Ergänzung für gegrillte, gebratene oder geröstete Eiweißquellen wie Fisch, Fleisch, Geflügel & Co. und natürlich für Taco-Kombinationen. Ich mag sie mit Steinobst, Erdbeeren oder Ananas.

- ca. 300 g klein geschnittene Früchte
- 30 g fein geschnittene Frühlingszwiebeln
- 30 g klein gehackter frischer Koriander
- 1 Knoblauchzehe, klein gehackt
- geriebene Schale und Saft einer Zitrone
- Meersalz nach Geschmack

Vermischen Sie in einer Schüssel alle Zutaten. Vor dem Servieren 30 Minuten kühlen, damit der Geschmack durchziehen kann.

Dips

Hummus

etwa 700 ml

Dieses Rezept habe ich von meiner lieben libanesischen Freundin Mirna, und so mag ich Hummus am liebsten. Sie besteht darauf, dass keine Kichererbsen aus der Dose verwendet werden dürfen. Weichen Sie stattdessen getrocknete Kichererbsen über Nacht ein, und kochen Sie sie etwa eine Stunde mit ½ TL Salz, entweder im Dampfkochtopf oder im Kochtopf, bis sie *sehr* weich sind.

- 500 g gekochte und abgegossene Kichererbsen
- 120 ml Tahin
- Saft von 2 Zitronen
- 3 Knoblauchzehen, gehackt
- 120 ml Olivenöl extra vergine
- Meersalz zum Abschmecken
- Olivenöl extra vergine, Kreuzkümmelpulver, gehackte Petersilie, geröstete Pinienkerne (zum Garnieren)

Pürieren Sie alle Zutaten in der Küchenmaschine glatt und cremig. Mit etwas Wasser verdünnen, bis die gewünschte Konsistenz erreicht ist. Nach Geschmack Gewürze und Zitronensaft dazugeben.

Vor dem Servieren mit Olivenöl beträufeln und mit Kreuzkümmel, Petersilie und Pinienkernen garnieren. Lässt sich im Kühlschrank bis zu 4 Tage in einem luftdichten Behälter aufbewahren.

Weiße-Bohnen-mit-Rosmarin-Dip

etwa 360 ml

Der Geschmack der Toskana in einer Schüssel! Diese Vorspeise wünschen sich meine Freundinnen immer für unsere Treffen.

- ca. 270 g abgespülte und abgetropfte weiße oder Cannellinibohnen (aus dem Glas oder aus der Dose)
- 2 Knoblauchzehen, klein gehackt
- 1 EL fein gehackter frischer Rosmarin
- 1 Frühlingszwiebel, klein geschnitten
- ½ TL Meersalz
- geriebene Schale und Saft einer halben Zitrone
- 60 ml Olivenöl extra vergine

Vermischen Sie in einer Küchenmaschine oder einem Hochgeschwindig-keitsmixer Bohnen, Knoblauch, Rosmarin und Frühlingszwiebel. Mixen Sie Salz, Zitronenschale und -saft mit unter, bis die Mischung grob püriert ist, und verdünnen Sie sie dann mit ein wenig Wasser, bis die gewünschte Konsistenz erreicht ist. Geben Sie das Olivenöl langsam in die laufende Küchenmaschine oder den Standmixer ein, um eine Emulsion zu erhalten. Wenn das Öl aufgenommen ist, alles von den Seiten des Gefäßes herunter-schaben und pürieren, bis Sie eine gleichmäßige Masse erhalten. Nach Ge-schmack würzen. Lässt sich im Kühlschrank bis zu 4 Tage in einem luft-dichten Behälter aufbewahren.

Snacks und Süßes

Die meisten von uns halten zwischen Frühstück und Mittagessen ohne eine Zwischenmahlzeit durch. Die Zeit zwischen Mittag- und Abendessen ist eine andere Geschichte. Wir PCOS-Diven brauchen in dieser Zeit eine Zwischenmahlzeit, um unseren Blutzucker im Gleichgewicht zu halten und um nicht so hungrig zu werden, dass wir gegen Abend verzweifelt zu Notlösungen greifen. Wieder mal ist eine gute Vorbereitung die Lösung. *Planen Sie Ihre Zwischenmahlzeiten.* Bedenken Sie dabei einige Dinge.

Experimentieren Sie mit einer Kombination aus einem Kohlenhydrat-, einem Eiweiß- und einem Fettlieferanten. Unbegleitete Kohlenhydrate zu essen, kann eine Blutzuckerspitze auslösen. Wenn dann anschließend der Blutzucker wieder sinkt, hat das erneuten Heißhunger, Müdigkeit und Stimmungsschwankungen zur Folge. Die Verbindung aus Kohlenhydraten und Eiweiß sollte Ihnen länger anhaltende Energie geben, ohne dass ein Einbruch erfolgt.

Versuchen Sie, sich auf herzhafte Zwischenmahlzeiten zu konzentrieren. Heben Sie sich Süßes für gelegentliche achtsame Süßigkeiten-Genussmomente auf. Das gilt auch für Obst, das seinen idealen Auftritt beim Frühstück im Smoothie, im Haferbrei oder im Chiapudding hat, oder als Garnierung einer Salsa- oder Salatbeilage zum Hauptgericht.

Verwenden Sie die Eiweißriegel, die Muffins und den Chiapudding aus den Frühstücksrezepten als Zwischenmahlzeiten.

Kombinieren Sie Bohnendips, Tapenade oder Salatdressings mit Crudités oder glutenfreien Biocrackern mit Samen.

Machen Sie aus Mahlzeitsalaten wie Thunfisch-, Hühner- oder Eiersalat eine Zwischenmahlzeit.

Und wie immer gilt: Finden Sie durch Experimentieren heraus, was für Sie am besten funktioniert.

ZWISCHENMAHLZEITEN FÜR JEDEN TAG

Süß-würzige Kürbiskerne

300 g

- 300 g Kürbiskerne
- 2 EL Kokosblütenzucker
- 1 EL natives Kokosöl (flüssig)
- 2 TL Kürbispasteten-Gewürz (S. 362)
- ½ TL fein gemahlenes Meersalz

Heizen Sie den Ofen auf 150 °C vor. Belegen Sie ein Backblech mit Backpapier. Kürbiskerne, Kokosblütenzucker, Kokosöl, Kürbispasteten-Gewürz und Salz in einer Schüssel gut vermischen. Die Kerne in einer einzelnen Schicht auf dem Backblech verteilen. 20 Minuten backen, dabei gelegentlich verrühren. Die Kerne sind fertig, wenn sie goldbraun und knusprig sind. In einem luftdichten Behälter kühl aufbewahren.

Variante: Ersetzen Sie für pikant-würzige Kürbiskerne das Kürbispasteten-Gewürz durch die Southwest-Mischung (S. 362). Nehmen Sie dann nur 2 TL Kokosblütenzucker und verwenden Sie Limettensaft statt Kokosöl.

5-Schichten-Studentenfutter

etwa 700 g; 1 Portion: 50 g

Ungefähr einmal im Monat mache ich eine riesige Menge Studentenfutter. Es ist nicht immer leicht, sich zu beherrschen, übertreiben Sie es also nicht mit Ihren täglichen Portionen. In einem luftdichten Behälter aufbewahren und innerhalb 1 Monats verbrauchen (wobei der Vorrat sich bei uns nie so lange hält).

1. Schicht: rohe Nüsse

250 g einer Kombination nach Wahl:

- Cashewnüsse
- Haselnüsse
- Macadamianüsse

- Mandeln
- Paranüsse
- Pecannüsse
- Pinienkerne
- Pistazienkerne
- Walnüsse

2. Schicht: Samen

150 g einer Kombination nach Wahl:

- Hanfsamen
- Kürbiskerne
- Sonnenblumenkerne

3. Schicht: Trockenfrüchte

Wählen Sie Trockenfrüchte mit möglichst wenig zugesetztem Zucker. Ungesüßt und ungeschwefelt ist die beste Wahl.

250 g einer Kombination nach Wahl:

- Ananas, in Stücken
- Äpfel, in Stücken
- Aprikosen, in Stücken
- Cranberrys
- Datteln, in Stücken
- Feigen, in Stücken
- Gojibeeren
- Heidelbeeren
- Kirschen
- Mango, in Stücken

4. Schicht: Süßes

50 g einer Kombination nach Wahl:

- dunkle Schokoladenstückchen
- Kakaonibs
- Kokosflocken
- Nüsse oder Früchte im dunklen Schokoladenmantel

5. Schicht: herzhafte Prise (optional)
gemahlene Würzmittel nach Wahl:
- Cayennepfeffer
- Kardamom
- Meersalz
- Muskatnuss
- Zimt

Vermischen Sie alle Zutaten in einer großen Schüssel gut miteinander. In großen Glasbehältern aufbewahren.

Russische Eier mit Avocado und Frühstücksspeck

6 Portionen

Diese Variante macht Russische Eier zu einer schmackhaften, sättigenden Zwischenmahlzeit.
- 2 Scheiben nitratfreier Räucherspeck, gewürfelt
- 6 große hart gekochte Bioeier, gepellt
- 1 Avocado, halbiert, entkernt und geschält
- 2,5 EL Mayonnaise mit Olivenöl
- 2 EL frischer Koriander, klein gehackt
- 2 EL Frühlingszwiebeln, fein gehackt
- 1 EL frisch gepresster Zitronensaft
- geriebene Schale einer Zitrone
- 1 TL Dijonsenf oder anderer scharfer Senf
- Knoblauchpulver nach Belieben
- Meersalz und frisch gemahlener schwarzer Pfeffer zum Abschmecken
- Cayennepfeffer (optional)
- Paprikapulver (zum Garnieren)

Backen Sie den Speck knusprig. Lassen Sie ihn auf einem mit Küchentuch belegten Teller abkühlen und zerkrümeln Sie ihn. Halbieren Sie die Eier längs, entnehmen Sie die Eigelbe und legen Sie sie in eine kleine Schüssel. Geben Sie Avocado, Mayonnaise, Korianderblatt, Frühlingszwiebeln, Zitronenschale und Senf dazu und vermischen Sie alles gut zu einer Creme. Nach Geschmack mit Knoblauchpulver, Meersalz, schwarzem Pfeffer und eventuell Cayennepfeffer würzen. Spritzen Sie die Füllung mit einem Spritzbeutel in die Eiweißhälften. Mit Speckkrümeln und Paprikapulver garnieren.

Frische Frühlingsrollen

4 Portionen

Diese Rollen machen etwas Arbeit, aber sie lohnt sich unbedingt. Ich bringe sie gerne zu Weihnachtsfeiern mit. Halbieren Sie die Rollen diagonal, und legen Sie sie auf eine schöne Platte, neben etwas Erdnusssauce mit frischem Koriander (S. 367).

- 8 runde Reispapierblätter (ca. 20 cm Durchmesser)
- 16 gegarte und geschälte Riesengarnelen aus Wildfang oder 300 g Hühnerfleisch, gegart und geschnetzelt
- 250 ml kochendes Wasser
- 140 g gehackte Möhren
- 100 g Kohl in dünnen Streifen
- 50 g Bohnensprossen
- 60 g geschälte, entkernte und hauchdünn geschnittene Salatgurke
- 1 Avocado, geschält, entkernt und in Scheiben geschnitten
- 4 EL klein geschnittener frischer Koriander
- 8 große frische Basilikumblätter, längs halbiert

Halbieren Sie alle Shrimps längs und stellen Sie sie zur Seite. Befüllen Sie eine große flache Auflaufform mit dem Wasser. Legen Sie ein Reispapierblatt dort hinein, und weichen Sie es etwa 30 Sekunden ein, bis es biegsam wird. Legen Sie es vorsichtig auf ein Stück Küchenpapier, und wenden Sie es ein Mal, um es trocken zu tupfen. Belegen Sie die untere Hälfte des

Reispapierblatts mit $^1/_8$ von jedem Gemüse (Möhre, Kohl, Sprossen, Gurke und Avocado) und ½ EL Korianderblatt. Falten Sie den unteren Rand des Reispapiers zur Mitte hin und rollen Sie es fest um die Füllung herum halb auf. Stecken Sie zwei Basilikumblätter-Hälften in die innere Falte des halb aufgerollten Reispapiers. Legen Sie vier Garnelenstücke mit der Schnittseite nach oben oder 35–40 g Hühnerfleisch an die Falte. Falten Sie den rechten und den linken Rand des Reispapiers über die Füllung und rollen Sie den Rest auf. Wiederholen Sie dies mit dem restlichen Reispapier, dem Gemüse, Koriander, Basilikum und Garnelen oder Huhn. Legen Sie die Rollen auf einen Teller und bedecken Sie sie bis zum Servieren mit feuchtem Küchenpapier. Mit Erdnusssauce mit frischem Koriander servieren.

Gefüllte Pilze mit sonnengetrockneten Tomaten und Basilikum
5 Portionen
Mit den vielen Walnüssen, die reich an Omega-3-Fettsäuren sind, sind diese gefüllten Pilze reichhaltig und wohlschmeckend.

- 20 große Champignons
- 1 EL Olivenöl extra vergine
- 1 kleine Schalotte, gehackt
- 80 g Paprikaschote, gewürfelt (ich mische rote und grüne)
- 2 Knoblauchzehen, klein gehackt
- 2 Frühlingszwiebeln, fein gehackt
- 50 g Babyspinat, gehackt
- 30 g sonnengetrocknete Tomaten in Öl aus dem Glas, abgetropft und klein geschnitten
- 20 g frisches Basilikum, gehackt
- 2 EL frische Petersilie, gehackt
- Meersalz und frisch gemahlener schwarzer Pfeffer zum Abschmecken
- 40 g rohe Walnüsse, fein gehackt
- 2 TL roter Balsamessig

Heizen Sie den Ofen auf 190 °C vor. Legen Sie die Pilze auf ein Backblech mit Rahmen, und backen Sie sie 10–15 Minuten, bis sie weicher und etwas trockener sind. Nehmen Sie sie aus dem Ofen und legen Sie sie auf eine Servierplatte. Nehmen Sie die Stiele aus den Pilzen und legen Sie sie zur Seite. Bepinseln Sie die Pilzköpfe mit Olivenöl, legen Sie sie mit der Stielseite nach oben auf das Backblech zurück und backen Sie sie 10 Minuten.

Bereiten Sie unterdessen die Füllung vor. Würfeln Sie die Champignonstiele. Erhitzen Sie das Olivenöl in einer Schwenkpfanne bei mittlerer Hitze. Geben Sie Pilzstiele, Schalotte, Paprika, Knoblauch, Frühlingszwiebeln, Spinat, Tomaten, Basilikum, Petersilie, Salz und Pfeffer hinein. Dünsten Sie das Gemüse weich, bis auch der Spinat zusammengefallen ist. Walnüsse und Balsamessig dazugeben und die Pfanne vom Feuer nehmen.

Nehmen Sie die Champignons aus dem Ofen. Gießen Sie das Wasser ab, das sich in den Pilzen gesammelt hat. Geben Sie die Füllung in die Pilze, und backen Sie sie weitere 10–12 Minuten, bis die Oberseiten goldbraun sind. Warm servieren.

Weitere Snackideen für jeden Tag

- 60 ml Hummus (S. 370) oder Weiße-Bohnen-mit-Rosmarin-Dip (S. 371) mit Gemüse
- ein Schlag Thunfischsalat, Eiersalat mit Curry (S. 318) oder Hühnersalat mit Orangen (S. 319) in einer halben Avocado
- 150 g gerösteter Rosen- oder Blumenkohl mit Tahindressing (S. 364)
- 4 Selleriestangen und 1 EL Nuss- oder Samenmus mit 5–6 Rosinen oder getrockneten Cranberrys
- Crudités mit ein paar EL Dressing, Sauce oder Guacamole

- ½ zerdrückte Avocado mit Zitronensaft, Meersalz und Cayennepfeffer auf Samencrackern
- 4–5 kleine glutenfreie Fleischbällchen
- 1 Portion nitratfreies Trockenfleisch
- 1 hart gekochtes Ei und etwas Gemüse
- 60 g übrig behaltenes Fleisch mit Dressing, Sauce oder Guacamole
- 3 Brote mit Salatgurke (3 kleine Stücke Fleisch oder 3 Löffel Mahlzeitsalat zwischen 6 knackigen Gurkenscheiben)
- 1 kalte Hühnerkeule und etwas Gemüse
- 4 große gegarte Garnelen aus Wildfang mit 1 EL Bio-Cocktailsauce
- 250 ml Suppe oder Brühe (wer hat behauptet, dass es Suppe nur zu den Mahlzeiten geben darf?)

SÜSSES

Jeder braucht mal etwas Süßes, ob es nun anlässlich einer besonderen Gelegenheit oder einfach ein wohlverdienter Genuss ist. Wenn Sie genießen, denken Sie daran, dass süße Naschereien genau das sind – etwas zum Naschen. Sie sind nicht für jeden Tag gedacht. Zum Glück wissen PCOS-Diven, wie sie eine solche Nascherei achtsam genießen können. Planen Sie es, und machen Sie sich etwas Köstliches, das zur PCOS-Diva-Lebensweise passt: frei von Gluten, Milchprodukten und Soja und auf Vollwertbasis. Genuss hat keinen Sinn, wenn Sie sich danach schlecht fühlen! Viele weitere Ideen (auf Englisch) finden Sie unter PCOSDiva.com/sweettreats.

Wenn Sie glauben, dass Sie es nicht schaffen, nur eine Portion dieser Süßigkeiten zu essen, sollten Sie sich vielleicht besser eine einzelne Portion milchprodukt- und glutenfreien Nachtisch im Laden kaufen.

Würziger Beerentraum

4 Portionen

Verwenden Sie Joghurt aus Kokos- oder Mandelmilch.

- 250 ml Kokos- oder Mandeljoghurt
- ½ TL Zimtpulver
- ¼ TL frisch gemahlene Muskatnuss
- 1 l frische Heidelbeeren, Brombeeren, Himbeeren oder Erdbeeren (oder eine Mischung)
- 20 g Mandelblätter, geröstet

Vermischen Sie in einer Schüssel Joghurt, Zimt und Muskatnuss. Verteilen Sie die Beeren auf vier Dessertschüsseln und bedecken Sie sie mit je ¼ der Joghurtmischung und 1 EL der gerösteten Mandelblätter.

Kastanienkonfekt

12 Stück; 1 Portion: 2 Stück

Streng genommen ist dies eine Leckerei für die Weihnachtszeit, aber in jedem Fall besser als Fudge. Bitte essen Sie selbst nur ein oder zwei Stück und teilen Sie den Rest mit anderen. Wenn Sie den Honig etwas erwärmen, vermischt er sich besser mit den anderen Zutaten.

- 240 ml Eiweißpulver (*PCOS Diva Power Protein*, Vanille- oder Schokoladengeschmack)
- 120 ml natürliches Nussmus mit Nussstückchen
- 120 ml kalt geschleuderter Honig, erwärmt
- 1 TL reiner Vanilleextrakt
- 60 g Bitterschokolade-Splitter, mindestens 70 Prozent Kakao

Verrühren Sie in einer mittelgroßen Schüssel Eiweißpulver, Nussmus, Honig und Vanille. Im Mixer pürieren, bis alles durchgemischt ist. 2,5 cm große Bällchen formen, diese auf ein mit Backpapier belegtes Backblech legen und kühlstellen. Schmelzen Sie die Schokolade in einem kleinen schweren Tiegel oder im Wasserbad. Spießen Sie mit einem Schaschlikspieß die Bällchen auf und tauchen Sie sie zur Hälfte in die Schokolade ein. Legen Sie sie auf ein mit Backpapier belegtes Backblech und stellen Sie sie bis zum Servieren kühl.

Chocolate-Chip-Cookies

24 Kekse; 1 Portion: 2 Kekse

Hiermit wird garantiert Ihre Lust auf Kekse gestillt. Und durch den hohen Fettgehalt im Mandelmus und im Mehl werden Sie sich nach ein oder zwei Keksen gesättigt fühlen – Sie werden nicht das Bedürfnis haben, das ganze Blech leer zu essen.

- 30 g fein gemahlenes Mandelmehl
- 70 g Kokosblütenzucker
- ½ TL Natron
- 240 ml Mandelmus
- 1 TL reiner Vanilleextrakt
- 1 Bioei
- 60 g Bitterschokolade-Stückchen, mindestens 70 Prozent Kakao

Heizen Sie den Ofen auf 175 °C vor. Belegen Sie ein Backblech mit Backpapier. Vermischen Sie in einer großen Schüssel Mandelmehl, Kokosblütenzucker und Natron gut miteinander. Geben Sie Nussmus, Kokosblütenzucker und Natron hinein und verrühren Sie alles. Heben Sie vorsichtig die Schokoladenstückchen unter. Lassen Sie den Teig löffelweise auf das Backblech fallen, und drücken Sie die Häufchen sanft flach, sodass Sie Scheiben von etwa 2,5 cm Durchmesser erhalten. 10 Minuten backen oder bis sie goldbraun sind. Auf einem Backblech abkühlen.

Heiße Divaschokolade

1 Portion

Manchmal ist eine schöne Tasse heiße Schokolade Balsam für meine Seele. Wenn Sie die Kuhmilch durch Kokosmilch ersetzen und nur wenig süßen, können Sie ohne schlechtes Gewissen hin und wieder eine Tasse genießen.

- 240 ml ungesüßte Kokosmilch (nehmen Sie für eine besonders dekadente Version 240 ml vollfette Kokosmilch aus der Konserve)
- 1,5 TL Kakaopulver (je höher dessen Qualität, desto besser wird Ihre heiße Schokolade schmecken) oder rohes Kakaopulver
- 1 EL Kokosnektar, kalt geschleuderter Honig oder Kokosblütenzucker
- ¼ TL reiner Vanilleextrakt
- ¼ TL reiner Pfefferminzextrakt

Verrühren Sie Milch, Kakaopulver, Süßungsmittel und die Extrakte bei mittlerer Hitze in einem Topf und rühren Sie gelegentlich mit einem Schneebesen um, bis die Mischung die gewünschte Temperatur erreicht hat. (Die Milch soll nicht kochen!) Gießen Sie sie in Ihren Lieblingsbecher und genießen Sie sie!

Kürbispasteten-Créme brûlée

6 Portionen

Crème brûlée ist mein absoluter Lieblingsnachtisch. Mein Körper verträgt nicht einmal mehr ein paar Bissen der Version mit Kuhmilch, also musste ich ein kuhmilchfreies Rezept entwickeln.

- 4 Eigelb von Bioeiern
- 2 Bioeier
- 380 g vollfette Kokosmilch
- 70 g Kokosblütenzucker, plus 2 EL extra
- 120 g Biokürbis aus der Konserve
- 1 EL Kürbispasteten-Gewürz (S. 362)

- Inhalt einer Vanilleschote oder 1 TL reiner Vanilleextrakt
- Kokosöl-Spray

Heizen Sie den Ofen auf 150 °C vor. Mixen Sie im Hochgeschwindigkeits-mixer Eigelb, Eier, Kokosmilch, 70 g Kokosblütenzucker, Kürbis, Kür-bispasteten-Gewürz und Vanille oder Vanilleextrakt. Geben Sie die Mi-schung in sechs mit Kokosöl besprühte Förmchen. Stellen Sie diese in eine große Auflaufform, und gießen Sie heißes Wasser in die Auflaufform, bis es die halbe Höhe der Förmchen erreicht. Backen Sie sie 40 Minuten oder bis die Creme gestockt ist. Abkühlen lassen und bis zum Servieren kühlen. Verteilen Sie die restlichen 2 EL Kokosblütenzucker gleichmäßig über die Förmchen. Brennen oder grillen Sie sie, bis sie goldbraun und knusprig sind.

Variante: Lassen Sie für einen klassischen Nachtisch mit Vanille-geschmack den Kürbis und das Kürbispasteten-Gewürz weg.

PCOS-Diva-Symptomtest

Bitte machen Sie den PCOS-Diva-Symptomtest, bevor Sie mit dem 21-Tage-Programm beginnen, und ein weiteres Mal, sobald Sie ihn beendet haben. Dieser kleine Fragebogen soll Sie dabei unterstützen, Ihre Symptome zu erkennen und einzuschätzen, wie sie sich in nur 21 Tagen verbessern können. Sie werden sich nach den 3 Wochen so viel besser fühlen, dass Sie womöglich vergessen, wie schlecht es Ihnen anfangs ging. Die Vorher-nach-her-Ergebnisse miteinander zu vergleichen, soll Ihnen beim Wahrnehmen der Veränderungen helfen.

Bewerten Sie auf einer Skala von 1 bis 5 Ihre derzeitigen PCOS-Symptome.

1 = Ich bemerke dieses Symptom nicht.

2 = Das Symptom ist ein geringes Problem. Ich bemerke es, aber es stört mich nicht sehr.

3 = Das Symptom ist ein mittleres Problem für mich. Es beeinflusst mein Leben, aber ich komme damit zurecht.

4 = Das Symptom stellt für mich ein ernsthaftes Problem dar. Ich kämpfe laufend damit.

5 = Das Symptom hat gravierende Auswirkungen. Ich komme kaum zurecht.

Datum:	
Symptom	
Akne 1 2 3 4 5	
Blähungen 1 2 3 4 5	
Reizbarkeit 1 2 3 4 5	
Müdigkeit 1 2 3 4 5	
Stimmungsschwankungen 1 2 3 4 5	
Stress 1 2 3 4 5	
Konzentrationsstörungen 1 2 3 4 5	
schwache Libido 1 2 3 4 5	
Gewichtszunahme 1 2 3 4 5	
unregelmäßiger Monatszyklus 1 2 3 4 5	
Blutzuckerschwankungen 1 2 3 4 5	
Sonstiges _____ 1 2 3 4 5	
Gesamt aus jeder Spalte	
Gesamtpunktzahl	

Wissen ist Macht

Weitere Informationsquellen für PCOS-Diven

Gemeinnützige PCOS-Unternehmen:
PCOS Awareness Association (pcosaa.org)
PCOS Challenge (pcoschallenge.org)
Verity (verity-pcos.org.uk)

Experten, die Amy empfiehlt:
Viele dieser Experten finden Sie auch im PCOS-Diva-Podcast.

PCOS

Lara Briden, ND (LaraBriden.com)

Poppy Daniels, MD (DrPoppy.com)

Shawna Darou, ND (darouwellness.com)

Nancy Dunne, ND (pcosconsultations.com)

Felice Gersh, MD (felicelgershmd.com)

Dian Ginsberg, MD (womensspecialtyhealthcare.com)

Brooke Kalanic, ND (betterbydrbrooke.com)

Meaghan Kirschling, DC, APRN, RN, MS (oneagorahealth.com)

Karen Leggett, MD (drkarenleggett.com)

Carol Lourie, ND, LAc (carollourie.com)

Fiona McCulloch, ND (drfionand.com)

Margrit Mikulis, ND (livingnaturalinc.com)

Rebecca Murray, APRN, FNP, CDE (instituteofhormonalbalance.com)

Katherine Sherif, MD (hospitals.jefferson.edu/departments-and-services/womens-primary-care.html)

Kinderwunsch

Rashmi Kudesia, MD, MSc (houstonivf.net)

Victoria Maizes, MD (victoriamaizesmd.com)

Marc Perloe, MD (arcfertility.com)

Aimee Raupp (aimeeraupp.com)

Aumatma Shah, ND (draumatma.com)

Marc Sklar, DC (MarcSklar.com und Reproductive Wellness.com)

Schilddrüsenfunktion

Shannon Garrett, BS, RN, CNN (holisticthyroidcare.net)

Izabella Wentz, PharmD, FASCP (thyroidpharmacist.com)

Magdalena Wszelaki (hormonesbalance.com)

Angststörungen
Megan Buer (harmony-restored.com)
Trudy Scott, CN (everywomanover29.com)

Emotionsgesteuertes oder gestörtes Essverhalten
Stephanie Dodier, CCN (stephaniedodier.com)
Melissa McCreery, PhD, MA (toomuchonherplate.com)

Bücher in Amys Bücherschrank:
PCOS und Hormone
Schlank ohne Stress von Alan Christianson, NMD
8 Steps to Reverse Your PCOS von Fiona McCulloch, ND
Das Hashimoto-Programm von Izabella Wentz, PharmD, FASCP
Die Hormonkur von Sara Gottfried, MD
The Hormone Link von Margarita Ochoa Maya, MD
Integrative Women's Health von Victoria Maizes, MD, und Tieraona Low Dog, MD
Life Is Your Best Medicine von Tieraona Low Dog, MD
The Natural Diet Solution for PCOS and Infertility von Nancy Dunne, ND, und Bill Slater, M.B.A.
A Patient's Guide to PCOS von Walter Futterweit, MD
PCOS von Samuel Thatcher, MD
The Period Repair Manual von Lara Briden, ND
The Ultimate PCOS Handbook von Colette Harris und Theresa Cheung

Denken wie eine PCOS-Diva
Beautiful You von Rosie Molinary
Begin with Yes von Paul S. Boynton
Lebe dein Leben, bevor es andere für dich tun von Gay Hendricks
Big Magic von Elizabeth Gilbert

Bonjour Happiness von Jamie Cat Callan
Ein Kurs im Abnehmen von Marianne Williamson
The Desire Map von Danielle LaPorte
Die Vier Versprechen von Don Miguel Ruiz
The Gift of an Ordinary Day von Katrina Kenison
Gifts of Imperfection von Brené Brown
Achte Dich selbst! von Patricia Spadaro
Nothing Changes Until You Do von Mike Robbins
A Philosopher's Notes von Brian Johnson
The Rhythm of Life von Matthew Kelly
Morgen fange ich an ... warum nicht heute? von Steven Pressfield
Gesundheit für Körper und Seele von Louise Hay

Leben wie eine PCOS-Diva

Magic Cleaning von Marie Kondo
Tapping: Leben ohne Stress von Nick Ortner
The Tapping Solution for Weight Loss and Body Confidence von Jessica Ortner

Einen Arzt finden

American Association of Naturopathic Physicians (naturopathic.org)
The Institute of Functional Medicine (ifm.org)

Dank

Meine kleine Tocher Lila hat mit einer 40-prozentigen Wahrscheinlichkeit meine PCOS-Gene geerbt. Ich bin fest entschlossen, für sie einen neuen Weg zu finden, damit sie, sollte bei ihr tatsächlich einmal PCOS diagnostiziert werden, nicht ebenso viel Angst und negative Gefühle erfahren muss wie ich einst. Es wäre mir lieber, sie könnte eine solche Diagnose als eine Möglichkeit erfahren, ihr Leben als PCOS-Diva zu leben. Danke, Lila, dass du mich inspirierst und dass du das strahlende Ausrufezeichen unserer Familie bist. Und meine Jungs: Clayton und Rhett, ich bin so glücklich, dass ich meine Gesundheit und mein Leben wieder zurückerobern konnte, sodass ich euch die beste Mutter sein kann, die ich zu sein imstande bin. Ihr macht mich sehr stolz.

Meinem Ehemann Cliff, der mich immer dazu angetrieben hat, die Einschränkungen, die ich mir selbst auferlegt hatte, zu überwinden: Du wusstest, dass ich etwas zu erzählen und ein höheres Ziel hatte. Danke, dass du mich bei jedem Schritt auf diesem Weg ermutigt hast. Ohne deine endlose Unterstützung, Weisheit und Kompetenz wären das ganze Konzept der PCOS-Diva und dieses Buch niemals möglich gewesen. Ich liebe und schätze dich.

Und natürlich danke ich der PCOS-Ur-Diva: meiner Mutter. Ich habe dir so viel zu verdanken.

Nancy Foti, Content-Managerin der PCOS-Diva-Website, Autorin und Ausnahmemitarbeiterin: Vielen Dank, dass du dein unglaubliches Talent und deine Zeit in den letzten 4 Jahren mit mir geteilt hast – bei diesem Abenteuer. Und dem Rest des Teams, Carrie Dawe, Ariela Torgersen, Silvanna Topete und Emily Otterman, danke ich für die Unterstützung, Ermutigung und Sorgfalt.

Mein Agent John Maas und das Team von Sterling Lord Literistic: Danke, dass ihr an meine Botschaft geglaubt habt und mir dabei behilflich seid, sie weiterzuentwickeln und mit anderen Menschen zu teilen. Ich bin meinem Verlag HarperOne sehr dankbar, dass man dort die Wichtigkeit dieses Buchs versteht und dieses Erstlingswerk betreuen wollte. Ich danke meiner hervorragenden Lektorin Julia Pastore, die sich für meine Botschaft eingesetzt hat, und dem ganzen Team bei HarperOne, das hart daran mitgearbeitet hat, einen Traum wahr werden zu lassen.

Und schließlich meinen PCOS-Diva-Gefährtinnen: Es ist mir eine Ehre, diesen Weg mit euch gemeinsam zu gehen. Mögen wir alle die Probleme mit den PCOS-Symptomen überwinden und ein erfülltes Leben leben, ohne dass PCOS uns daran hindert. Möge PCOS in unseren Leben der Auslöser für große positive Veränderungen sein.

Mit einem Herzen voller Liebe und Dankbarkeit: *Danke!*

Register

Literaturverzeichnis

1   »Infertility FAQs«, Centers for Disease Control and Prevention, 30. März 2017, https://www.cdc.gov/reproductivehealth/infertility/index.htm.

2   Susan Sirmans und Kirsten Pate, »Epidemiology, Diagnosis, and Management of Polycystic Ovary Syndrome«, *Clinical Epidemiology* (2013): 1, doi:10.2147/clep.s37559.

3   »PCOS Support Groups«, PCOS Foundation, http://pcosfoundation.org/support-groups.

4   Samuel S. Thatcher, *PCOS: The Hidden Epidemic* (Indianapolis: Perspectives Press, 2000), 320.

5   »Diabetes Home«, Centers for Disease Control and Prevention, 11. Oktober 2016, https://www.cdc.gov/diabetes/library/spotlights/pcos.html.

6   »Polycystic Ovary Syndrome«, womenshealth.gov, 26. Juli 2017, https://www.womenshealth.gov/a-z-topics/polycystic-ovary-syndrome.

7   Samuel S. Thatcher, »PCOS 101«, http://memberfiles.freewebs.com/26/91/38059126/documents/2005%20HS%20and%20PCOS%20Thatcher%20MD.pdf.

8   Stephenson et al., »Luteal Start Vaginal Micronized Progesterone«; Pedro Acien et al., »Insulin, Androgens, and Obesity in Women with and Without Polycystic Ovary Syndrome: A Heterogeneous Group of Disorders«, *Fertility and Sterility* 72/1 (Juli 1999): 32–40, doi:10.1016/s0015-0282(99)00184-3; Nancy Dunne und Bill Slater, *The Natural Diet Solution for PCOS and Infertility: How to Manage Polycystic Ovary Syndrome Naturally* (Seattle: Health Solutions Press, 2005), 28.

9   Charles J. Glueck et al., »Obesity and Extreme Obesity, Manifest by Ages 20–24 Years, Continuing Through 32–41 Years in Women, Should Alert Physicians to the Diagnostic Likelihood of Polycystic Ovary Syndrome as a Reversible Underlying Endocrinopathy«, *European Journal of Obstetrics & Gynecology and Reproductive Biology* 122/2 (1. Oktober 2005): 206–12, doi:10.1016/j.ejogrb.2005.03.010; H. J. Teede et al., »Body Mass Index as a Predictor of Polycystic Ovary Syndrome Risk: Results of a Longitudinal Cohort Study«, *The Endocrine Society's 92nd Annual Meeting, 19.–22. Juni 2010, San Diego, P2-414,* 19. Juni 2010, http://dx.doi.org/10.1210/endo-meetings.2010.PART2.P9.P2-414.

10 Walter Futterweit und George Ryan, *A Patient's Guide to PCOS: Understanding and Reversing Polycystic Ovarian Syndrome* (New York: Holt, 2006), 19.

11 Thatcher, *PCOS*, 12.

12 Futterweit und Ryan, *A Patient's Guide to PCOS*, 17.

13 Amanda A. Deeks, Melanie E. Gibson-Helm und Helena J. Teede, »Anxiety and Depression in Polycystic Ovary Syndrome: A Comprehensive Investigation«, *Fertility and Sterility* 93/7 (1. Februar 2010): 2421–23, doi:10.1016/j.fertnstert.2009.09.018; Sudhindra Mohan Bhattacharya und Ayan Jha, »Prevalence and Risk of Depressive Disorders in Women with Polycystic Ovary Syndrome (PCOS)«, *Fertility and Sterility* 94/1 (6. November 2009): 357–59, doi:10.1016/j.fertnstert.2009.09.025; Varvara Laggari et al., »Anxiety and Depression in Adolescents with Polycystic Ovary Syndrome and Mayer-Rokitansky-

Kuster-Hauser Syndrome«, *Journal of Psychosomatic Obstetrics & Gynecology* 30/2 (2009): 83–88, doi:10.1080/01674820802546204.

14 Tsilchorozidou, Honour und Conway, »Altered Cortisol Metabolism in Polycystic Ovary Syndrome«; Shabir et al., »Morning Plasma Cortisol Is Low«; Pasquali und Gambineri, »Cortisol and the Polycystic Ovary Syndrome«.

15 Dominik Rachoń und Helena Teede, »Ovarian Function and Obesity–Interrelationship, Impact on Women's Reproductive Lifespan and Treatment Options«, *Molecular and Cellular Endocrinology* 316/2 (25. März 2010): 172–79, doi:10.1016/j.mce.2009.09.026; Mitlitsky, »7 Common Symptoms Associated with Low Progesterone«.

16 Futterweit und Ryan, *A Patient's Guide to PCOS*, 11.

17 Futterweit und Ryan, *A Patient's Guide to PCOS*, 21.

18 Futterweit und Ryan, *A Patient's Guide to PCOS*, 20.

19 Futterweit und Ryan, *A Patient's Guide to PCOS*, 15.

20 Futterweit und Ryan, *A Patient's Guide to PCOS*, 19.

21 Richard S. Legro, V. Daniel Castracane und Robert P. Kauffman, »Detecting Insulin Resistance in Polycystic Ovary Syndrome: Purposes and Pitfalls«, *Obstetrical & Gynecological Survey* 59/2 (1. Februar 2004): 141–54, doi:10.1097/01.ogx.0000109523.25076.e2.

22 »Prediabetes and Insulin Resistance«, National Institute of Diabetes and Digestive and Kidney Diseases, 1. August 2009, https://www.niddk.nih.gov/health-information/diabetes/overview/what-is-diabetes/prediabetes-insulin-resistance.

23 Thozhukat, Sathyapalan und Stephen L. Atkin, »Mediators of Inflammation in Polycystic Ovary Syndrome in Relation to Adiposity«, *Mediators of Inflammation*, 18. März 2010, https://www.hindawi.com/journals/mi/2010/758656/; A. Dunaif et al., »Profound Peripheral Insulin Resistance, Independent of Obesity, in Polycystic Ovary Syndrome«, *Diabetes* 38/9 (September 1989): 1165–74, doi:10.2337/diabetes.38.9.1165.

24 Adeola A. Adeniji et al., »Metabolic Effects of a Commonly Used Combined Hormonal Oral Contraceptive in Women with and Without Polycystic Ovary Syndrome«, *Journal of Women's Health* 25/6 (1. Januar 1970): 638–45, doi:10.1089/jwh.2015.5418; R. Jeffrey Chang et al., »Insulin Resistance in Nonobese Patients with Polycystic Ovarian Disease«, *Journal of Clinical Endocrinology & Metabolism* 57/2 (August 1983): 356–59, doi:10.1210/jcem-57-2-356.

25 Richard S. Legro, »Hyperandrogenism and Hyperinsulinemia«, *Global Library of Women's Medicine*, 2008, doi:10.3843/glowm.10303.

26 L. Pal, *Polycystic Ovary Syndrome: Current and Emerging Concepts* (New York: Springer, 2014); Bulent O. Yildiz et al., »Stability of Adrenocortical Steroidogenesis over Time in Healthy Women and Women with Polycystic Ovary Syndrome«, *Journal of Clinical Endocrinology & Metabolism* 89/11 (November 2004): 5558–62, doi:10.1210/jc.2004-0934.

27 Fionna McCulloch, »PCOS: Treating Adrenal Androgen Excess«, *Naturopathic Doctor News and Review*, 30. Januar 2015, http://ndnr.com/womens-health/pcos-treating-adrenal-androgen-excess/.

28 Yildiz et al., »Stability of Adrenocortical Steroidogenesis«.

29 Lara Briden, »Causes of Androgen Excess in Women«, *Lara Briden's Healthy Hormone Blog*, 25. Mai 2017, http://www.larabriden.com/causes-androgen-excess-in-women/.

30 Tasoula Tsilchorozidou, John W. Honour und Gerard S. Conway, »Altered Cortisol Metabolism in Polycystic Ovary Syndrome: Insulin Enhances 5-Reduction but Not the Elevated Adrenal Steroid Production Rates«, *Journal of Clinical Endocrinology & Metabolism* 88/12 (26. April 2011): 5907–913, doi:10.1210/jc.2003–030240; Iram Shabir et al., »Morning Plasma Cortisol Is Low Among Obese Women with Polycystic Ovary Syndrome«, *Gynecological Endocrinology* 29/12 (Dezember 2013): 1045–047, doi:10.3109/09513590.2013.82 9449; Renato Pasquali und Alessandra Gambineri, »Cortisol and the Polycystic Ovary Syndrome«, *Medscape,* 2012, https://www.medscape.com/viewarticle/773775.

31 Mary D. Stephenson et al., »Luteal Start Vaginal Micronized Progesterone Improves Pregnancy Success in Women with Recurrent Pregnancy Loss«, *Fertility and Sterility* 107/3 (März 2017), doi:10.1016/j.fertnstert.2016.11.029.

32 »Progestin (Oral Route, Parenteral Route, Vaginal Route) Side Effects«, *Mayo Clinic,* 1. März 2017, http://www.mayoclinic.org/drugs-supplements/progestin-oral-route-parenteral-route-vaginal-route/side-effects/DRG-20069443.

33 Chris Mitlitsky, »7 Common Symptoms Associated with Low Progesterone«, *Dr. Tami,* 26. Juni 2015, https://www.drtami.com/7-common-symptoms-associated-with-low-progesterone/.

34 Kris Poppe, Brigitte Velkeniers und Daniel Glinoer, »Thyroid Disease and Female Reproduction«, *Clinical Endocrinology* 66/3 (März 2007): 309–21, doi:10.1111/j.1365-2265.2007.02752.x.

35 Fiona McCulloch, *8 Steps to Reverse Your PCOS: A Proven Program to Reset Your Hormones, Repair Your Metabolism and Restore Your Fertility* (Austin, TX: Greenleaf Book Group, 2016), 66–69.

36 »The Difference Between Hypothyroidism and Hyperthyroidism«, *Piedmont Healthcare,* aufgerufen am 24. Oktober 2017, https://www.piedmont.org/living-better/the-difference-between-hypothyroidism-and-hyperthyroidism.

37 Felice Gersh, »PCOS Inflammation: Transform from Inflamed to Tamed«, *PCOS Diva,* 23. Mai 2015, https://pcosdiva.com/2015/05/pcos-and-inflammation-transform-from-inflamed-to-tamed/.

38 Hector F. Escobar-Morreale, Manuel Luque-Ramirez und Frank Gonzalez, »Circulating Inflammatory Markers in Polycystic Ovary Syndrome: A Systematic Review and Metaanalysis«, *Fertility and Sterility* 95/3 (1. März 2011), doi:10.1016/j.fertnstert.2010.11.036.

39 S. L. Kristensen et al., »A Very Large Proportion of Young Danish Women Have Polycystic Ovaries: Is a Revision of the Rotterdam Criteria Needed?« *Human Reproduction* 25/12 (Dezember 2010): 3117–22, doi:10.1093/humrep/deq273; Richard S. Legro und Jerome F. Strauss, »Molecular Progress in Infertility: Polycystic Ovary Syndrome«, *Fertility and Sterility* 78/3 (29. August 2002): 569–76, doi:10.1016/s0015-0282(02)03275-2.

40 Futterweit und Ryan, *A Patient's Guide to PCOS,* 11.

41 Evanthia Diamanti-Kandarakis, Charikleia Christakou und Evangelos Marinakis, »Phenotypes and Environmental Factors: Their Influence in PCOS«, *Current Pharmaceutical Design* 18/3 (2012): 270–82, doi:10.2174/138161212799040457.

42 Angela Best Boss, Evelina Weidman Sterling und Jerald S. Goldstein, *Living with PCOS: Polycystic Ovary Syndrome* (Omaha: Addicus Books, 2009), 3.

43 R. Zawadaki und M. Dockerty, »Diagnostic Criteria for Polycystic Ovarian Syndrome: Towards a Rational Approach«, in A. Dunaif et al., eds., *Current Issues in Endocrinology and Metabolism: Polycystic Ovarian Syndrome* (Boston: Blackwell Scientific, 1992), 337.

44 R. E. Roach et al., »The Risk of Heart Attack and Stroke in Women Using Birth Control Pills«, *Cochrane*, 27. August 2015, http://www.cochrane.org/CD011054/FERTILREG_risk-heart-attack-and-stroke-women-using-birth-control-pills.

45 George Mastorakos et al., »Effects of Two Forms of Combined Oral Contraceptives on Carbohydrate Metabolism in Adolescents with Polycystic Ovary Syndrome«, *Fertility and Sterility* 85/2 (2. Februar 2006): 420–27, doi:10.1016/j.fertnstert.2005.07.1306; Abbey B. Berenson et al., »Effect of Injectable and Oral Contraceptives on Glucose and Insulin Levels«, *Obstetrics & Gynecology* 117/1 (Januar 2011): 41–47, doi:10.1097/aog.0b013e-318202ac23; T. Piltonen et al., »Oral, Transdermal and Vaginal Combined Contraceptives Induce an Increase in Markers of Chronic Inflammation and Impair Insulin Sensitivity in Young Healthy Normal-Weight Women: A Randomized Study«, *Human Reproduction* 27/10 (18. Juli 2012): 3046–56, doi:10.1093/humrep/des225.

46 I. F. Godsland et al., »Insulin Resistance, Secretion, and Metabolism in Users of Oral Contraceptives«, *Journal of Clinical Endocrinology & Metabolism* 74/1 (1. Januar, 1992): 64–70, doi:10.1210/jc.74.1.64.

47 Gilbert G. Donders, Gert Bellen und Werner Mendling, »Management of Recurrent Vul-vo-Vaginal Candidosis as a Chronic Illness«, *Gynecologic and Obstetric Investigation* 70/4 (16. Oktober 2010): 306–21, doi:10.1159/000314022; G. Cheng, K. M. Yeater und L. L. Hoyer, »Cellular and Molecular Biology of Candida albicans Estrogen Response«, *Eukaryotic Cell* 5/1 (1. Januar 2006): 180–91, doi:10.1128/ec.5.1.180-191.2006.

48 »National Institutes of Health Evidence-based Methodology Workshop on Polycystic Ovary Syndrome, Executive Summary«, *National Institutes of Health*, 3. Dezember 2012, https://prevention.nih.gov/docs/programs/pcos/FinalReport.pdf.

49 David S. H. Bell, »Metformin-Induced Vitamin B12 Deficiency Presenting as a Peripheral Neuropathy«, *Southern Medical Journal* 103/3 (März 2010): 265–67, doi:10.1097/smj.0b013e3181ce0e4d.

50 R. Jeffrey Chang, »Insulin Resistance in Nonobese Patients with Polycystic Ovarian Disease«, *Journal of Clinical Endocrinology & Metabolism* 57/2 (1. August 1983): 356–59, doi:10.1210/jcem-57-2-356; L. Ibanez et al., »Sensitization to Insulin Induces Ovulation in Nonobese Adolescents with Anovulatory Hyperandrogenism«, *Journal of Clinical Endocrinology & Metabolism* 86/8 (1. August 2001): 3595–98, doi:10.1210/jc.86.8.3595.

51 I. I. Muderris, F. Bayram und M. Guven, »Treatment of Hirsutism with Lowest-Dose Flutamide (62.5 mg/day)«, *Gynecological Endocrinology* 14/1 (2000): 38–41, doi:10.3109/09513590009167658.

52 Enrico Carmina und Rogerio A. Lobo, »A Comparison of the Relative Efficacy of Anti-androgens for the Treatment of Acne in Hyperandrogenic Women«, *Clinical Endocrinology* 57/2 (2. August 2002): 231–34, doi:10.1046/j.1365-2265.2002.01594.x.

53 Leonello Cusan et al., »Comparison of Flutamide and Spironolactone in the Treatment of Hirsutism«, *Obstetrical & Gynecological Survey* 49/7 (6. Mai 2016): 481–83, doi:10.1097/00006254-199407000-00020.

54 »Flutamide (oral)«, *University of Michigan Health Services*, 15. Dezember 2010, http://www.uofmhealth.org/node/663457.

55 Kathleen M. Hoeger, »Obesity and Lifestyle Management in Polycystic Ovary Syndrome«, *Clinical Obstetrics and Gynecology* 50/1 (Mai 2007): 277–94, doi:10.1097/grf. 0b013e31802f54c8; Lisa J. Moran et al., »Effects of Lifestyle Modification in Polycystic Ovarian Syndrome«, *Reproductive BioMedicine Online* 12/5 (Mai 2006): 569–78, doi:10.1016/s1472-6483(10)61182-0; W. C. Knowler et al., »Reduction in the Incidence of Type 2 Diabetes with Lifestyle Intervention or Metformin«, *New England Journal of Medicine* 346/6 (7. Februar 2002): 393–403, doi:10.1056/nejmoa012512; Thomas Tang et al., »Combined Lifestyle Modification and Metformin in Obese Patients with Polycystic Ovary Syndrome: A Randomized, Placebo-Controlled, Double-Blind Multicentre Study«, *Obstetrical & Gynecological Survey* 61/2 (31. September 2005): 108–9, doi:10.1097/01. ogx.0000197800.07214.dc; Robert Norman et al. [Davies, Lord, Moran], »The Role of Lifestyle Modification in Polycystic Ovary Syndrome«, *Trends in Endocrinology and Metabolism* 13/6 (1. August 2002): 251–57, https://doi.org/10.1016/S1043-2760(02)00612-4; Kathleen M. Hoeger, »Role of Lifestyle Modification in the Management of Polycystic Ovary Syndrome«, *Best Practice & Research, Clinical Endocrinology & Metabolism* 20/2 (Juni 2006): 293–310, doi:10.1016/j.beem.2006.03.008.

56 Colette Harris und Theresa Cheung, *The Ultimate PCOS Handbook: Lose Weight, Boost Fertility, Clear Skin and Restore Self-Esteem* (San Francisco: Conari, 2012), 28.

57 Lisa J. Moran et al., »Treatment of Obesity in Polycystic Ovary Syndrome: A Position Statement of the Androgen Excess and Polycystic Ovary Syndrome Society«, *Fertility and Sterility* 92/6 (2009): 1966–82, doi:10.1016/j.fertnstert.2008.09.018; Robert Ross et al., »Reduction in Obesity and Related Comorbid Conditions After Diet-Induced Weight Loss or Exercise-Induced Weight Loss in Men«, *Annals of Internal Medicine* 133/2 (18. Juli 2000): 92, doi:10.7326/0003-4819-133-2-200007180-00008; C. L. Harrison et al., »Exercise Therapy in Polycystic Ovary Syndrome: A Systematic Review«, *Human Reproduction Update* 17/2 (10. September 2010): 171–83, doi:10.1093/humupd/dmq045.

58 Thatcher, »PCOS«, 101.

59 Kristen L. Knutson, »Impact of Sleep and Sleep Loss on Glucose Homeostasis and Appetite Regulation«, *Sleep Medicine Clinics* 2/2 (Juni 2007): 187–97, doi:10.1016/j. jsmc.2007.03.004; »Sleep and Disease Risk«, *Healthy Sleep*, Division of Sleep Medicine at Harvard Medical School, 18. Dezember 2007, http://healthysleep.med.harvard.edu/healthy/matters/consequences/sleep-and-disease-risk.

60 K. F. Michelmore, A. H. Balen und D. B. Dunger, »Polycystic Ovaries and Eating Disorders: Are They Related?« *Human Reproduction* 16/4 (1. April 2001): 765–69, doi:10.1093/humrep/16.4.765.

61 »Factors That May Contribute to Eating Disorders«, *National Eating Disorders Association*, aufgerufen am 25. Oktober 2017, https://www.nationaleatingdisorders.org/factors-may-contribute-eating-disorders.

62 M. Nathaniel Mead, »Nutrigenomics: The Genome–Food Interface«, *Environmental Health Perspectives* 115/12 (Dezember 2007), doi:10.1289/ehp.115-a582.

63 John M. Berardi, »Nutrigenomics: This Research Changes Everything«, *Precision Nutrition*, 1. Mai 2014, http://www.precisionnutrition.com/nutrigenomics-research.

64 Jeanelle Boyer und Rui Hai Liu, »Apple Phytochemicals and Their Health Benefits«, *Nutrition Journal* 3/1 (12. Mai 2004), doi:10.1186/1475-2891-3-5.

65 »Avocados«, *The World's Healthiest Foods*, 23. Mai 2017, http://www.whfoods.com/genpage.php?tname=foodspice&dbid=5.

66 Tsuyoshi Goto et al., »Tiliroside, a Glycosidic Flavonoid, Ameliorates Obesity-Induced Metabolic Disorders via Activation of Adiponectin Signaling Followed by Enhancement of Fatty Acid Oxidation in Liver and Skeletal Muscle in Obese–Diabetic Mice«, *Journal of Nutritional Biochemistry* 23/7 (Juli 2012): 768–76, doi:10.1016/j.jnutbio.2011.04.001; Cetin Cekic und Mustafa Ozgen, »Comparison of Antioxidant Capacity and Phytochemical Properties of Wild and Cultivated Red Raspberries (*Rubus idaeus* L.)«, *Journal of Food Composition and Analysis* 23/6 (September 2010): 540–44, doi:10.1016/j.jfca.2009.07.002; Camille S. Bowen-Forbes, Yanjun Zhang und Muraleedharan G. Nair, »Anthocyanin Content, Antioxidant, Anti-Inflammatory and Anticancer Properties of Blackberry and Raspberry Fruits«, *Journal of Food Composition and Analysis* 23/6 (September 2010): 554–60, doi:10.1016/j.jfca.2009.08.012.

67 Chie Morimoto et al., »Anti-obese Action of Raspberry Ketone«, *Life Sciences* 77/2 (Mai 2005): 194–204, doi:10.1016/j.lfs.2004.12.029.

68 M. Kazemzadeh et al., »Effect of Brown Rice Consumption on Inflammatory Marker and Cardiovascular Risk Factors Among Overweight and Obese Non-menopausal Female Adults«, *International Journal of Preventive Medicine* 5/4 (April 2014): 478–88, https://www.ncbi.nlm.nih.gov/pmc/articles/PMC4018597/.

69 »Manganese«, *University of Maryland Medical Center*, 31. Mai 2013, http://www.umm.edu/health/medical/altmed/supplement/manganese.

70 Jeff G. Wang et al., »The Effect of Cinnamon Extract on Insulin Resistance Parameters in Polycystic Ovary Syndrome: A Pilot Study«, *Fertility and Sterility* 88/1 (Juli 2007): 240–43, doi:10.1016/j.fertnstert.2006.11.082.

71 Daniel H. Kort und Roger A. Lobo, »Preliminary Evidence that Cinnamon Improves Menstrual Cyclicity in Women with Polycystic Ovary Syndrome«, *Obstetrical & Gynecological Survey* 70/2 (November 2014): 94–95, doi:10.1097/01.ogx.0000461902.16853.84.

72 David L. Katz, Kim Doughty und Ather Ali, »Cocoa and Chocolate in Human Health and Disease«, *Antioxidants & Redox Signaling* 15/10 (15. November 2011): 2779–811, doi:10.1089/ars.2010.3697.

73 Joseph Nordqvist, »Chocolate: Health Benefits, Facts, and Research«, *Medical News Today*, 1. Juni 2016, https://www.medicalnewstoday.com/articles/270272.php.

74 Megan Ware, »Magnesium: Health Benefits, Sources, and Risks«, *Medical News Today*, 25. September 2017, https://www.medicalnewstoday.com/articles/286839.php.

75 Bhardwaj Pooja und Khanna Deepa, »Green Tea Catechins: Defensive Role in Cardiovascular Disorders«, *Chinese Journal of Natural Medicines* 11/4 (Juli 2013): 345–53, doi:10.3724/sp.j.1009.2013.00345; Yoshihiro Kokubo et al., »The Impact of Green Tea

and Coffee Consumption on the Reduced Risk of Stroke Incidence in Japanese Population«, *Stroke* 44 (März 2013): 1369–74, doi.org/10.1161/STROKEAHA.111.677500.

76 »Health Benefits of Green Tea«, *WebMD*, 13. September 2013, https://www.webmd.com/food-recipes/features/health-benefits-of-green-tea#1.

77 Katherine M. Phillips, Monica H. Carlsen und Rune Blomhoff, »Total Antioxidant Content of Alternatives to Refined Sugar«, *Journal of the American Dietetic Association* 109/1 (Januar 2009): 64–71, doi:10.1016/j.jada.2008.10.014.

78 Barry Sears und Mary Perry, »The Role of Fatty Acids in Insulin Resistance«, *Lipids in Health and Disease* 14/1 (29. September 2015), doi:10.1186/s12944-015-0123-1.

79 Julie-Anne Nazare et al., »Modulation of the Postprandial Phase by β-Glucan in Overweight Subjects: Effects on Glucose and Insulin Kinetics«, *Molecular Nutrition & Food Research* 53/3 (März 2009): 361–69, doi:10.1002/mnfr.200800023; A. L. Jenkins et al., »Depression of the Glycemic Index by High Levels of β-Glucan Fiber in Two Functional Foods Tested in Type 2 Diabetes«, *European Journal of Clinical Nutrition* 56/7 (Juli 2002): 622–28, doi:10.1038/sj.ejcn.1601367; N. Tapola et al., »Glycemic Responses of Oat Bran Products in Type 2 Diabetic Patients«, *Nutrition, Metabolism and Cardiovascular Diseases* 15/4 (August 2005): 255–61, doi:10.1016/j.numecd.2004.09.003.

80 »NIH Lactose Intolerance Conference-Panel Statement«, *National Institutes of Health*, 24. Februar 2010, https://consensus.nih.gov/2010/lactosestatement.htm.

81 G. Kristjansson, P. Venge und R. Hallgren, »Mucosal Reactivity to Cow's Milk Protein in Coeliac Disease«, *Clinical & Experimental Immunology* 147/3 (März 2007): 449–55, doi:10.1111/j.1365-2249.2007.03298.x; Amy Myers, »The Dangers of Dairy«, Amy Myers MD, 18. Juli 2017, https://www.amymyersmd.com/2013/04/the-dangers-of-dairy/.

82 Izabella Wentz, »What Are Goitrogens and Do They Matter with Hashimoto's?« *Dr. Izabella Wentz, Pharm D*, 7. August 2017, https://thyroidpharmacist.com/articles/what-are-goitrogens-and-do-they-matter-with-hashimotos.

83 Adrienne R. Barnosky et al., »Intermittent Fasting vs. Daily Calorie Restriction for Type 2 Diabetes Prevention: A Review of Human Findings«, *Translational Research* 164/4 (Oktober 2014): 302–11, doi:10.1016/j.trsl.2014.05.013.

84 J. B. Johnson et al., »Alternate Day Calorie Restriction Improves Clinical Findings and Reduces Markers of Oxidative Stress and Inflammation in Overweight Adults with Moderate Asthma«, *Free Radical Biology and Medicine*, 1. November 2007, doi:10.1016/j.freeradbiomed.2006.12.005.

85 Valter D. Longo und Mark P. Mattson, »Fasting: Molecular Mechanisms and Clinical Applications«, *Cell Metabolism* 19/2 (4. Januar 2016): 181–92, doi:10.1016/j.cmet.2013.12.008; J. Lee, K. B. Seroogy und M. P. Mattson, »Dietary Restriction Enhances Neurogenesis and Up-regulates Neurotrophin Expression in the Hippocampus of Adult Mice«, *Journal of Neurochemistry* 81 (21. Januar 2002): 57–59, doi:10.1046/j.1471-4159.81.s1.19_4.x; Jaewon Lee et al., »Dietary Restriction Increases the Number of Newly Generated Neural Cells, and Induces BDNF Expression, in the Dentate Gyrus of Rats«, *Journal of Molecular Neuroscience* 15/2 (Oktober 2000): 99–108, doi:10.1385/jmn:15:2:99.

86 »How Much Is Too Much?« *Sugar Science, UCSF*, 18. Dezember 2014, http://sugarscience. ucsf.edu/the-growing-concern-of-overconsumption/.

87 Paul Grant, »Spearmint Herbal Tea Has Significant Anti-androgen Effects in Polycystic Ovarian Syndrome: A Randomized Controlled Trial«, *Phytotherapy Research*, Februar 2010, doi:10.1002/ptr.2900.

88 C. S. Johnston, C. M. Kim und A. J. Buller, »Vinegar Improves Insulin Sensitivity to a High-Carbohydrate Meal in Subjects with Insulin Resistance or Type 2 Diabetes«, *Diabetes Care* 27/1 (Januar 2004): 281–82, doi:10.2337/diacare.27.1.281.

89 Arjuna B. Medagama, »The Glycaemic Outcomes of Cinnamon: A Review of the Experimental Evidence and Clinical Trials«, *Nutrition Journal* 14/1 (16. Oktober 2015), doi:10.1186/s12937-015-0098-9.

90 Shiqi Zhang et al., »Capsaicin Reduces Blood Glucose by Increasing Insulin Levels and Glycogen Content Better Than Capsiate in Streptozotocin-Induced Diabetic Rats«, *Journal of Agricultural and Food Chemistry* 65/11 (10. März 2017): 2323–330, doi:10.1021/acs. jafc.7b00132.

91 Sarah Bleich et al., »Artificial Sweeteners«, *The Nutrition Source*, 29. Januar 2016, https://www.hsph.harvard.edu/nutritionsource/healthy-drinks/artificial-sweeteners/.

92 J. A. Nettleton et al., »Diet Soda Intake and Risk of Incident Metabolic Syndrome and Type 2 Diabetes in the Multi-Ethnic Study of Atherosclerosis (MESA)«, *Diabetes Care* 32/4 (16. Januar 2009): 688–94, doi:10.2337/dc08-1799.

93 Sharon P. G. Fowler, Ken Williams und Helen P. Hazuda, »Diet Soda Intake Is Associated with Long-Term Increases in Waist Circumference in a Biethnic Cohort of Older Adults: The San Antonio Longitudinal Study of Aging«, *Journal of the American Geriatrics Society* 63/4 (17. März 2015): 708–15, doi:10.1111/jgs.13376.

94 »Hold the Diet Soda? Sweetened Drinks Linked to Depression, Coffee Tied to Lower Risk«, *American Academy of Neurology*, 8. Januar 2013, https://www.aan.com/PressRoom/home/ PressRelease/1128.

95 »Study: Cola Linked to Lower Bone Density in Women«, *Tufts University E-News*, 20. Oktober 2006, http://enews.tufts.edu/stories/22/2006/10/20/StudyColaLinkedToLowerBoneDensityInWomen.

96 Beata Banaszewska et al., »Effects of Resveratrol on Polycystic Ovary Syndrome: A Double-blind, Randomized, Placebo-controlled Trial«, *The Journal of Clinical Endocrinology & Metabolism* 101/11 (18. Oktober 2016): 4322–328, doi:10.1210/jc.2016-1858.

97 Shin Nishiumi et al., »Green and Black Tea Suppress Hyperglycemia and Insulin Resistance by Retaining the Expression of Glucose Transporter 4 in Muscle of High-Fat Diet-Fed C57BL/6J Mice«, *Journal of Agricultural and Food Chemistry* 58/24 (24. November 2010): 12916–2923, doi:10.1021/jf102840w; K. Liu et al., »Effect of Green Tea on Glucose Control and Insulin Sensitivity: A Meta-Analysis of 17 Randomized Controlled Trials«, *American Journal of Clinical Nutrition* 98/2 (26. Juni 2013): 340–48, doi:10.3945 / ajcn.112.052746.

98 Natalia De Las Heras et al., »Molecular Factors Involved in the Hypolipidemic-and Insulin-Sensitizing Effects of a Ginger (*Zingiber officinale* Roscoe) Extract in Rats Fed a High-Fat Diet«, *Applied Physiology, Nutrition, and Metabolism* 42/2 (2. November 2016): 209–15, doi:10.1139/apnm-2016-0374.

99 Roya Navekar et al., »Turmeric Supplementation Improves Serum Glucose Indices and Leptin Levels in Patients with Nonalcoholic Fatty Liver Diseases«, *Journal of the American College of Nutrition* 36/4 (Mai–Juni, 2017): 261–67, doi:10.1080/07315724.2016.1267597.

100 Paul Grant und Shamin Ramasamy, »An Update on Plant Derived Anti-Androgens«, *International Journal of Endocrinology and Metabolism* 10/2 (2012): 497–502, doi:10.5812/ijem.3644.

101 A. C. Nobre, A. Rao und G. N. Owen, »L-theanine, a Natural Constituent in Tea, and Its Effect on Mental State«, *Asia Pacific Journal of Clinical Nutrition* 17/S1 (2008): 168, https://www.ncbi.nlm.nih.gov/pubmed/18296328.

102 Catharine Paddock, »Does a Cup of Tea Reduce Stress?« *Medical News Today*, 14. August 2009, https://www.medicalnewstoday.com/articles/160668.php.

103 D. Heber et al., »Green Tea, Black Tea, and Oolong Tea Polyphenols Reduce Visceral Fat and Inflammation in Mice Fed High-Fat, High-Sucrose Obesogenic Diets«, *Journal of Nutrition* 144/9 (September 2014): 1385–93, doi:10.3945/jn.114.191007.

104 Ellen Grant, »Polycystic Ovarian Syndrome: The Metabolic Syndrome Comes to Gynaecology«, *The BMJ* 317/7154 (1. August 1998): 329–32, doi:10.1136/bmj.317.7154.329.

105 M. Ramos et al., »Low Folate Status Is Associated with Impaired Cognitive Function and Dementia in the Sacramento Area Latino Study on Aging«, *American Journal of Clinical Nutrition* 82/6, 1346–52, https://www.ncbi.nlm.nih.gov/pubmed/16332669.

106 S. Gilbody, S. Lewis und T. Lightfoot, »Methylenetetrahydrofolate Reductase (MTHFR) Genetic Polymorphisms and Psychiatric Disorders: A HuGE Review«, *American Journal of Epidemiology* 165/1 (30. Oktober 2006): 1–13, doi:10.1093/aje/kwj347.

107 J. Azimova et al., »Effects of MTHFR Gene Polymorphism on the Clinical and Electrophysiological Characteristics of Migraine«, *BMC Neurology* 13/103 (5. August 2013), doi:10.1186/1471-2377-13-103.

108 Aliza H. Stark, Michael A. Crawford und Ram Reifen, »Update on Alpha-Linolenic Acid«, *Nutrition Reviews* 66/6 (1. Juni 2008): 326–32, doi:10.1111/j.1753-4887.2008.00040.x.

109 Sriramoju M. Kumar et al., »Molecular Level Interaction of the Human Acidic Fibroblast Growth Factor with the Antiangiogenic Agent Inositol Hexaphosphate«, *Biochemistry* 49/50 (21. Dezember 2010): 10756–64, doi:10.1021/bi101318m; Christiaan B. Brink et al., »Effects of Myo-inositol Versus Fluoxetine and Imipramine Pretreatments on Serotonin 5HT2A and Muscarinic Acetylcholine Receptors in Human Neuroblastoma Cells«, *Metabolic Brain Disease* 19/1–2 (Juni 2004): 51–70, doi:10.1023/b:mebr.0000027417.74156.5f.

110 E. Papaleo et al., »Myo-inositol in Patients with Polycystic Ovary Syndrome: A Novel Method for Ovulation Induction«, *Gynecological Endocrinology* 23/12 (10. Oktober 2007): 700–703, doi:10.1080/09513590701672405.

111 Martino M Zacche et al., »Efficacy of Myo-inositol in the Treatment of Cutaneous Disorders in Young Women with Polycystic Ovary Syndrome«, *Gynecological Endocrinology* 25/8 (August 2009): 508–13, doi:10.1080/09513590903015544.

112 Nicolas Galazis, Myria Galazi und William Atiomo, »D-chiro-inositol and Its Significance in Polycystic Ovary Syndrome: A Systematic Review«, *Gynecological Endocrinology* 27/4 (10. Dezember 2010): 256–62, doi:10.3109/09513590.2010.538099.

113 Deepika Garg und Reshef Tal, »Inositol Treatment and ART Outcomes in Women with PCOS«, *International Journal of Endocrinology* (4. Oktober 2016): 1–9, doi:10.1155/2016/1979654.

114 John E. Nestler et al., »Ovulatory and Metabolic Effects of D-chiro-inositol in the Polycystic Ovary Syndrome«, *Obstetrical & Gynecological Survey* 54/9 (29. April 1999): 573–74, doi:10.1097/00006254-199909000-00018.

115 Maria J. Iuorno et al., »Effects of D-chiro-inositol in Lean Women with the Polycystic Ovary Syndrome«, *Endocrine Practice* 8/6 (November–Dezember 2002): 417–23, doi:10.4158/ep.8.6.417.

116 S. Colazingari et al., »The Combined Therapy Myo-inositol plus D-chiro-inositol, Rather Than D-chiro-inositol, Is Able to Improve IVF Outcomes: Results from a Randomized Controlled Trial«, *Archives of Gynecology and Obstetrics* 288/6 (Dezember 2013): 1405–11, doi:10.1007/s00404-013-2855-3, https://www.ncbi.nlm.nih.gov/pubmed/23708322.

117 E. Wehr et al., »Association of Hypovitaminosis D with Metabolic Disturbances in Polycystic Ovary Syndrome«, *European Journal of Endocrinology* 161/4 (1. Oktober 2009): 575–82, doi:10.1530/eje-09-0432.

118 Meng-Hsing Wu und Ming-Wei Lin, »The Role of Vitamin D in Polycystic Ovary Syndrome«, *Indian Journal of Medical Research* 142/3 (September 2015): 238, doi:10.4103/0971-5916.166527.

119 »Vitamin D Fact Sheet for Health Professionals«, NIH Office of Dietary Supplements, 11. Februar 2016, https://ods.od.nih.gov/factsheets/VitaminD-HealthProfessional/; Katherine Zeratsky, »Mayo Clinic Q and A: How Much Vitamin D Do I Need?« *Mayo Clinic,* 5. Juni 2015, https://newsnetwork.mayoclinic.org/discussion/mayo-clinic-q-and-a-how-much-vitamin-d-do-i-need/.

120 Touraj Mahmoudi, »Genetic Variation in the Vitamin D Receptor and Polycystic Ovary Syndrome Risk«, *Fertility and Sterility* 92/4 (Oktober 2009): 1381–83, doi:10.1016/j.fertnstert.2009.05.002.

121 Y. Zhang et al., »Vitamin D Inhibits Monocyte/Macrophage Proinflammatory Cytokine Production by Targeting MAPK Phosphatase-1«, *Journal of Immunology* 188/5 (1. März 2012): 2127–35, doi:10.4049/jimmunol.1102412.

122 »Researchers Discover How Vitamin D Inhibits Inflammation«, *National Jewish Health,* 23. Februar 2012, https://www.nationaljewish.org/about/news/press-releases/2012/vitd-mechanism.

123 M. Palmery et al., »Oral Contraceptives and Changes in Nutritional Requirements«, *European Review for Medical and Pharmacological Sciences* 17/13 (Juli 2013): 1804–13, https://www.ncbi.nlm.nih.gov/pubmed/23852908; Federico Lussana et al., »Blood Levels of Homocysteine, Folate, Vitamin B6 and B12 in Women Using Oral Contraceptives Compared to Non-users«, *Thrombosis Research* 112/1–2 (2003): 37–41, doi:10.1016/j.thromres.2003.11.007; Jennifer McArthur et al., »Biological Variability and Impact of Oral Contraceptives on Vitamins B6, B12 and Folate Status in Women of Reproductive Age«, *Nutrients* 5/9 (16. September 2013): 3634–45, doi:10.3390/nu5093634.

124 Federico Lussana et al., »Blood Levels of Homocysteine, Folate, Vitamin B6 and B12 in Women Using Oral Contraceptives Compared to Non-users«, *Thrombosis Research* 112/1–2 (2003): 37–41, doi:10.1016/j.thromres.2003.11.007.

125 M. Palmery, A. Saraceno, A. Vaiarelli und G. Carlomagno, »Oral Contraceptives and Changes in Nutritional Requirements«, *European Review for Medical Pharmacological Sciences* 17/13 (Juli 2013): 1804–813, https://www.ncbi.nlm.nih.gov/pubmed/23852908.

126 David S. H. Bell, »Metformin-Induced Vitamin B12 Deficiency Presenting as a Peripheral Neuropathy«, *Southern Medical Journal* 103/3 (3. Mai 2010): 265–67, doi:10.1097/smj. 0b013e3181ce0e4d.

127 Faranak Sharifi et al., »Serum Magnesium Concentrations in Polycystic Ovary Syndrome and Its Association with Insulin Resistance«, *Gynecological Endocrinology* 28/1 (23. Juni 2011): 7–11, doi:10.3109/09513590.2011.579663.

128 Beatrice A. Golomb, »Association Between More Frequent Chocolate Consumption and Lower Body Mass Index«, *Archives of Internal Medicine* 172/6 (26. März 2012): 519, doi:10.1001/archinternmed.2011.2100.

129 D. Mastroiacovo et al., »Cocoa Flavanol Consumption Improves Cognitive Function, Blood Pressure Control, and Metabolic Profile in Elderly Subjects: The Cocoa, Cognition, and Aging (CoCoA) Study—A Randomized Controlled Trial«, *American Journal of Clinical Nutrition* 101/3 (17. Dezember 2014): 538–48, doi:10.3945/ajcn.114.092189.

130 Francois-Pierre J. Martin et al., »Metabolic Effects of Dark Chocolate Consumption on Energy, Gut Microbiota, and Stress-Related Metabolism in Free-Living Subjects«, *Journal of Proteome Research* 8/12 (Dezember 2009): 5568–79, doi:10.1021/pr900607v.

131 Davide Grassi et al., »Short-Term Administration of Dark Chocolate Is Followed by a Significant Increase in Insulin Sensitivity and a Decrease in Blood Pressure in Healthy Persons«, *American Journal of Clinical Nutrition* 81/3 (März 2005): 611–14, http://ajcn.nutrition.org/content/81/3/611.abstract.

132 Jia-Yi Dong et al., »Chocolate Consumption and Risk of Stroke Among Men And Women: A Large Population-Based, Prospective Cohort Study«, *Atherosclerosis* 260 (Mai 2017): 8–12, doi:10.1016/j.atherosclerosis.2017.03.004.

133 Bulent O. Yildiz et al., »Stability of Adrenocortical Steroidogenesis over Time in Healthy Women and Women with Polycystic Ovary Syndrome«, *Journal of Clinical Endocrinology & Metabolism* 89/11 (1. November 2004): 5558–62, doi:10.1210/jc.2004-0934.

134 Stephen H. Boutcher, »High-Intensity Intermittent Exercise and Fat Loss«, *Journal of Obesity* 2011 (24. November 2010): 1–10, doi:10.1155/2011/868305.

135 Ram Nidhi et al., »Effect of a Yoga Program on Glucose Metabolism and Blood Lipid Levels in Adolescent Girls with Polycystic Ovary Syndrome«, *International Journal of Gynecology & Obstetrics* 118/1 (14. April 2012): 37–41, doi:10.1016/j.ijgo.2012.01.027.

136 »Sleep and Disease Risk«, *Healthy Sleep*, Harvard Medical School, 18. Dezember 2007, http://healthysleep.med.harvard.edu/healthy/matters/consequences/sleep-and-disease-risk.

137 Esra Tasali, Eve Van Cauter und David A. Ehrmann, »Relationships Between Sleep Disordered Breathing and Glucose Metabolism in Polycystic Ovary Syndrome«, *Journal of Clinical Endocrinology & Metabolism* 91/1 (1. Januar 2006): 36–42, doi:10.1210/jc.2005-1084.

138 Joao Ricardo Araujo, Fatima Martel und Elisa Keating, »Exposure to Non-nutritive Sweeteners During Pregnancy and Lactation: Impact in Programming of Metabolic Diseases in the Progeny Later in Life«, *Reproductive Toxicology* 49 (November 2014): 196–201, doi:10.1016/j.reprotox.2014.09.007.

139 Edwin J. Routledge et al., »Some Alkyl Hydroxy Benzoate Preservatives (Parabens) Are Estrogenic«, *Toxicology and Applied Pharmacology* 153/1 (November 1998): 12–19, doi:10.1006/taap.1998.8544.

140 John D. Stokes und Charles L. Scudder, »The Effect of Butylated Hydroxyanisole and Butylated Hydroxytoluene on Behavioral Development of Mice«, *Developmental Psychobiology* 7/4 (Juli 1974): 343–50, doi:10.1002/dev.420070411.

141 »Sodium Benzoate/Sodium Phenylacetate Side Effects in Detail«, *Drugs.com*, aufgerufen am 26. Oktober 2017, https://www.drugs.com/sfx/sodium-benzoate-sodium-phenylacetate-side-effects.html.

142 R. S. Lanigan und T. A. Yamarik, »Final Report on the Safety Assessment of BHT«, *International Journal of Toxicology* 21/2 suppl (2002): 19–94, doi:10.1080/10915810290096513.

143 »14th Report on Carcinogens«, *National Institute of Environmental Health Sciences*, 3. November 2016, https://ntp.niehs.nih.gov/pubhealth/roc/index-1.html.

144 Brett Israel, »Brominated Battle: Soda Chemical Has Cloudy Health History«, *Scientific American*, 12. Dezember 2011, https://www.scientificamerican.com/article/soda-chemical-cloudy-health-history/.

145 Renata Micha, Sarah K. Wallace und Dariush Mozaffarian, »Red and Processed Meat Consumption and Risk of Incident Coronary Heart Disease, Stroke, and Diabetes: A Systematic Review and Meta-Analysis«, *Circulation* 121/21 (1. Juni 2010): 2271–83, doi:10.1161/CIRCULATIONAHA.109.924977; Katherine Zeratsky, »The Unhealthy Preservative Hiding in Processed Meats«, *Mayo Clinic*, 10. April 2015, http://www.mayoclinic.org/healthy-lifestyle/nutrition-and-healthy-eating/expert-answers/sodium-nitrate/faq-20057848.

146 »IARC Monographs Evaluate Consumption of Red Meat and Processed Meat«, *International Agency for Research on Cancer*, World Health Organization, 26. Oktober 2015, https://www.iarc.fr/en/media-centre/pr/2015/pdfs/pr240_E.pdf.

147 Christopher Gavigan, »Food Dyes: Red Does Not Mean GO«, *Huffington Post*, 23. September 2013, http://www.huffingtonpost.com/christopher-gavigan/food-dye_b_3792860.html.

148 »CFR-Code of Federal Regulations Title 21«, *US Food & Drug Administration*, 1. April 2016, http://www.accessdata.fda.gov/scripts/cdrh/cfdocs/cfcfr/CFRSearch.cfm?CFRPart=73&showFR=1.

149 Mel Robbins, »The 5 Second Rule«, 2. April 2016, http://melrobbins.com/the-5-second-rule/.

150 K. Chaiyasit, W. Khovidhunkit und S. Wittayalertpanya, »Pharmacokinetic and the Effect of Capsaicin in Capsicum frutescens on Decreasing Plasma Glucose Level«, *Journal of the Medical Association of Thailand* 92/1 (Januar 2009): 108–13, https://www.ncbi.nlm.nih.gov/pubmed/19260251.

151 Masayuki Saito and Takeshi Yoneshiro, »Capsinoids and Related Food Ingredients Activating Brown Fat Thermogenesis and Reducing Body Fat in Humans«, *Current Opinion in Lipidology* 24/1 (Februar 2013): 71–77, doi:10.1097/mol.0b013e32835a4f40; Stephen Whiting, Emma Derbyshire und B. K. Tiwari, »Capsaicinoids and Capsinoids. A Potential Role for Weight Management? A Systematic Review of the Evidence«, *Appetite* 59/2 (2012): 341–48, doi:10.1016/j.appet.2012.05.015.

152 Sepide Mahluji et al., »Effects of Ginger (*Zingiber officinale*) on Plasma Glucose Level, HbA1c and Insulin Sensitivity in Type 2 Diabetic Patients«, *International Journal of Food Sciences and Nutrition* 64/6 (September 2013): 682–86, doi:10.3109/09637486.2013.7752 23; Yiming Li et al., »Preventive and Protective Properties of Zingiber officinale (Ginger) in Diabetes Mellitus, Diabetic Complications, and Associated Lipid and Other Metabolic Disorders: A Brief Review«, *Evidence-Based Complementary and Alternative Medicine* 2012 (2012): 1–10, doi:10.1155/2012/516870.

153 C. S. Johnston, C. M. Kim und A. J. Buller, »Vinegar Improves Insulin Sensitivity to a High-Carbohydrate Meal in Subjects with Insulin Resistance or Type 2 Diabetes«, *Diabetes Care* 27/1 (Januar 2004): 281–82, doi:10.2337/diacare.27.1.281.

154 Ahmed Sahib, »Antidiabetic and Antioxidant Effect of Cinnamon in Poorly Controlled Type-2 Diabetic Iraqi Patients: A Randomized, Placebo-Controlled Clinical Trial«, *Journal of Intercultural Ethnopharmacology* 5/2 (2016): 108, doi:10.5455/jice.20160217044511.

155 Nita Chainani-Wu, »Safety and Anti-Inflammatory Activity of Curcumin: A Component of Tumeric (Curcuma longa)«, *Journal of Alternative and Complementary Medicine* 9/1 (Februar 2003): 161–68, doi:10.1089/107555303321223035.

156 Omotayo O. Erejuwa, Siti A. Sulaiman und Mohd S. Ab Wahab, »Honey—A Novel Antidiabetic Agent«, *International Journal of Biological Sciences* 8/6 (7. Juli 2012): 913–34, doi:10.7150/ijbs.3697.

157 Ron Fessenden, »The Honey Revolution«, *Living Honey*, aufgerufen am 26. Oktober 2017, http://www.livinghoney.biz/the-honey-revolution.html.

158 Olabisi Oduwole et al., »Honey for Acute Cough in Children«, *Evidence-Based Child Health: A Cochrane Review Journal* 9/2 (14. März 2014): 401–44, doi:10.1002/ebch.1970.

159 P. Lusby, A. Coombes und J. M. Wilkinson, »Honey: A Potent Agent for Wound Healing?« *Journal of Wound, Ostomy, and Continence Nursing* 29/6 (November 2002): 295–300, doi:10.1067/mjw.2002.129073.

160 A. Franke et al., »Postprandial Walking but Not Consumption of Alcoholic Digestifs or Espresso Accelerates Gastric Emptying in Healthy Volunteers«, *Journal of Gastrointestinal and Liver Diseases* 17/1 (März 2008): 27–31, https://www.ncbi.nlm.nih.gov/pubmed/18392240; Sheri R. Colberg et al., »Postprandial Walking Is Better for Lowering the Glycemic Effect of Dinner Than Pre-Dinner Exercise in Type 2 Diabetic Individuals«, *Journal of the American Medical Directors Association* 10/6 (Juli 2009): 394–97, doi:10.1016/j.jamda.2009.03.015; L. Dipietro et al., »Three 15-Min Bouts of Moderate Postmeal Walking Significantly Improves 24-h Glycemic Control in Older People at Risk for Impaired Glucose Tolerance«, *Diabetes Care* 36/10 (Oktober 2013): 3262–68, doi:10.2337/dc13-0084.

161 Anne-Marie Chang et al., »Evening Use of Light-Emitting eReaders Negatively Affects Sleep, Circadian Timing, and Next-Morning Alertness«, *PNAS*, 22. Dezember 2014, doi:10.1073/pnas.1418490112.

162 Tommi Moykkynen et al., »Magnesium Potentiation of the Function of Native and Recombinant GABA(A) Receptors«, *Neuroreport* 12/10 (Juli 2001): 2175–79, doi:10.1097/00001756-200107200-00026.

163 S. W. Golf et al., »Plasma Aldosterone, Cortisol and Electrolyte Concentrations in Physical Exercise After Magnesium Supplementation«, *Journal of Clinical Chemistry and Clinical*

Biochemistry 22/11 (November 1984): 717–21, doi:10.1515/cclm.1984.22.11.717.

164 Peir Hossein Koulivand, Maryam Khaleghi Ghadiri und Ali Gorji, »Lavender and the Nervous System«, *Evidence-Based Complementary and Alternative Medicine*, 14. März 2013, doi:10.1155/2013/681304.

165 Michelle Navarra et al., »*Citrus Bergamia* Essential Oil: From Basic Research to Clinical Application«, *Frontiers in Pharmacology*, 2. März 2015, doi:10.3389/fphar.2015.00036.

166 Tapanee Hongratanaworakit und Gerhard Buchbauer, »Relaxing Effect of Ylang Oil on Humans After Transdermal Absorption«, *Phytotherapy Research* 20/9 (20. September 2006): 758–63, doi:10.1002/ptr.1950.

167 Kyung-Bok Lee, Eun Cho und Young-Sook Kang, »Changes in 5-Hydroxytryptamine and Cortisol Plasma Levels in Menopausal Women After Inhalation of Clary Sage Oil«, *Phytotherapy Research* 28/12 (November 2014): 1897, doi:10.1002/ptr.5268.

168 »Reading 'Can Help Reduce Stress,'« *The Telegraph*, 30. März 2009, http://www.telegraph.co.uk/news/health/news/5070874/Reading-can-help-reduce-stress.html.

169 Anantha Lakkakula et al., »Repeated Taste Exposure Increases Liking for Vegetables by Low-Income Elementary School Children«, *Appetite* 55/2 (Oktober 2010): 226–31, doi:10.1016/j.appet.2010.06.003.

170 *INFJ type, Sixteen Personalities test*, https://www.16personalities.com/infj-strengths-and-weaknesses.

171 Andrew Steptoe et al., »The Effects of Tea on a Psychophysiological Stress Responsivity and Post-Stress Recovery: A Randomised Double-Blind Trial«, *Psychopharmacology* 190/1 (30. Januar 2006): 81–89, doi:10.1007/s00213-006-0573-2.

172 Jessie X. Fan et al., »Moderate to Vigorous Physical Activity and Weight Outcomes: Does Every Minute Count?« *American Journal of Health Promotion* 28/1 (September–Oktober 2013): 41–49, doi:10.4278/ajhp.120606-qual-286.

173 David McNamee, »'Sensitive People' Show Heightened Activity in Empathy-Related Brain Regions«, *Medical News Today*, 23. Juni 2014, http://www.medicalnewstoday.com/articles/278589.php.

174 »Chronic Stress Puts Your Health at Risk«, *Mayo Clinic*, 21. April 2016, http://www.mayoclinic.org/healthy-lifestyle/stress-management/in-depth/stress/art-20046037.

175 »Meditation: In Depth«, *National Center for Complementary and Integrative Health*, 7. September 2017, https://nccih.nih.gov/health/meditation/overview.htm.

176 Lenny R. Vartanian, Brian Wansink und Kristin M. Kernan, »Clutter, Chaos, and Overconsumption«, *Environment and Behavior* 29/2 (2. Februar 2016), doi:10.1177/0013916516628178.

177 S. McMains und S. Kastner, »Interactions of Top-Down and Bottom-Up Mechanisms in Human Visual Cortex«, *Journal of Neuroscience* 31/2 (12. Januar 2011): 587–97, doi:10.1523/JNEUROSCI.3766–10.2011.

178 Dana Dovey, »The Therapeutic Science of Adult Coloring Books: How This Childhood Pastime Helps Adults Relieve Stress«, *Medical Daily*, 6. September 2016, http://www.medicaldaily.com/therapeutic-science-adult-coloring-books-how-childhood-pastime-helps-adults-356280.

179 Nancy A. Curry und Tim Kasser, »Can Coloring Mandalas Reduce Anxiety?« *Art Therapy* 22/2 (2005): 81–85, doi:10.1080/07421656.2005.10129441.

180 Heather L. Stuckey und Jeremy Nobel, »The Connection Between Art, Healing, and Public Health: A Review of Current Literature«, *American Journal of Public Health* 100/2 (Februar 2010): 254–63, doi:10.2105/ajph.2008.15649.

181 Barbara L. Fredrickson et al., »Open Hearts Build Lives: Positive Emotions, Induced Through Loving-Kindness Meditation, Build Consequential Personal Resources«, *Journal of Personality and Social Psychology* 95/5 (November 2008): 1045–62, doi:10.1037/a0013262.

182 Ben Shahar et al., »A Wait-List Randomized Controlled Trial of Loving-Kindness Meditation Programme for Self-Criticism«, *Clinical Psychology & Psychotherapy* 22/4 (16. Juli 2014): 346–56, doi:10.1002/cpp.1893.

183 Kathleen K. S. Hui et al., »Acupuncture Modulates the Limbic System and Subcortical Gray Structures of the Human Brain: Evidence from fMRI Studies in Normal Subjects«, *Human Brain Mapping* 9/1 (2000): 13–25, doi:10.1002/(sici)1097-0193(2000)9:1<13::aid-hbm2>3.0.co;2-f.

184 Jim Parker, »Emerging Concepts in the Pathogenesis and Treatment of Polycystic Ovary Syndrome«, *Current Women's Health Reviews* 10/2 (2015): 107–12, doi:10.2174/157340481166615021 4004706.

185 Anthony Samsel und Stephanie Seneff, »Glyphosate's Suppression of Cytochrome P450 Enzymes and Amino Acid Biosynthesis by the Gut Microbiome: Pathways to Modern Diseases«, *Entropy* 15/4 (18. April 2013): 1416–63, doi:10.3390/e15041416.

186 Kristin Sohn und Mark A. Underwood, »Prenatal and Postnatal Administration of Prebiotics and Probiotics«, *Seminars in Fetal and Neonatal Medicine* 22/5 (September 2017): 284–89, doi:10.1016/j.siny.2017.07.002; R. Cabrera-Rubio et al., »The Human Milk Microbiome Changes over Lactation and Is Shaped by Maternal Weight and Mode of Delivery«, *American Journal of Clinical Nutrition* 96/3 (25. September 2012): 544–51, doi:10.3945/ajcn.112.037382.

187 E. Diamanti-Kandarakis, J. P. Bourguignon und L. C. Giudice, »Endocrine-Disrupting Chemicals: An Endocrine Society Scientific Statement«, *Endocrinology Review* (30. Juni 2009): 293–342, doi:10.1210/er.2009–0002.

188 M. Hudecova et al., »Long-term Follow-up of Patients with Polycystic Ovary Syndrome: Reproductive Outcome and Ovarian Reserve«, *Human Reproduction* 24/5 (Mai 2009): 1176–83, doi:10.1093/humrep/den482; F. Tehrani et al., »Is Polycystic Ovary Syndrome an Exception for Reproductive Aging?« *Human Reproduction* 25/7 (2010): 1775–81, doi:10.1093/humrep/deq088.

189 Marta Kialka et al., »Pressure Pain Threshold and β-Endorphins Plasma Level Are Higher in Lean Polycystic Ovary Syndrome Women«, *Endocrine Abstracts*, 27. September 2016, doi:10.1530/endoabs.41.ep751.

190 Ricardo Azziz, Daniel A. Dumesic und Mark Goodzari, »Polycystic Ovary Syndrome: An Ancient Disorder?« *Fertility and Sterility* 95/5 (April 2011): 1544–48, doi:10.1016/j.fertnstert.2010.09.032.

191 J. V. Zborowski et al., »Bone Mineral Density, androgens, and the Polycystic Ovary: The Complex and Controversial Issue of Androgenic Influence in Female Bone«, *Journal of Clinical Endocrinology and Metabolism* 85/10 (1. Oktober 2000), 3496–3506.

192 Andre Aleman et al., »A Single Administration of Testosterone Improves Visuospatial Ability in Young Women«, *Psychoneuroendocrinology* 29/5 (Juni 2004): 612–17, doi:10.1016/s0306-4530(03)00089-1; J. A. Barry, H. S. K. Parekh und P. J. Hardiman, »Visual-Spatial Cognition in Women with Polycystic Ovarian Syndrome: The Role of Androgens«, *Human Reproduction* 28/10 (14. August 2013): 2832–37, doi:10.1093/humrep/det335.

193 Gislaine Satyko Kogure et al., »Women with Polycystic Ovary Syndrome Have Greater Muscle Strength Irrespective of Body Composition«, *Gynecological Endocrinology* 31/3 (28. Oktober 2014): 237–42, doi:10.3109/09513590.2014.982083.

194 Pranjal H. Mehta et al., »Hormonal Underpinnings of Status Conflict: Testosterone and Cortisol Are Related to Decisions and Satisfaction in the Hawk-Dove Game«, *Hormones and Behavior* 92 (Juni 2017): 141–54, doi:10.1016/j.yhbeh.2017.03.009.

195 P. Sapienza, L. Zingales und D. Maestripieri, »Gender Differences in Financial Risk Aversion and Career Choices Are Affected by Testosterone«, *Proceedings of the National Academy of Sciences* 106/36 (2009): 15268–73, doi:10.1073/pnas.0907352106.

196 M. J. Brown, »Carotenoid Bioavailability Is Higher from Salads Ingested with Full-Fat Than with Fat-Reduced Salad Dressings as Measured with Electrochemical Detection«, *American Journal of Clinical Nutrition* (August 2004): 396–403, https://www.ncbi.nlm.nih.gov/pubmed/15277161.